“十二五”职业教育国家规划教材
经全国职业教育教材审定委员会审定
全国卫生高等职业教育规划教材

供临床医学、护理类及相关专业用

医学遗传学

第3版

主　编　张　涛　吴来春　周长文
副主编　吴白燕　周好乐
主　审　柳家英
编　委（按姓名汉语拼音排序）

陈利荣（山西医科大学汾阳学院）
高建华（江西医学高等专科学校）
霍春月（首都医科大学）
李秀梅（河北工程大学医学院）
梁红业（北京大学医学部）
柳家英（北京大学医学部）
吴　丹（北京大学医学部）
吴白燕（北京大学医学部）
吴来春（江西医学高等专科学校）
张　涛（北京大学医学部）
赵春艳（哈尔滨医科大学大庆校区）
周长文（菏泽医学专科学校）
周好乐（内蒙古医科大学）
邹俊华（北京大学医学部）

北京大学医学出版社

YIXUE YICHUANXUE

图书在版编目（CIP）数据

医学遗传学/张涛，吴来春，周长文主编. —3版. —北京：北京大学医学出版社，2015.7（2019.12重印）

ISBN 978-7-5659-0796-8

Ⅰ. 医… Ⅱ. ①张… ②吴… ③周… Ⅲ. ①医学遗传学—高等职业教育—教材 Ⅳ. ①R394

中国版本图书馆CIP数据核字（2014）第043426号

医学遗传学（第3版）

主　　编：张　涛　吴来春　周长文

出版发行：北京大学医学出版社

地　　址：（100191）北京市海淀区学院路38号　北京大学医学部院内

电　　话：发行部 010-82802230；图书邮购 010-82802495

网　　址：http://www.pumpress.com.cn

E - mail：booksale@bjmu.edu.cn

印　　刷：北京瑞达方舟印务有限公司

经　　销：新华书店

责任编辑：张彩虹　　**责任校对：**金彤文　　**责任印制：**李　啸

开　　本：787mm×1092mm　1/16　　**印张：**16.25　　**字数：**411千字

版　　次：1998年12月第1版　2015年7月第3版　2019年12月第3次印刷

书　　号：ISBN 978-7-5659-0796-8

定　　价：30.00元

全国卫生高等职业教育规划教材修订说明

北京大学医学出版社于1993年和2002年两次组织北京大学医学部和8所开办医学专科教育院校的老师编写了临床医学专业专科教材（第1版和第2版），并于2000年组织编写了护理专业专科教材（第1版）。2007年同时对这些教材进行了修订再版。因这两套教材内容精炼、实用性强，符合基层卫生工作人员的培养需求，受到了广大师生的好评，并被教育部中央广播电视大学选为指定教材。“十一五”期间，这两套教材中有24种被教育部评为**普通高等教育“十一五”国家级规划教材**，其中3种入选**普通高等教育精品教材**。

进入“十二五”以来，专科教育已归入职业教育范畴。为适应新时期我国卫生高等职业教育发展与改革的需要，在广泛调研、总结上版教材质量和使用情况的基础上，北京大学医学出版社启动了临床医学、护理专业高等职业教育规划教材的修订再版工作，并调整、新增了部分教材。本套教材有22种入选**“十二五”职业教育国家规划教材**，修订和编写特点如下：

1. 优化编写队伍 在全国范围内遴选作者，加大教学经验丰富的从事卫生高等职业教育工作的作者比例，力求使教材内容的选择具有全国代表性、贴近基层卫生工作人员培养需求，提高适用性；遴选知名专家担纲主编，对教材的科学性、先进性把关。

2. 完善教材体系 针对不同院校在专业基础课设置方面的差异，对部分专业基础课教材实行双轨制，如既有《人体解剖学》《组织学与胚胎学》，又有《人体解剖学与组织胚胎学》《正常人体结构》教材，便于广大院校灵活选用。

3. 锤炼教材特色 教材内容力求符合高等职业学校专业教学标准，基本理论、基本知识和基本技能并重，紧密结合国家临床执业助理医师、全国护士执业资格考试大纲，以“必需、够用”为度；以职业技能和岗位胜任力培养为根本，以学生为中心，使教材更适合于基层卫生工作人员的培养。

4. 创新编写体例 完善、优化“学习目标”；教材中加入“案例”“知识链接”，使内容与实践紧密结合；章后附思考题，引导学生自主学习。力求体现专业特色和职业教育特色。

5. 强化立体建设 为满足教学资源的多样化需求，实现教材立体化、数字化建设，大部分教材配套实用的学习指导和数字教学资源，实现教材的网络增值服务。

本套教材主要供三年制高等职业教育临床医学、护理类及相关专业用，于2014年陆续出版。希望广大师生多提宝贵意见，反馈使用信息，以逐步修改和完善教材内容，提高教材质量。

临床医学专业教材目录

说明：1．"十二五"：**"十二五"职业教育国家规划教材**（"十二五"含其辅导教材）。

2．"十一五"：普通高等教育"十一五"国家级规划教材。

3．"　*　"：普通高等教育精品教材。

4．辅导教材名称：《主教材名称＋学习指导》，如《内科学学习指导》。

序号	教材名称	版次	十二五	十一五	辅导教材	适用专业
1	医用基础化学	4		✓	✓	临床医学、护理类及相关专业
2	人体解剖学与组织胚胎学	2				临床医学类
3	人体解剖学	4	✓	✓	✓	临床医学、护理类及相关专业
4	组织学与胚胎学 *	4	✓	✓	✓	临床医学、护理类及相关专业
5	人体生理学	4	✓	✓	✓	临床医学、护理类及相关专业
6	医学生物化学	4			✓	临床医学、护理类及相关专业
7	病原生物与免疫学	1				临床医学类
8	医学免疫学与微生物学	5	✓	✓	✓	临床医学、护理类及相关专业
9	医学寄生虫学 *	4	✓	✓	✓	临床医学、护理类及相关专业
10	医学遗传学	3	✓	✓	✓	临床医学、护理类及相关专业
11	病理学与病理生理学	1				临床医学、护理类及相关专业
12	病理学	4	✓		✓	临床医学、护理类及相关专业
13	病理生理学	4	✓	✓	✓	临床医学、护理类及相关专业
14	药理学	4		✓	✓	临床医学、护理类及相关专业
15	诊断学基础	4	✓	✓	✓	临床医学类
16	内科学	4	✓	✓	✓	临床医学类
17	外科学	4		✓		临床医学类

续表

序号	教材名称	版次	十二五	十一五	辅导教材	适用专业
18	妇产科学	4	√	√	√	临床医学类
19	儿科学	4				临床医学类
20	传染病学	4	√	√	√	临床医学类
21	眼耳鼻喉口腔科学	2				临床医学类
22	眼科学	2	√			临床医学类
23	耳鼻咽喉头颈外科学	2	√			临床医学类
24	口腔科学	2	√			临床医学类
25	皮肤性病学	4				临床医学类
26	康复医学	2	√			临床医学类
27	急诊医学	2	√			临床医学类
28	中医学	3				临床医学类
29	医护心理学 *	3		√		临床医学、护理类
30	全科医学导论	1				临床医学类
31	预防医学	4		√	√	临床医学类

全国卫生高等职业教育规划教材编审委员会

序

近十余年来，随着国家教育改革步伐的加快，我国职业教育如雨后春笋般蓬勃发展，在总量上已与普通教育并驾齐驱，是我国教育体系构成的重要板块。卫生高等职业教育同样取得了可喜的成绩。开办卫生高等职业教育的院校与日俱增，但存在办学、培养不尽规范等问题。相应的教材建设也存在内容与职业标准对接不紧密、职教特色不鲜明、呈现形式单一、配套资源开发不足、不少是本科教材的压缩版或中职教材的加强版、不能很好地适应社会发展对技能型人才培养的要求等问题。

进入“十二五”以来，独立设置的高等职业学校（含高等专科学校）、成人教育学校、本科院校和有关高等教育机构举办的高等职业教育（专科）统称为高等职业教育，由教育部职业教育与成人教育司统筹管理。教育部发布了**《教育部关于“十二五”职业教育教材建设的若干意见》**等重要文件，陆续制定了各专业教学标准，对学制与学历、培养目标与规格、课程体系与核心课程等10个方面做出了具体要求。职业教育以培养具有良好职业道德、专业知识素养和职业能力的高素质技能型人才为根本，以学生为中心、以就业为导向。教学内容以“必需、够用”为度，教材须图文并茂，理论密切联系实际，强调实践实训。卫生高等职业教育有很强的特殊性，编好既涵盖卫生实践所要求具备的较完整知识体系又能体现职业教育特点的教材殊为不易。

北京大学医学出版社组织的临床医学、护理专业专科教材，是改革开放以来该专业我国第二套有较完整体系的教材，历经多年的教学应用、修订再版，得到了教育部和广大院校师生的认可与好评。斗转星移，转眼间距离2008年上一轮教材修订已5年，随着时代的发展，这两套教材中部分科目需要调整、教学内容需要修订。在大量细致调研工作的基础上，北京大学医学出版社审时度势，及时启动了这两套教材的修订再版工作，成立了教材编审委员会，组织活跃在卫生高等职业教育教学和实践一线的专家学者召开教材编写会议，认真学习教育部关于高等职业教育教材建设的精神，结合当前高等职业教育学生的特点，经过充分研讨，确定了教材的编写原则和编写思路，统一了教材的编写体例，强化了与教材配套的数字化教学资源建设，为使这两套教材成为优秀的立体化教材打下了坚实的基础。

相信经过本轮修订，在北京大学医学出版社的精心组织和全体专家学者对教材的精雕细琢下，这两套教材一定能满足新时期我国卫生高等职业教育人才培养的需求，在教材建设“百花齐放、百家争鸣”的局面中脱颖而出，真正成为好学、好教、好用的精品教材。

本轮教材修订工作得到了各参编院校的高度重视和大力支持，众多专家学者投入了极大的热情和精力，在主编带领下克服困难，以严肃、认真、负责的态度出色地完成了编写任务，谨在此一并致以衷心的感谢！诚恳地希望使用本套教材的广大师生能不吝提出建议与指正，使本套教材能与时俱进、日臻完善，为我国的卫生高等职业教育事业做出贡献。

感慨系之，欣为之序！

程伯基

第3版前言

医学遗传学是现代医学领域中发展迅速的前沿学科之一。它已经渗透到基础医学、预防医学及临床医学各学科之中。在现代医学教育中，医学遗传学已成为一门重要的医学必修课程。

17年前，北京大学医学部柳家英教授主编了全国高等医学专科教材《医学遗传学》及配套的《医学遗传学学习指导》；2008年，该书经修订出版了第2版，并被教育部审定为普通高等教育“十一五”国家级规划教材。本教材自出版以来，受到许多医学高等职业院校师生的充分肯定，得到了广泛使用。其间随着医学遗传学的发展，许多知识、理论和技术不断更新。我们深切感到《医学遗传学》只有及时更新内容，才能跟上现代医学教育改革发展的步伐，适应新时期医学教育的特点，满足当代医学人才培养的需求。

根据教育部关于“十二五”职业教育教材建设的要求，本次修订坚持基础知识、基本理论和基本技能的培养原则，理论联系实际，及时介绍医学遗传学的新进展，开拓学生的思维，把学生培养成知识面广阔、具备医学遗传学知识的合格医学工作者。

本教材的内容编排力求做到简明易懂、图文并茂、易学好教。教材第一部分是医学遗传学基础。在第2版教材修编的基础上，精选内容，强化基础，联系临床，介绍进展。每章新增加学习目标、知识链接及思考题，使学生目标明确、学有所思、学有所得。第二部分是医学遗传学实验，其中精选了一些涉及细胞、分子及群体等层面的医学遗传学教学实验。主要参考文献除传统的参考书目外，还精选了一些生物医学网站，鼓励学生在知识的海洋里自由遨游。本教材配套网络增值服务及《医学遗传学学习指导》，以便于学生自学和自测，加深理解和巩固所学的医学遗传学理论和知识。

本教材的使用定位于医学高等职业（含高等医专）教育，也适合成人教育医学大专及专升本的教学。

本教材是在第2版编委工作的基础上，多所院校一线教师辛勤劳动的结晶。编写过程得到初版主编柳家英教授的精心指导以及北京大学医学出版社的大力支持，特此表示衷心感谢。

由于编者水平所限及编写过程匆忙，欠妥之处在所难免，真诚期待同行专家及师生们不吝指正，以便我们进一步修正和完善。

张　涛

目录

第一部分　医学遗传学基础

第二部分　医学遗传学实验

第一部分　医学遗传学基础

第一章

绪　论

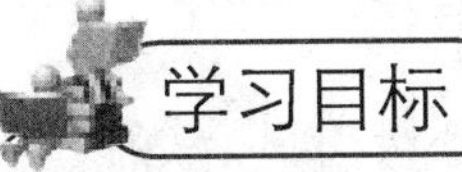
学习目标

1. 掌握医学遗传学的概念；遗传病的概念、特征及其分类。
2. 熟悉医学遗传学的研究领域及分支学科。
3. 了解医学遗传学的发展史和任务。

医学遗传学（medical genetics）是医学与遗传学相互渗透和融合的一门边缘学科。它是现代医学的一个新领域。它研究人类疾病与遗传的关系，主要是研究遗传病的发病机制、遗传规律、诊断、预防和治疗等，目的是控制遗传病在家庭中的再发，降低人群中遗传病的发生率，防止遗传病的扩散，提高人类的健康素质。

第一节　遗传病概述

一、遗传病的概念

遗传病（inherited disease，genetic disorder）是遗传物质改变所导致的疾病。细胞中的遗传物质主要存在于细胞核。此外，少数遗传物质存在于细胞质中的线粒体内，即线粒体DNA（mtDNA）。不管是核内遗传物质 DNA 分子改变，还是线粒体内 mtDNA 分子的改变，均可引起遗传病。

生物体各种性状的表达都是遗传物质和生长发育过程的各种环境因素相互作用的结果。医学研究表明，遗传因素和环境因素在人类各种疾病中所起的作用不同。根据其所起作用的大小，可将疾病分为三种情况：①环境因素起主导作用的疾病，如中毒、外伤、营养性疾病等；②遗传因素起主导作用的疾病，如先天愚型等染色体病，苯丙酮尿症、半乳糖血症等单基因病；③遗传因素和环境因素共同起作用，但各自比重在不同疾病中不同，例如多基因病。据研究报道，哮喘、精神分裂症等的遗传度为 80%，表明遗传因素在这些疾病的发生中起重要作用，环境因素作用较小。而先天性心脏病、消化性溃疡等遗传度为30%～40%，即遗传因素所起的作用较小，环境因素作用较为重要（图 1－1）。

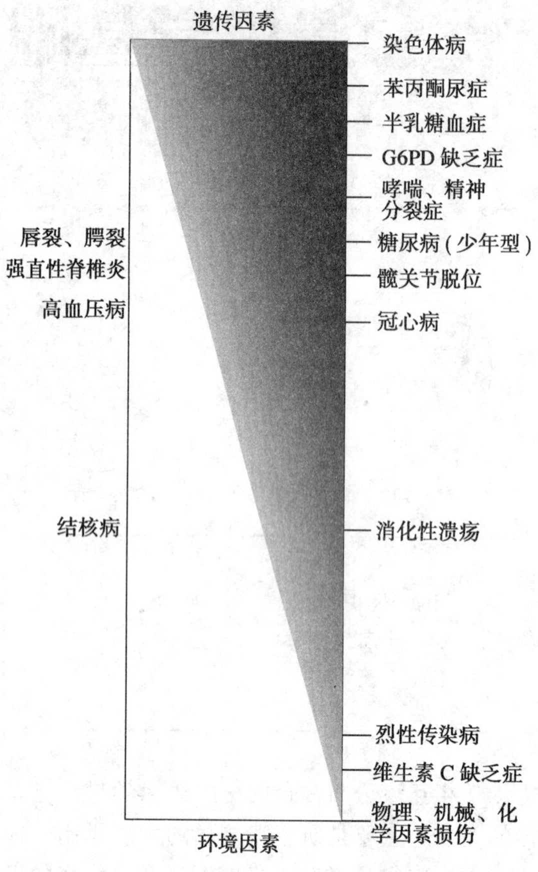

图 1-1　遗传因素和环境因素在疾病发生中的相互作用

二、遗传病的特征

1. 遗传性　大多数遗传病是生殖细胞或受精卵遗传物质的结构或数量异常所引起的，表现为从亲代向子代传递的特点。但并非所有的遗传病在家系中都能表现垂直传递现象。例如，某些遗传病患者早年夭折或不能生育、某些遗传病是由于患者遗传物质新突变所造成等。此外，少数遗传病是体细胞内遗传物质改变所致，称为体细胞遗传病，这些疾病通常不传给后代，如大量放射线辐射可导致体细胞遗传物质损伤变化而引起肿瘤等。

2. 先天性　大多数遗传病是先天性疾病（congenital disease）。后者指婴儿出生时即已发生的疾病或发育异常，例如白化病、苯丙酮尿症、血友病、唐氏综合征、多指、并指、唇裂、腭裂、脊柱裂等。但先天性疾病不等于遗传病，某些先天性疾病并非遗传物质改变所引起，而是由胎儿发育过程中的环境因素所造成。例如母亲在妊娠早期（前 3 个月内）感染风疹病毒，可使胎儿患先天性心脏病或先天性白内障。此外，不少遗传病患者在出生时并无症状，需要发育到一定年龄才发病。例如，假性肥大型肌营养不良症在儿童期发病，遗传性舞蹈病（Huntington 舞蹈病）通常于青壮年（25～45 岁）发病。

3. 家族性　遗传病常表现为家族性疾病（familial disease）。后者指某种疾病具有家族聚集现象，即在一个家庭或家族中多个成员患同一种疾病。显性遗传病的家族聚集现象尤为明显，但是家族性疾病并不一定都是遗传病。例如家庭中某一成员患传染病，如结核病或病毒性肝炎等，可导致家庭中其他成员也感染同样的疾病，但这种不涉及遗传物质改变，主要由共同生活环境造成的家族性疾病并不是遗传病。另一方面，某些遗传病特别是隐性遗传病表现为散发性，即一个家庭多个成员中通常只有一个人发病而无明显的家族史。例如常染色体隐性遗传病苯丙酮尿症，由于其致病基因频率较低，只有致病基因纯合时才发病，故常常是散发的。

综上所述，遗传病具有遗传性，多数是先天性疾病，往往表现为家族性疾病，但它们与后两者并非完全等同（图 1-2）。

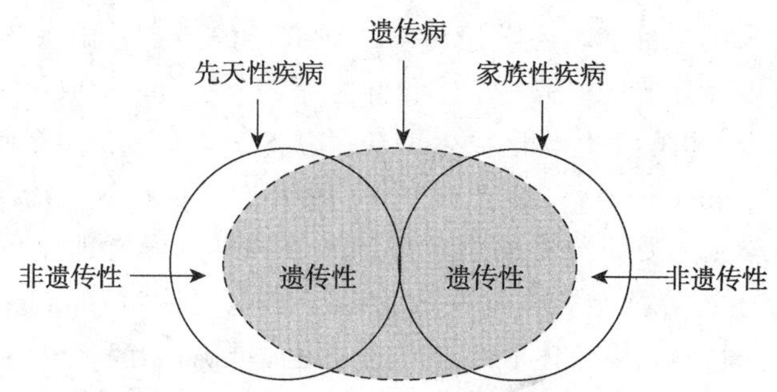

图 1-2 遗传病与先天性疾病和家族性疾病的关系

三、遗传病的分类

根据遗传物质异常涉及的结构层面及位置不同，可将遗传病分为染色体病（chromosomal disease）、基因病（genic disease）、体细胞遗传病（somatic cell genetic disease）和线粒体遗传病（mitochondrial genetic disease）。基因病又分为单基因病（monogenic disease）和多基因病（polygenic disease）。

1. 染色体病　由于染色体结构或数目异常（畸变）导致的疾病，称为染色体病。它们严重破坏了基因组的正常结构及平衡，导致多种临床表现，表现为染色体异常（畸变）综合征（chromosome aberration syndrome）。目前世界上已鉴定的染色体病超过 300 种。

2. 单基因病　单基因病是染色体上单个基因或一对等位基因发生突变所引起的疾病，呈孟德尔式遗传。根据致病基因是显性还是隐性，是位于常染色体还是 X 染色体或 Y 染色体，可将单基因病分为常染色体连锁遗传病和性染色体连锁遗传病，前者又分为常染色体显性遗传病和常染色体隐性遗传病，后者又分为 X 连锁显性遗传病、X 连锁隐性遗传病和 Y 连锁遗传病。

据 McKusick 统计，迄今，已发现人类的单基因病及异常性状达 8000 种以上。多数单基因病的发病率低于 1/1000，人群中有 4%～5%的人受累于单基因病。

3. 多基因病　由多对基因（两对或两对以上）与环境因素共同作用所致的疾病，称为多基因病，又称多因子病。多基因遗传病涉及的基因多，环境因素的作用明显，遗传机制复杂。目前已认识的多基因病超过 100 种。多基因病发生率较高，一般高于 1/1000，多为常见病，人群中有 15%～20%的人受累于某种多基因病。

4. 线粒体遗传病　线粒体 DNA（mtDNA）基因突变造成的疾病，称为线粒体遗传病。线粒体遗传病的致病基因伴随线粒体传递，不遵循孟德尔遗传方式。由于精子和卵子受精形成受精卵时，只有极少量的精子细胞质参与，故线粒体基因绝大多数由卵子传递给后代，线粒体遗传病伴随线粒体传递，呈母系遗传（maternal inheritance）。

5. 体细胞遗传病　体细胞中遗传物质改变导致的疾病，称为体细胞遗传病。例如肿瘤的发病涉及特定组织细胞中的染色体、癌基因和抑癌基因的变化，所以肿瘤属于体细胞遗传病。因为该类遗传病是体细胞中的遗传物质改变，所以其一般不向后代垂直传递。

第二节　医学遗传学及其研究领域

医学遗传学是在人类遗传学研究的基础上，应用遗传学理论和现代生物学研究技术，结合现代医学而发展起来的。目前，医学遗传学的研究已渗透到基础医学以及临床医学各学科。医学遗传学研究涉及分子、细胞、个体和群体等各个层面，均取得了丰硕的成果。随着研究的不断深入，迄今，医学遗传学已派生出众多分支学科，涉及多个研究领域。

1. 细胞遗传学（cytogenetics） 主要研究细胞中染色体的结构和功能、行为规律及遗传机制。医学细胞遗传学则主要研究人类染色体的数目和结构异常即染色体畸变与疾病的关系。细胞遗传学与分子遗传学结合，发展成为分子细胞遗传学（molecular cytogenetics），使染色体结构分析更加精密，染色体上的基因定位更加准确，有利于从基因水平揭示各种遗传病的本质。

2. 生化遗传学（biochemical genetics） 应用生物化学的理论和方法研究遗传病中的遗传物质改变以及相应的蛋白质或酶的变化。医学生化遗传学主要研究基因突变导致的分子病（molecular disease）和遗传性酶病（hereditary enzymopathy）等。

3. 分子遗传学（molecular genetics） 应用现代分子生物学理论和技术，研究遗传和变异的分子机制。医学分子遗传学主要从 DNA 水平研究致病基因的结构、突变、表达和调控等，为遗传病的基因诊断、基因治疗等提供新的策略和手段。

4. 群体遗传学（population genetics） 研究群体的遗传结构及其演变规律。医学群体遗传学主要研究人类群体中各种遗传病的发病率、传递方式、致病基因频率、携带者频率、突变率等及其影响因素，例如突变、选择、迁移、隔离、婚配方式等，控制遗传病在人群中的流行。

5. 临床遗传学（clinical genetics） 临床遗传学是医学遗传学在临床中的应用，其研究内容主要包括遗传病的诊断、预防和治疗。

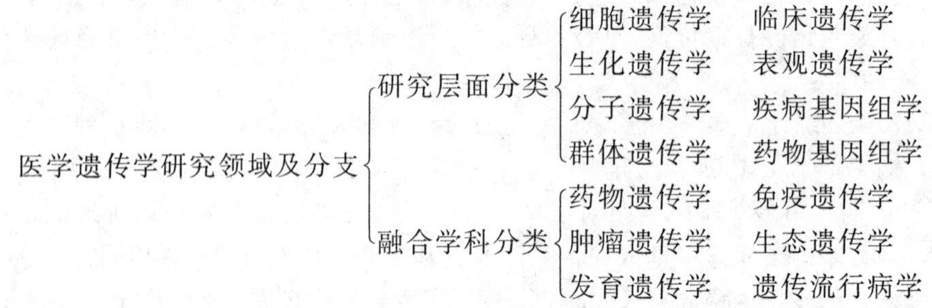

第三节 医学遗传学的发展简史

医学遗传学是在现代遗传学理论的基础上逐渐发展起来的，从 19 世纪初至今已有 200 多年的历史。

一、医学遗传学的萌芽

18 世纪中叶，法国人 Moreau de Maupertuis 研究了多指（趾）及皮肤和毛发缺乏色素者（白化病）的家系，指出这两种症状有各自不同的遗传方式。1814 年，Joesef Adams 发表了《论临床所见疾病的遗传可能性》，其中涉及先天性疾病、家族性疾病和遗传性疾病之间的差别，遗传病与发病年龄、环境因素、近亲婚配之间的关系等有关遗传病的一些基本问题。

1902—1908 年，英国人 A. E. Garrod 研究了尿黑酸尿症、白化病、胱氨酸尿症和戊糖尿症，指出这些病都是由于人体内缺乏某种代谢酶，造成某些代谢产物异常的结果。1909年出版了《先天性代谢缺陷》一书，首次提出了先天性代谢缺陷（inborn errors of metabolism）的概念。

综上所述，18世纪中叶至20世纪初叶，人类对遗传病已有了初步的认识，在孟德尔、摩尔根经典遗传学理论的指引下，对不同的遗传病进行调查分类、描述及总结规律，开始出现了医学遗传学的萌芽。

二、细胞遗传学的发展

随着现代生物学和现代遗传学研究技术的蓬勃发展，医学遗传学的研究迅速兴起，人类细胞遗传学的研究不断取得进展，至20世纪80年代，取得了丰硕成果。

1952年，华裔学者徐道觉（T. C. Hsu）建立了细胞低渗制片技术。这一技术成为染色体研究的经典方法。1956年，华裔学者蒋有兴（J. H. Tjio）首先应用秋水仙素抑制纺锤丝和纺锤体的形成，使分裂细胞停止在分裂中期，这样可积累大量中期分裂相细胞，以便于染色体的观察分析。同年，蒋有兴和A. Levan通过实验确证了正常人类体细胞染色体数目为46条，开辟了人类染色体研究的新纪元。随后，染色体分析技术被迅速应用于临床。

1959年，J. Lejeune发现先天愚型（Down综合征）患者是由于体细胞中多了一条21号染色体所致，这是首次报道的染色体病。同年，C. E. Ford等发现Turner综合征妇女只有一条X染色体，核型是45，X。P. A. Jacobs等发现Klinefelter综合征的核型为47，XXY。于是，出现了“染色体病”（chromosome disease）这一术语。染色体病的发现开辟了临床遗传学的一个新领域。

1960年，P. C. Nowell在慢性粒细胞性白血病患者的细胞中发现特定的异常染色体，称为费城染色体或Ph标记染色体，首次证实了染色体异常与肿瘤的关系。

20世纪70年代，遗传学家相继建立了Q显带、G显带、C显带、R显带等染色体显带技术及高分辨显带技术，使染色体分析更加精确。

随着染色体研究技术的发展，经多次国际会议讨论，确立了染色体分析、命名的国际统一标准——人类细胞遗传学命名法的国际体制（ISCN，1978、1981、1985）。借助ISCN标准，人类能准确识别每一号染色体及其各区带，可精确到亚带水平，相继发现了许多新的染色体异常综合征，医学细胞遗传学得到迅速发展。

1969年，M. L. Pardue创立原位杂交（in situ hybridization，ISH）技术。1986年，D. Penkel用荧光标记的探针改进原位杂交技术，称为荧光原位杂交（fluorescence in situ hybridization，FISH）技术，可准确检测染色体微小片段的变化，有助于基因定位，可直接检测细胞间期核的遗传物质，从此，遗传学的分子水平研究和细胞水平的研究交融在一起，产生了分子细胞遗传学（molecular cytogenetics）。

三、生化遗传学的发展

在细胞遗传学不断取得进展的同时，生化遗传学研究也不断展开，获得多项突破。

1949年，美国科学家L. Pauling研究镰状细胞贫血症，发现患者红细胞内存在一种异常血红蛋白分子，正是这种异常血红蛋白S（HbS）导致疾病。他首先提出“分子病”（molecular disease）的概念。

1952年，G. T. Cori研究证实糖原贮积症Ⅰ型是由于患者肝内葡萄糖-6-磷酸酶缺乏所致。1953 年，G. A. Jervis 发现苯丙酮尿症是由于苯丙氨酸羟化酶（PAH）缺陷所致。同年，H. Biekel 等认为控制新生儿苯丙氨酸摄入量可有效防止苯丙酮尿症的发展。

迄今，已发现 1000 多种遗传性酶缺陷所引起的代谢病，其中已确定具体酶异常的代谢病有 200 多种。

1956 年，V. M. Ingram 创立了“指纹法”，分析证实镰状细胞贫血症的 HbS 是由于β珠蛋白链第 6 位氨基酸由谷氨酸变为缬氨酸所致，推动了分子病研究的发展。

生化遗传学的后续研究证实了所有蛋白（或酶）的异常都是由于基因变异引起肽链合成异常所致。这就使分子病和先天性代谢缺陷（或遗传性酶病）的概念从本质上统一起来。

四、分子遗传学的发展

随着细胞遗传学、生化遗传学、分子生物学等学科的发展和融合，遗传学研究进入到分子水平。分子遗传学于 20 世纪 50 年代诞生并得到迅猛发展。

DNA 测序技术的成熟、重组 DNA 技术和聚合酶链反应（PCR）技术的建立、荧光原位杂交（FISH）及分子克隆等技术的发展，极大地促进了医学遗传学的分子水平研究，传统的医学遗传学发展为现代的医学分子遗传学。医学分子遗传学有力地推动了人类基因的研究和疾病相关基因的鉴定、定位和克隆，为揭示人类遗传性疾病的分子病理机理、为研究基因诊断和基因治疗开辟了新途径。

1976 年，华裔科学家 Y. W. Kan（简悦威）等应用分子遗传学实验技术，用胎儿羊水细胞 DNA 进行地中海贫血出生前诊断。1979 年，他还应用限制性片段长度多态连锁分析，成功进行了镰状细胞贫血症的基因诊断，标志着医学分子遗传学研究取得重大突破。

20 世纪 80 年代，在人类疾病的研究中，人们越来越清楚地认识到只有进行基因水平的研究，才能找到疾病的根本原因，进而对遗传病进行有效的防治。

20 世纪 90 年代初，开展了基因治疗（gene therapy）的临床试验。由腺苷脱氨酶（adenosine deaminase，ADA）缺乏引起的严重联合免疫缺乏症（severe combined immunodeficiency，SCID）和由凝血Ⅸ因子缺乏引起的血友病 B 的基因治疗都取得初步的治疗效果。但基因治疗还存在着安全、可控和局限等方面的问题。

1990 年，国际协作的“人类基因组计划”（human genome project，HGP）被正式立项。人类基因组计划包括绘制遗传图、物理图和完成 DNA 测序等方面的工作。2004 年 10 月 21 日，英国《Nature》（《自然》）杂志公布了人类基因组的完成序列。中国在这一项目中做出了 1%的贡献。HGP 将给 21 世纪的生物医学科学带来一场革命，对医学遗传学的发展产生深远的影响。

1999 年 12 月，德、法、英和美国的多家研究机构和公司组成了人类表观基因组合作组织，正式启动了人类表观基因组计划（human epigenome project，HEP），开展表观基因组研究。

2002 年 10 月，由美国、加拿大、英国、中国、尼日利亚和日本科学家联合承担，正式启动人类基因组单体型图（haplotype map，简称 HapMap）计划。2005 年 10 月 27 日，在英国《自然》杂志公布了该计划的研究成果——人类变异基因图谱，即人类基因组单体型图。中国在这一项目中做出了 10%的贡献。

五、临床遗传学的发展

随着医学遗传学研究的迅猛发展及临床实践的不断深入，20 世纪 90 年代，出现了遗传医学（genetic medicine），即在有条件的地区设立遗传医学中心，负责该地区遗传病的预防、诊断和治疗，目的是有效地控制遗传病的发生。遗传医学必将对现代医学产生重大而深远的影响。

现将19世纪，特别是20世纪50年代以来，医学遗传学发展的主要大事概要列表（表1-1）。

表1-1 医学遗传学发展大事概要

年份	事件	研究者	意义
1869	分离DNA	Miescher	首次发现DNA
1900	孟德尔豌豆杂交实验结果被总结为孟德尔定律	Mendel	奠定现代遗传学基础
1902	解释尿黑酸尿症的遗传方式	Garrod	医学遗传学的起始标志
1903	提出染色体是遗传物质载体	Sutton，Boveri	创立遗传的染色体学说
1908	阐明Hardy-Weinberg定律（遗传平衡定律）	Hardy，Weinberg	奠定群体遗传学基础
1909	提出“多因子遗传”假说	Nilsson Ehle	阐明数量性状的本质和传递规律
1910	总结出连锁定律和互换定律	Morgan	细胞遗传学诞生的标志
1926	发表《基因论》	Morgan	创立遗传的基因学说
1941	提出“一个基因一种酶”假说	Beadle，Tatum	开辟生化遗传学新领域
1944	证实DNA是遗传物质	Avery	奠定分子遗传学基础
1949	研究异常血红蛋白HbS	Pauling	提出分子病的概念
1952	研究糖原贮积症Ⅰ型	Cori	发现遗传性代谢病
1953	发现DNA双螺旋结构	Watson，Crick	分子遗传学诞生的标志
1956	确定人类染色体数目	Tjio（蒋有兴），Levan	人类细胞遗传学诞生的标志
1959	发现Down综合征 发现Turner综合征 发现Klinefelter综合征	Lejeune Ford Jacobs	提出染色体病的概念
1959	发现琥珀酰胆碱高敏感个体	Vogel	提出药物遗传学概念
1960	发现肿瘤Ph标记染色体	Nowell	肿瘤遗传学的里程碑
1966	《人类孟德尔遗传：人类基因和遗传病目录》出版	McKusick	医学遗传学界的“圣经”
1967	破译遗传密码	Nirenberg，Khorana，Holley	阐明DNA遗传密码
1971	建立染色体G显带技术，定位第一个常染色体基因	Seabright，Donahue	细胞遗传学的重要进展
1973	建立DNA克隆技术	Boyer，Cohen，Berg	分子遗传学的重要技术
1975	创立染色体高分辨显带技术	Yunis	微细胞遗传学诞生的标志

续表

年份	事件	研究者	意义
1976	建立重组DNA技术	Knudson	分子遗传学的重要技术
1976	地中海贫血出生前诊断	Kan（简悦威）	首例DNA诊断
1977	双脱氧核苷酸法进行DNA测序	Sanger	分子遗传学的重要技术
1977	首例人类基因克隆	Shine	分子遗传学的重要突破
1985	建立PCR技术	Mullis，Saiki，Erlich	体外扩增DNA
1986	创建荧光原位杂交（FISH）技术	Penkel	建立了分子细胞遗传学
1991	腺苷脱氨酶缺乏症基因治疗	Anderson，Hott	基因治疗进入临床试验
1994	发表人类基因组连锁图	Murray，Weissenbach，White，Ward，Dausset	完成遗传连锁图谱绘制
1999.12	启动人类表观基因组计划	德、法、英、美	开展表观遗传学研究
2004.10.21	公布人类基因组完整序列	美、英、日、法、德、中	完成人类基因组测序
2005.10.27	公布人类基因组单体型图	美、加、英、中、尼、日	完成人类变异基因图谱绘制
2012.11	公布人类千人基因组计划成果	中、英、美	绘制人类详尽的基因多态图谱

第四节　医学遗传学的任务和地位

随着医学遗传学的迅速发展，人们越来越清楚地认识到许多疾病归根到底都与遗传因素有关，许多危害人类健康的常见病、多发病的本质是遗传病。

现代医学已能有效地防治常见流行病和急性传染病等疾病。与此相比，人类对遗传病的研究还处于较低水平。遗传病对人类的危害日益凸显。

如何应用医学遗传学理论和实验技术，研究遗传病的发病机理、遗传规律、诊断和防治方法，降低人群的遗传病发生率，提高人类的遗传素质，是当今世界各国政府所面临及全民所关切的重要课题，这也是医学遗传学的任务和目标。随着科学的发展，遗传因素与疾病的关系逐渐明晰，医学遗传学已渗透到临床各学科之中，使医学遗传学在现代医学中的地位不断加强，医学遗传学已成为现代医学教育中不可缺少的一门重要学科。作为一名医学生，只有认真学习医学遗传学，掌握其基本理论和方法并熟练应用于医学实践中，才能使自己成为一名合格的医务工作者。

展望未来，随着现代生物学技术的不断突破更新、医学遗传学与医学各学科的融合渗透，将使21世纪的医学发生革命性的变化。通过高效、低成本的基因分析技术，可以鉴定每个人的基因组表达特征。临床医生可以根据个体的或群体的遗传信息，评估多基因常见病、复杂病的发病风险，提出针对性的措施，如通过改善生存环境及改进生活方式来预防疾病。临床实践中，还可通过疾病的分子诊断，准确掌握患者的病因和病情，根据个体的遗传特征，制订个体化的治疗方案，保证药物治疗的高效和低毒。随着越来越多的致病基因和易感基因被鉴定，基于靶点的药物设计和筛选必将加快药物的研发过程。借助基因操作等分子遗传学技术，基因治疗将可能应用于临床。医学遗传学必将在医学现代化的进程中做出重要贡献。

知识链接

医学遗传学界的“圣经”

1966 年，美国 Johns Hopkins 大学 Victor A. McKusick 教授主编出版了《人类孟德尔遗传：人类基因和遗传病目录》（*Mendelian Inheritance in Man: Catalogs of Human Genes and Genetic Disorders*，MIM）。该书是公认的医学遗传学研究领域最权威的数据库和百科全书，被誉为医学遗传学界的“圣经”。

MIM 收录了已知的遗传病和遗传性状及其相关基因，描述了各种疾病的临床特征、诊断、治疗和预防，提供了基因的染色体定位、结构和功能、动物模型等信息，并罗列了重要的参考文献。MIM 制定的各种遗传病、遗传性状及相关基因的“身份”编号，简称 MIM 号，是查询相关信息的重要标签。

随着医学遗传学的发展，相关信息迅速更新扩增，纸版 MIM 不堪重负。1987 年，借助互联网技术，催生出“在线《人类孟德尔遗传》（*Online Mendelian Inheritance in Man*，OMIM）”，其中，在线版 OMIM 号代替了纸版的 MIM 号。OMIM 资料全、更新快、查询便捷高效、免费共享，其登录网址是：http://www.omim.org。

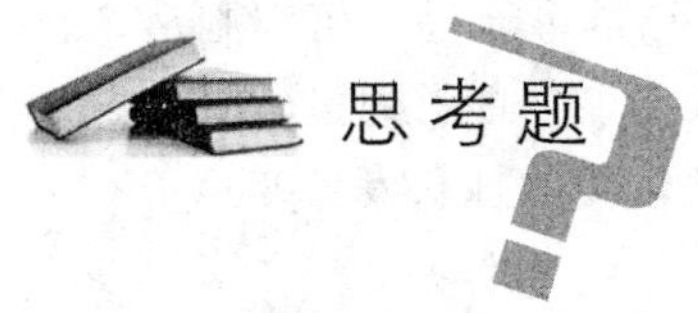

思考题

1. 何谓医学遗传学？有哪些分支学科？
2. 何谓遗传病？遗传病有哪些主要类型？
3. 如何理解遗传病与先天性疾病和家族性疾病的关系？

（张 涛 柳家英）

第二章

遗传的分子基础

学习目标

1. 掌握基因，基因的复制、转录、翻译等概念；基因的功能和结构；基因的结构特点；基因突变的概念和基因突变的后果。
2. 熟悉 DNA 的分子结构，DNA 复制、转录和翻译的基本过程及基因突变的分子机制。
3. 了解基因的表达、DNA 损伤修复的方式及修复机制；人类基因组。

大量的研究证明，脱氧核糖核酸（deoxyribonucleic acid，DNA）是决定生物性状的分子基础，在极少数没有 DNA 的生物中，遗传的分子基础是核糖核酸（ribonucleic acid，RNA）。基因是 DNA 分子上特定的核苷酸序列，携带有遗传信息，可通过生殖细胞从亲代向子代传递。基因是细胞内遗传物质的结构和功能单位，能自我复制，能够通过转录和翻译控制细胞内蛋白质的合成，进而决定生物的性状。基因突变将使生物的性状发生变化。

第一节　基因的概念

基因的概念是在 19 世纪由遗传学家 W. L. Johannsen 提出来的，对其化学本质及功能的真正了解是在 20 世纪 40 年代以后。基因研究作为医学遗传学研究的主要内容，将分子生物学、生物化学、细胞生物学等多种学科融合到一起，是揭示人类生命奥秘的重要环节。

一、DNA 是遗传物质

1928 年，英国细菌学家 F. Griffith 发现了肺炎链球菌转化现象，他将活的非致病的 R（rough 的缩写）型肺炎链球菌与经过热灭活的致病的 S（smooth 的缩写）型肺炎链球菌共同注射到小鼠体内，引起小鼠发病，并且从发病的小鼠血液内检测到活的致病的 S 型肺炎链球菌。因此，他推测某种物质从灭活的 S 型肺炎链球菌转移到了 R 型肺炎链球菌，并将 S 型肺炎链球菌的致病性带给了 R 型肺炎链球菌。1944 年，O. T. Avery 等人利用灭活的 S 型肺炎链球菌的细胞提取液进行了一系列分析，证实了 DNA 就是将 S 型肺炎链球菌的致病性转移给 R 型肺炎链球菌的物质。1952 年，A. Hershey 和 M. Chase 利用噬菌体证实了 DNA 是遗传物质的携带者。他们将噬菌体 DNA 用 ^{32}P 标记，将蛋白质用 ^{35}S 标记，经过感染细菌后发现噬菌体 DNA 存在于细菌体内，而噬菌体蛋白质残留在上清液中，感染了噬菌体 DNA 的细菌具有产生子代噬菌体的能力。这一实验证实了 Avery 等人在 1944 年研究肺炎链球菌得出的结论：DNA 是遗传信息的携带者。

DNA 是生物体的遗传物质，但在某些仅含有 RNA 和蛋白质的病毒，其 RNA 是遗传物质。例如，烟草花叶病毒不含 DNA，仅含有一条单链的 RNA。实验证实，这条单链 RNA 能感染宿主细胞，并繁殖后代。在整个生物界中，绝大部分生物（包括人类）的遗传物质是 DNA。

二、DNA 的分子组成和结构

1953 年，美国科学家 Watson 和英国科学家 Crick 通过 DNA 的 X 射线衍射研究，提出了著名的 DNA 双螺旋结构模型，揭示了 DNA 的分子组成和结构。

（一）DNA 的分子组成

组成 DNA 分子的基本单位是脱氧核苷酸。每个脱氧核苷酸由磷酸、脱氧核糖和含氮碱基组成。碱基有 4 种：腺嘌呤（adenine，A）、鸟嘌呤（guanine，G）、胞嘧啶（cytosine，C）和胸腺嘧啶（thymine，T）。因碱基的不同，可以构成 4 种不同的脱氧核苷酸：脱氧腺嘌呤核苷酸（dAMP，A）、脱氧鸟嘌呤核苷酸（dGMP，G）、脱氧胞嘧啶核苷酸（dCMP，C）和脱氧胸腺嘧啶核苷酸（dTMP，T）。

RNA 的组成是核苷酸。RNA 组成与 DNA 的区别在于：RNA 中的核糖和尿嘧啶（U）分别替代了 DNA 中的脱氧核糖和胸腺嘧啶（T）。

（二）DNA 的分子结构

Watson 和 Crick 提出的 DNA 分子的双螺旋结构模型（图 2－1），阐明了 DNA 空间结构的基本形式，其要点如下：①DNA 由两条碱基互补的反向平行排列的脱氧多核苷酸单链组成，一条是 5′→3′端，另一条是 3′→5′端；②碱基互补的方式是 A 与 T 或 T 与 A，C 与 G 或 G 与 C 相对应，彼此由氢键相连；③在自然情况下，绝大多数 DNA 分子的两条互补链围绕同一"主轴"向右盘旋形成双螺旋结构。在不同生物的 DNA 分子中，4 种碱基（A、T、G、C）的排列组合各不相同，储存着各种生物的遗传信息。由于 DNA 链通常很长，所包含的碱基数目很多，所以碱基排列顺序的组合方式是巨大的天文数字，可以形成许多种不

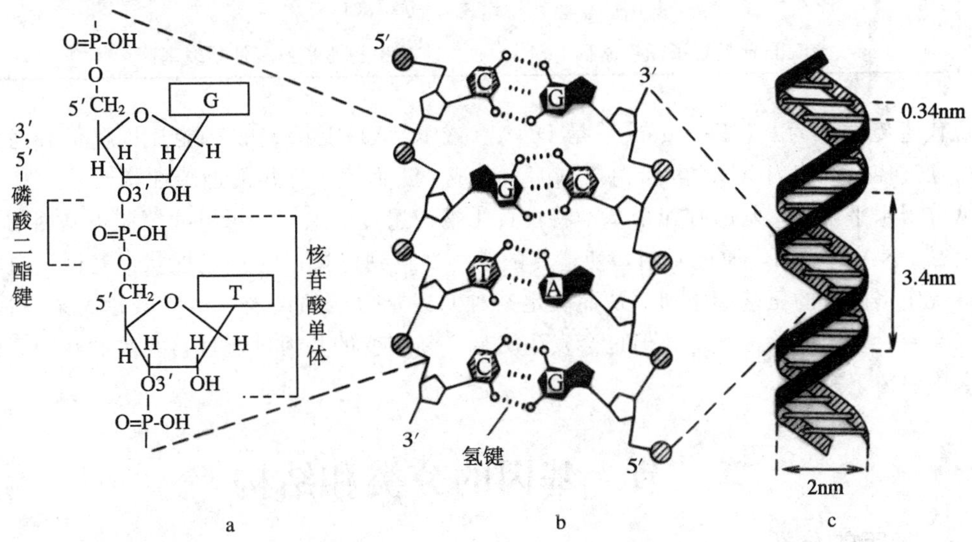

图 2－1　DNA 双螺旋结构及碱基配对示意图

a. 部分 DNA 多核苷酸链，示邻近脱氧核苷酸由磷酸二酯键连接；

b. DNA 互补的两条链；c. DNA 双螺旋模型

同的 DNA 分子。假如，某一 DNA 分子有 100 个碱基对，因碱基排列组合的不同，就可以形成至少 4^{100} 种 DNA 分子。实际上，由于 DNA 分子量巨大，其碱基对的排列方式可以说是多种多样的，因此，DNA 分子也是种类繁多的。在如此众多、结构复杂的 DNA 分子内蕴藏着生物界无穷无尽的遗传信息，决定了自然界中形形色色、千姿百态的生命现象。

三、基因的概念与特性

人类对基因的认识经历了基因概念的提出、基因结构和功能的探索以及基因概念的发展完善等过程，历时一百多年，许多科学的创新性研究成果不断丰富了基因的概念（表 2－1）。

表 2－1　基因概念的发展

时间	事件及意义
1865 年	Mendel 提出了遗传因子学说，并对遗传因子的基本性质做了最早的论述
1903 年	Sutton 和 Boveri 两人分别提出了遗传因子就在染色体上
1909 年	Johannsen 将遗传因子改称为基因（gene），提出基因型（genotype）和表现型（phenotype）的概念
1910 年	Morgan 发现了基因的连锁、互换现象，创立了遗传基因学说
20 世纪初	通过对染色体的化学分析，表明染色体是由核酸和蛋白质组成
1941 年	Beadle 和 Tatum 提出了“一个基因一种酶”的假说
1944 年	Avery 通过实验证实基因是由 DNA 组成的，确定了基因的化学性质
1953 年	Watson 和 Crick 提出了 DNA 分子双螺旋结构模型
1957 年	Benzer 提出顺反子（cistron）的概念，把基因具体化为一段特定的 DNA 序列，是储存遗传信息的功能单位。提出“一个基因，一条多肽链”的假说
1961 年	Jacob 和 Monod 提出了操纵子模型，进一步丰富了基因的概念
1967 年	Nirenberg，Khorana 和 Holley 破译了三联体遗传密码
1977 年	Sanger 发现了基因的重叠性，称其为重叠基因
1978 年	Gilbert 发现了断裂基因，Sharp 证实真核生物的基因多是断裂基因

现代遗传学认为：基因（gene）是 DNA（或 RNA）上特定的功能片段，带有遗传信息，可通过控制细胞内 RNA 和蛋白质（酶）合成，进而决定生物的遗传性状。

从分子水平来说，基因有四个基本特性：①携带遗传信息；②可自我复制：基因的复制实际上是 DNA 的复制，通过复制，使遗传的连续性得到保持；③决定性状：基因通过转录和翻译决定多肽链的氨基酸序列，从而决定某种酶或蛋白质的性质，最终表达为某一性状；④可以突变：基因虽然很稳定，但也会发生突变。新突变的基因可通过自我复制在随后的细胞分裂中保留下来。

第二节　基因的分类和结构

一、基因的分类

根据基因在细胞内分布的不同，可将人类基因分成核基因和线粒体基因。绝大部分的人类基因都属于核基因。核基因主要存在于细胞核内染色质的 DNA 上，线粒体基因存在于细胞质中线粒体的环状 DNA 上。

根据基因功能的不同，可将基因分成结构基因和调控基因。

1. 结构基因（structural gene） 是指能决定某种多肽链（蛋白质或酶分子）结构的基因。它可以编码多肽链中的氨基酸，决定氨基酸的种类和排列。结构基因的改变可导致特定蛋白质（或酶）一级结构的改变或影响蛋白质（或酶）量的改变，致使某种蛋白质（或酶）的活性发生异常。

2. 调控基因（regulatory gene） 是指某些可调节控制结构基因表达的基因。调控基因的突变可以影响一个或多个结构基因的功能，或导致一个或多个蛋白质（或酶）量的改变。

另外，还有一些只转录不翻译的基因，如核糖体 RNA 基因（rRNA 基因），专门转录 rRNA；转运 RNA 基因（tRNA 基因），专门转录 tRNA。

二、基因的分子结构

原核生物的结构基因和真核生物（包括人类）的结构基因是有所不同的，在基因的数量和大小上，原核生物的基因较少，DNA 分子中约 1kb 相当于一个基因；真核生物的结构基因数量较多，基因彼此间的大小相差较大。在结构上，原核生物基因的编码序列通常是连续的，而真核生物（包括人类）的结构基因编码序列是不连续的，被非编码序列隔开，形成编码序列和非编码序列嵌合排列的形式，称为断裂基因（split gene）。另外，原核生物有较多的重叠基因，即两个或两个以上的基因共有一段 DNA 序列；而真核生物的基因组中仅发现有极少数的重叠基因。

真核生物的结构基因主要由外显子和内含子构成的编码区及其两侧的侧翼序列所组成（图 2-2）。

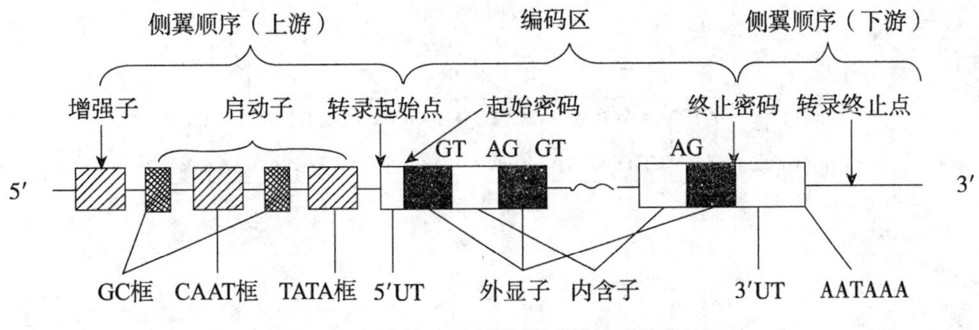

图 2-2 真核生物结构基因的结构示意图

（一）外显子和内含子

大多数真核细胞的断裂基因中，编码序列被非编码序列所分隔。其中，编码序列称为外显子（exon，E），它是基因中可表达多肽链的部分，参与指导蛋白质的合成。非编码序列称为内含子（intron，Ⅰ）或插入序列（intervening sequence，IVS）。内含子可以与外显子共同被转录成 RNA。此时的 RNA 被称为 hnRNA，是 RNA 的前体，其中的内含子对应序列在 mRNA 成熟的过程中被剪掉，成熟的 mRNA 可作为蛋白质合成的模板。

（二）外显子与内含子接头

在每个外显子和内含子的接头部位，都有一段高度保守的特定序列，即内含子 5′末端大多数是GT开始，3′末端大多是AG结束，称为GT-AG法则。这种接头方式普遍存在于真核生物的基因中，是RNA剪接时的识别信号。

(三) 侧翼序列

在每个结构基因第一个和最后一个外显子的外侧，都有一段不编码的非编码区，称为侧翼序列（flanking sequence）。侧翼序列含有一些基因调控序列，包括启动子、增强子、终止子等，对该基因的活性起到调控作用（表2-2）。

表2-2　侧翼序列含有的基因调控序列

调控序列	位置及功能
启动子	通常位于基因转录起点上游的100bp范围内，是RNA聚合酶识别结合的部位，可启动基因转录。目前已发现3种启动子序列，即TATA框、CAAT框和GC框
增强子	可位于转录起始点的上游或下游，与基因的距离可远可近，与启动子相距1000bp以上，具有增强转录的作用，从而明显地提高基因转录的效率
终止子	由一段反向重复序列及特定的序列5′AATAAA3′组成，使转录终止，是转录终止的信号

终止子反向重复序列又称回文结构，回文序列为转录终止信号，AATAAA是多聚腺苷酸（poly A）附加信号。基因转录后（3′→5′链为模板），其转录产物hnRNA的末端与回文序列相对应的RNA顺序也是回文结构，由于碱基互补可形成发卡结构，其后连有一串U（图2-3）。发卡结构可阻碍RNA聚合酶的移动并与其相互作用，而一串U则与模板DNA链中的A结合力较弱，使得转录产物易从模板DNA脱离分开，从而终止转录。

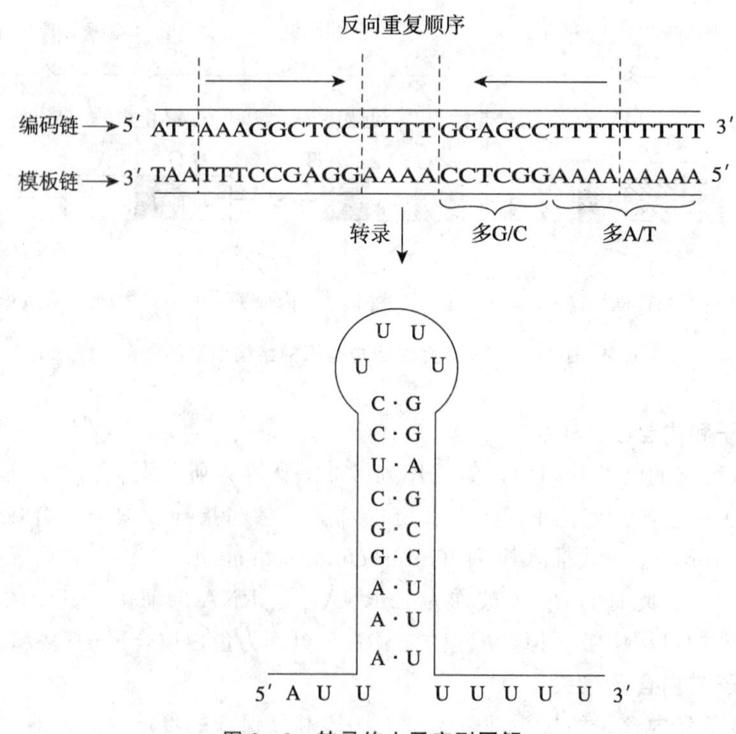

图2-3　转录终止子序列图解

三、人类基因组

基因组（genome）是指一个物种的所有基因，即生物成熟生殖细胞（单倍体细胞）DNA 分子上的全部基因总和。基因组包含了细胞或生物体的全套遗传信息。人类基因组（human genome）包括细胞核中的染色体基因组和细胞质内的线粒体基因组（图 2-4）。这两个基因组既相互独立又相互关联。通常所说的人类基因组就是指细胞核基因组。

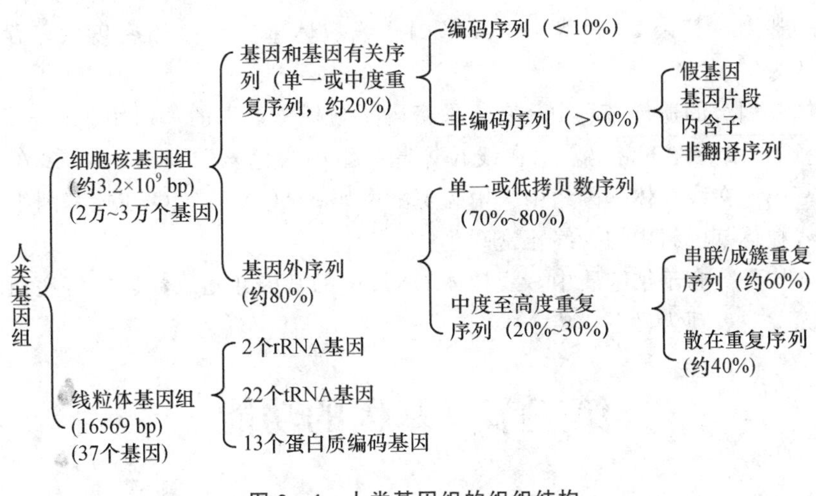

图 2-4　人类基因组的组织结构

（一）细胞核基因组

每个人体细胞内含有两个染色体组，每个染色体组的 DNA 构成一个基因组。随着人类基因组计划的完成和结构基因组学研究的深入发展，目前已知一个人类基因组的 DNA 含有 3.2×10^9 个碱基对（bp），估计有 2 万～3 万个基因。在这些基因中，与蛋白质合成有关的基因编码序列只占整个基因组 DNA 序列的 2%，绝大部分 DNA 序列是不表达的，构成基因间的间隔序列、基因内的插入序列、重复序列等。

根据基因组 DNA 中的某些碱基序列重复出现的频率不同，将基因组中的 DNA 序列划分为单一序列和重复序列两大类型。

1. 单一序列（unique sequence）　又称单拷贝序列，是指在一个基因组中只有一个拷贝或很少几个拷贝的 DNA 序列。人类基因组中约 60%为单一拷贝或低拷贝的 DNA 序列。绝大多数编码蛋白质和酶的基因属于此类。

2. 重复序列（repetitive sequence）　是指拷贝数大于 10^2 的 DNA 序列，占基因组的约 20%。根据重复序列的大小和拷贝数的多少，又可分为中度重复序列、高度重复序列等。

（1）中度重复序列　是指在一个基因组中重复出现 10^2～10^5 拷贝的 DNA 序列。该序列的特点是多数能转录，但不能编码蛋白质，如 tRNA 基因、rRNA 基因、Alu 家族等，它们在基因调控中起重要作用。

（2）高度重复序列　指在基因组中重复频率很高，拷贝数大于 10^5 的 DNA 序列。此类序列的特点是不能转录，不编码蛋白质。如染色体的着丝粒、端粒以及 Y 染色体长臂的异染色质区就是高度重复的 DNA 序列构成的。此外，还有一些高度重复序列则分散在基因组中。以上这些重复序列，在维持染色体结构的稳定性、减数分裂时同源染色体的联会、某些基因重组及对基因功能的调节等方面均起着重要作用。

（二）线粒体基因组

人类线粒体DNA（mitochondrial DNA，mtDNA）是独立于细胞核基因组外的又一基因组。它能自主复制，是一个环形封闭的双链DNA分子，全长16569bp。人类线粒体基因组含有37个基因。其中，13个为蛋白质基因（包括1个细胞色素b基因，2个ATP酶基因，3个细胞色素c氧化酶亚单位的基因和7个呼吸链NADH脱氢酶亚单位的基因），2个为rRNA基因，其余22个为tRNA基因。线粒体基因组基因密度大，没有内含子，也没有重复DNA序列。

在线粒体基因组的遗传密码中，有4种密码子与核基因组的“通用”密码不同。其中，UGA在核基因组中为终止密码，而在线粒体基因组中为色氨酸密码；AUA在核基因组中为异亮氨酸密码，在线粒体基因组中为甲硫氨酸密码；AGA、AGG在核基因组中为精氨酸密码，而在线粒体基因组中均为终止密码。

线粒体不均等分布于细胞质中，线粒体DNA中的基因伴随线粒体的传递而传递，与染色体的行为无关，表现为母系遗传。

第三节　基因的功能

基因是DNA分子上特定的功能片段，故基因的功能反映了DNA的功能。基因的功能主要表现为三个方面：①储存遗传信息，主要存在于特定的核苷酸序列中；②基因复制和传代，主要体现在DNA的自我复制及在子代细胞或配子中的再分配；③遗传信息的表达，主要是通过转录和翻译，转变成蛋白质或酶分子，进而形成生物体的特定性状。

一、遗传信息的储存

大多数生物（除RNA病毒以外）的遗传信息都是以特定的核苷酸序列储存在DNA分子中的。遗传信息是以DNA链上四种碱基（A、G、C、T）的不同组合形式而储存的，特定的碱基序列包含特定的遗传信息。这种遗传信息可通过转录传递到mRNA分子上，作为蛋白质合成的指令，指导蛋白质的合成。1966年，Nirenberg和Khorana等用人工合成的不同核苷酸组合的RNA片段，研究破译了全部的遗传密码（genetic code），成功地编绘了mRNA的遗传密码表，揭示了基因储存遗传信息的秘密。DNA上有4种核苷酸，可组成$4^3=64$种不同的三联体密码，它们编码蛋白质分子中的20种氨基酸（表2-3）。

表2-3　遗传密码表

第一个核苷酸（5′端）	第二个核苷酸				第三个核苷酸（3′端）
	U	C	A	G	
U	UUU、UUC 苯丙 Phe，F UUA、UUG 亮 Leu，L	UCU、UCC、UCA、UCG 丝 Ser，S	UAU、UAC 酪 Tyr，Y UAA、UAG 终止	UGU、UGC 半胱 Cys，C UGA 终止 UGG 色 Trp，W	U C A G

续表

第一个核苷酸（5′端）	第二个核苷酸				第三个核苷酸（3′端）
	U	C	A	G	
C	CUU CUC } 亮 Leu，L CUA	CCU CCC CCA } 脯 Pro，P CCG	CAU CAC } 组 His，H CAA CAG } 谷酰 Gln，Q	CGU CGC CGA } 精 Arg，R CGG	U C A G
A	AUU AUC } 异亮 Ile，I AUA AUG 蛋 Met，起始	ACU ACC ACA } 苏 Thr，T ACG	AAU AAC } 天酰 Asn，N AAA AAG } 赖 Lys，K	AGU AGC } 丝 Ser，S AGA AGG } 精 Arg，R	U C A G
G	GUU GUC GUA } 缬 Val，V GUG	GCU GCC GCA } 丙 Ala，A GCG	GAU GAC } 天冬 Asp，D GAA GAG } 谷 Glu，E	GGU GGC GGA } 甘 Gly，G GGG	U C A G

二、基因复制

基因复制（replication）以 DNA 复制为基础，DNA 的自我复制就是基因复制。DNA 分子通过自我复制将遗传信息从亲代 DNA 分子传递给子代 DNA 分子。DNA 在复制过程中，需要 dATP、dGTP、dCTP 和 dTTP 四种三磷酸脱氧核苷作为合成新链的原料，需要 DNA 解旋酶、DNA 解链酶、DNA 聚合酶和 DNA 连接酶等酶类的参与。DNA 的复制过程具有以下特点：

（一）半保留复制

DNA 分子在复制时，在 DNA 解旋酶、解链酶等的作用下，DNA 双螺旋链解开，解成两条单链模板，再按碱基互补配对的原则，以每条单链为模板互补合成一条新链。复制后的两个 DNA 分子的碱基顺序与复制前的 DNA 分子相同，而且每一个 DNA 分子中含有一条母链和一条子链。所以，DNA 分子的这种复制方式称为半保留复制（semiconservative replication）。

（二）双向复制

DNA 复制是从链上某一特定的起始点开始，同时向两侧相反方向进行，称为双向复制（bidirectional replication）。复制开始时，起始点处的 DNA 双螺旋在解旋酶作用下解旋，解开的两股链形成一个复制子（replicon），向两侧复制形成两个复制叉（replication forks）。每个复制子从起始点开始向两侧双向推进复制，随着复制叉延伸移动，相邻复制子汇合相连在一起，当所有复制子都汇合连接成两条连续的 DNA 链时，则复制完成（图 2－5）。

（三）半不连续复制

DNA 复制是从复制起始点双向开始复制的，起始点一侧为 3′→5′方向，另一侧为 5′→3′方向。由于 DNA 聚合酶只能催化新 DNA 链沿 5′→3′方向进行合成，所以在 3′→5′走向的模板链上，DNA 可沿 5′→3′方向连续复制，复制速度较快，完成复制较早，称为前导链（leading strand）。另一条 5′→3′走向的模板链合成的 3′→5′走向的互补链，不能按 5′→3′方向进行合成，因此，必须先借助 RNA 聚合酶，以 DNA 为模板，合成一段长约

10bp 的引物 RNA，每一引物 RNA 只能引导合成一段 DNA 片段，称为冈崎片段（Okazaki fragments）。这样一段段地不连续合成，导致这条链合成速度较慢，完成复制较晚，称为滞后链（lagging strand）。当一个个冈崎片段合成后，引物 RNA 被切除，替换上相应的 DNA 片段，最后由 DNA 连接酶将冈崎片段连接成完整的一条滞后链。这种前导链的连续复制和滞后链的不连续复制，称为 DNA 的半不连续复制（semi - discontinuous replication）（图 2 - 6）。

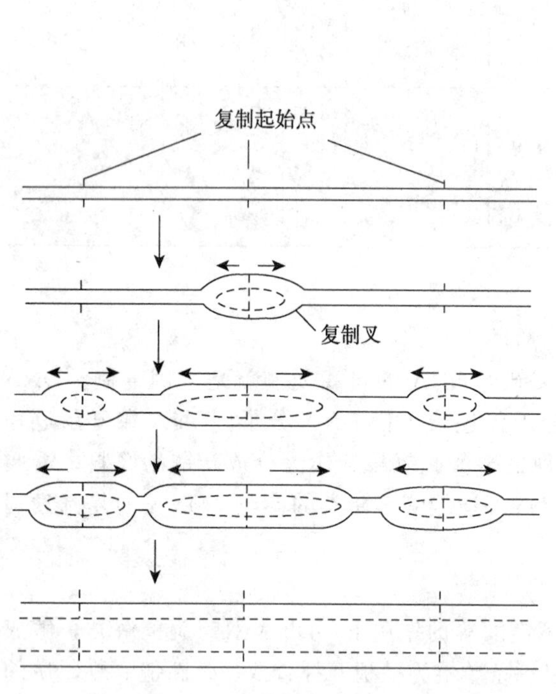

图 2－5　DNA 上的复制子和双向复制

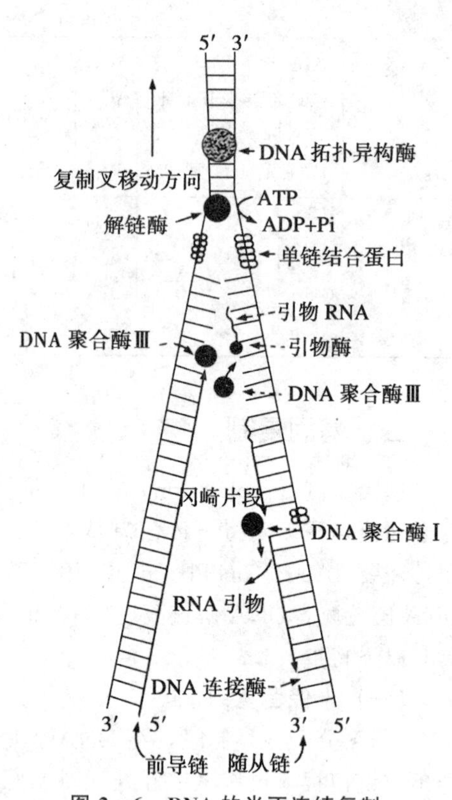

图 2－6　DNA 的半不连续复制

三、基因表达

基因表达（gene expression）是指细胞在生命过程中，结构基因中的遗传信息经过转录和翻译，转变成具有生物活性的蛋白质，进而决定生物体特定性状的过程。

（一）转录

转录（transcription）是指以 DNA 为模板，在 RNA 聚合酶的催化下互补合成 mRNA 的过程。

在双链 DNA 中，作为转录模板的链称为模板链（template strand）或反义链（antisense strand）；与转录模板链互补的一条 DNA 链称为编码链（coding strand）或有义链（sense strand）。编码链与转录产物的差异仅在于 DNA 中的 T 变为 RNA 中的 U。转录产物主要有三种，即信使 RNA（messenger RNA，mRNA）、核糖体 RNA（ribosomal RNA，rRNA）和转运 RNA（transfer RNA，tRNA）。它们分别由 RNA 聚合酶Ⅱ、RNA 聚合酶Ⅰ和 RNA 聚合酶Ⅲ催化合成。由 RNA 聚合酶Ⅱ催化合成的初始产物是 mRNA 的前体物质，称为核内异质 RNA（heterogenous nuclear RNA，hnRNA）。它在细胞核中要经过剪接、戴帽、加尾等加工过程，才能形成成熟的 mRNA。

1. 剪接　剪接（splice）是把非编码的内含子 RNA 序列切掉，外显子的 RNA 序列拼接起来的过程。剪接发生在外显子和内含子对应 RNA 序列的交接处，每个内含子的 RNA 序列 5′起始处有 GU（基因对应为 GT），3′结尾处有 AG，便于被酶识别、切割。剪接后的 mRNA 序列中，除了头、尾部分外，只含具有编码作用的外显子。

2. 戴帽　戴帽（capping）是指在 hnRNA 分子 5′端加上 m^7GTP 结构的过程。此过程首先是在磷酸酶的作用下，将 5′端的磷酸基水解，然后再加上鸟苷三磷酸，形成 GpppN 的结构，再对 G 进行甲基化。戴帽的主要作用是：①能有效地封闭 mRNA 5′末端，以保护 mRNA 免受 5′核酸外切酶的降解，增强 mRNA 的稳定性；②易被核糖体小亚基识别，促进 mRNA 和核糖体的结合；③促进内含子剪接反应的进行。

3. 加尾　加尾（tailing）是指 hnRNA 在 3′端加尾信号序列 AAUAAA 下游 15～30bp 处加上一段多聚腺苷酸（poly A）。poly A 可促进 mRNA 从细胞核向细胞质的转运，使 mRNA 保持稳定，不易解聚，并有利于核糖体识别 mRNA。

经过剪接、戴帽和加尾后的 mRNA 成为成熟的 mRNA，即可进入细胞质中开始翻译（图 2－7）。

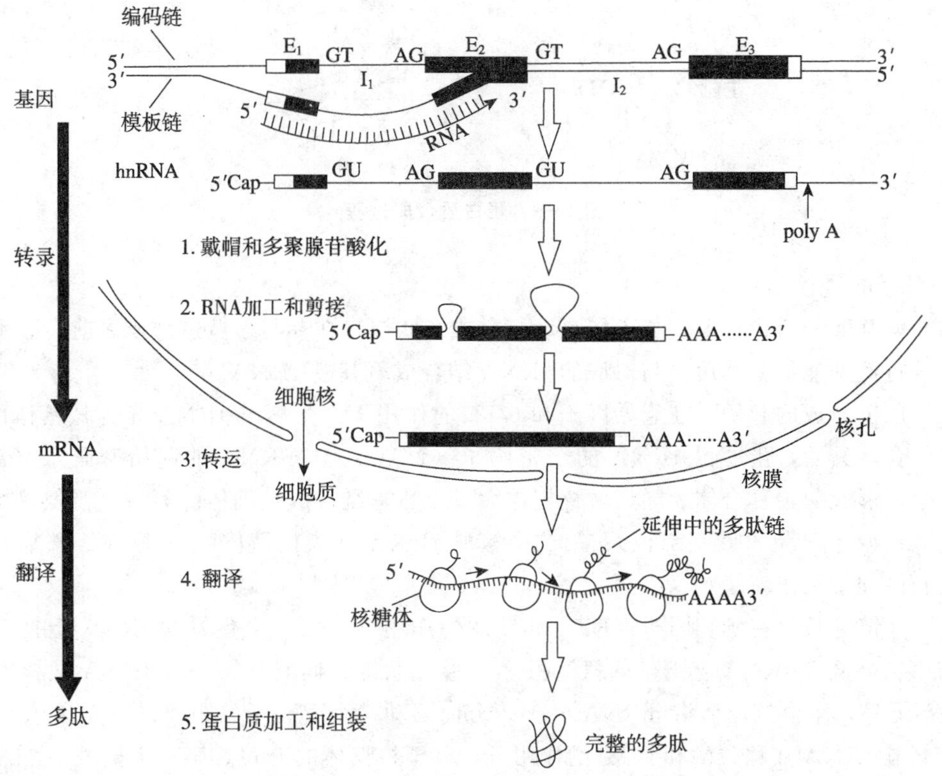

图 2－7　真核生物结构基因表达示意图

（二）翻译

翻译（translation）是指遗传信息由 mRNA 的碱基序列转变成多肽链氨基酸顺序的过程。成熟的 mRNA 从细胞核进入细胞质，与核糖体结合，由核糖体阅读 mRNA 所携带的遗传信息，指导特异的多肽合成（图 2-8）。

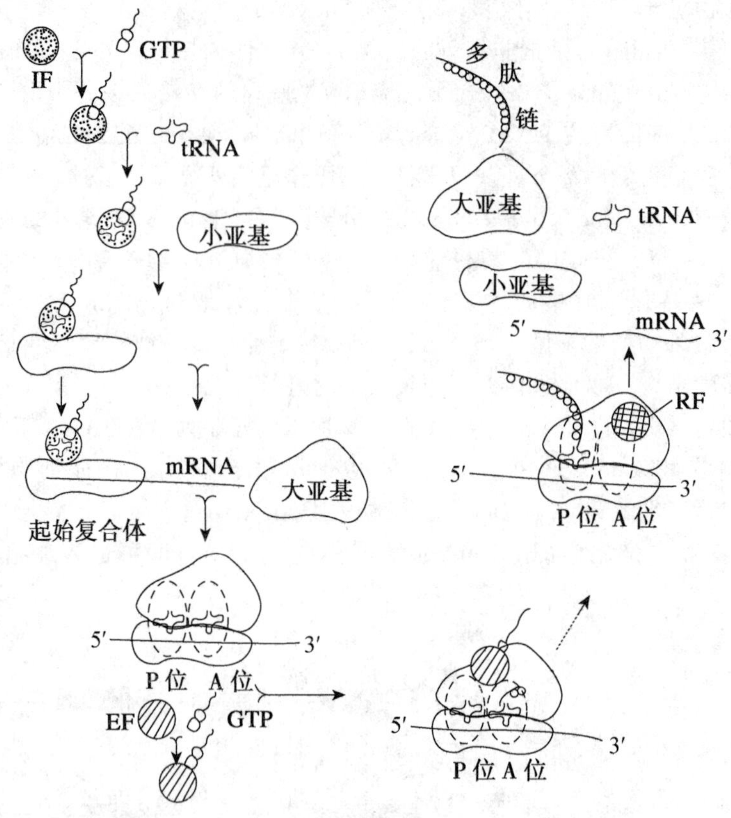

图 2-8 蛋白质合成过程

1. 翻译的过程

(1) 氨基酸的活化　氨基酸不能自动缩合成多肽链，在参与多肽链合成之前，必须经过活化以获得额外能量，然后再与对应的 tRNA 结合成氨基酰-tRNA。

(2) 肽链合成的起始　在起始因子和 GTP 的作用下，蛋氨酰-tRNA 先与核糖体的 40S 小亚基结合，其后，蛋氨酰-tRNA 的反密码子（UAC）与 mRNA 的起始密码子（AUG）互补结合，形成起始复合体。随后，核糖体大、小亚基结合成核糖体。第一个蛋氨酰-tRNA 首先进入核糖体 P 位（肽基部位）；第二个氨酰-tRNA 进入核糖体的 A 位（氨酰基部位）。肽链延长的准备工作就绪。

(3) 肽链延长　在延长因子（EF）和转肽酶作用下，第一个蛋氨酰-tRNA 上携带的氨基酸与第二个氨酰-tRNA 上携带的氨基酸之间形成肽键；同时，第一个 tRNA 从核糖体的 P 位脱落下来，整个核糖体沿 mRNA 5′→ 3′方向移动一个密码子的距离；原先在 A 位上的第二个氨酰-tRNA 在移位酶和 GTP 的作用下，移至核糖体的 P 位；第三个氨酰-tRNA 进入核糖体 A 位。如此反复进行，肽链即可延长。

(4) 肽链合成的终止与释放　当核糖体移至 mRNA 上出现终止密码子 UAA、UAG、UGA 时，多肽链合成终止。在释放因子（RF）的作用下，多肽链与 tRNA 分离，最后，mRNA 与核糖体分离。最后一个 tRNA 也离开核糖体，核糖体的大、小亚基彼此分离，翻译终止（图 2-8）。

翻译过程并非一个单一核糖体在一个 mRNA 分子上进行翻译，通常有 5～6 个甚至数十个核糖体连接在同一条 mRNA 分子上同时进行翻译。这种聚合体称为多聚核糖体。这样，在同一条 mRNA 模板上的多个核糖体，按不同进度可翻译出多条相同的多肽链，大大提高了蛋白质合成的效率。

2. 翻译后修饰　初始翻译的多肽链需要进一步加工修饰，才能形成具有一定空间结构和活性的蛋白质。翻译后的修饰主要有脱甲酰基、乙酰化、磷酸化、糖基化和链切割等，还有两条以上肽链间的连接和进一步折叠成特定的空间构象等。例如，输送到溶酶体、高尔基体、浆膜或细胞分泌的蛋白都要糖基化；又如血浆蛋白、多肽激素、神经多肽、生长因子等多肽链剪切后才能成为有活性的产物。

四、中心法则

综上所述，基因功能的实现，主要是 DNA 中的遗传信息先转录到 mRNA，然后按照 mRNA 上的遗传密码翻译成为蛋白质（酶），从而实现基因决定性状的功能。这也称为遗传信息传递的“中心法则”。可概括为：①遗传信息通过复制由 DNA 传递给 DNA；②遗传信息通过转录由 DNA 传递给 RNA；③遗传信息通过翻译由 mRNA 传递给蛋白质。后来的研究发现，许多单链 RNA 病毒，在感染宿主细胞后，它们的 RNA 在酶的作用下也可以进行复制。还有一些单链 RNA 病毒（如 Rous 肉瘤病毒）中含有反转录酶，能以病毒的 RNA 为模板合成 DNA。这种以 RNA 为模板在反转录酶的作用下，反向合成 DNA 的过程，称为反转录。这些发现补充和发展了经典的中心法则。修改后的中心法则见图 2－9所示。

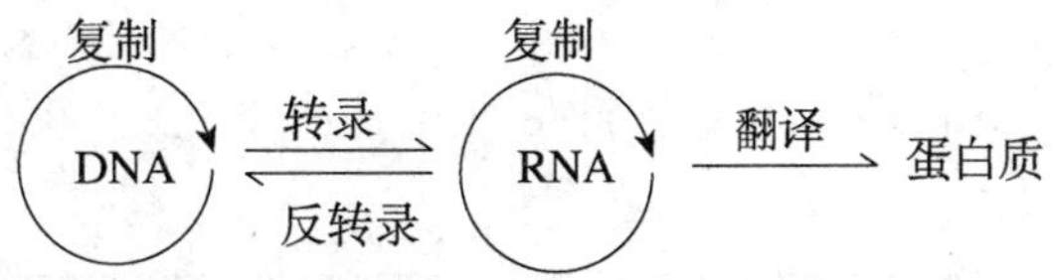

图 2－9　遗传信息传递的中心法则

五、真核生物基因表达的调控

真核生物基因的遗传信息量大，基因结构复杂，因此，其表达调控比原核生物要复杂。真核生物基因表达调控可以发生在多个水平上，主要涉及 DNA 水平、转录水平和转录后水平的调控。

1. DNA 水平的调控　即转录前水平调控。染色质的组成和结构是影响基因表达的重要因素之一。DNA 上碱基甲基化程度越高，基因表达越低，DNA 的去甲基化可以使基因表达活性增强；DNA 与组蛋白相结合可以抑制基因的表达，当 DNA 与组蛋白按 1∶1 结合时，基因抑制达到最大限度；染色质的螺旋化程度直接影响基因表达，疏松的常染色质区域的 DNA 易与 RNA 聚合酶结合，有利于基因的表达，而固缩的异染色质区域 DNA 表达活性低。

2. 转录水平的调控　是真核生物基因表达调控的主要环节。真核生物的转录调控受顺式作用元件（cis-acting element）和反式作用因子（trans-acting factor）的共同影响。顺式作用元件是指能够对结构基因表达起到调控作用的 DNA 序列，如启动子、增强子等。

反式作用因子是指能与顺式作用元件相结合，对结构基因表达起调控作用的蛋白质，如转录因子。顺式作用元件和反式作用因子的相互作用，是真核生物基因表达调控的重要方式。

3. 转录后水平的调控　真核生物细胞内的 hnRNA 必须经过剪接、戴帽、加尾后才是具有翻译功能的 mRNA。hnRNA 可以通过选择性剪接，产生不同的 mRNA，进而翻译成不同的蛋白质。这种选择性剪接与细胞的分化有关。

真核生物基因表达调控还体现在翻译中及翻译后水平。

第四节　基因突变

一、基因突变的概念

生物通常能保持其遗传物质的相对稳定性，但在一定的内、外因素的影响下，遗传物质也可能发生改变，这种遗传物质的变化称为突变（mutation）。

基因突变（gene mutation）是指基因的 DNA 序列发生碱基组成或序列的改变。当基因的 DNA 序列发生一个或一对碱基改变时，称为点突变（point mutation）。基因突变是生物界中存在的普遍现象，也是生物进化发展的根本源泉。

二、基因突变的诱因

根据基因突变发生的原因，将突变分为自发突变和诱发突变。自发突变（spontaneous mutation）又称自然突变，是在自然条件下，未经人工处理而发生的突变。诱发突变（induced mutation）是指用人工处理的方法所产生的突变，能诱发基因突变的各种内外环境因素称为诱变剂（mutagen）。根据诱变剂的性质不同，可将基因突变的诱因分为三类（表 2－4）。

表 2－4　诱变剂的主要种类和影响

诱变因素	诱变剂	突变方式或影响
物理因素	紫外线、电离辐射（各种射线等）	可形成嘧啶二聚体，使 DNA 局部结构变形，可使 DNA 断裂，也可引起染色体断裂
化学因素	工业污染中的煤烟、汽车尾气中的苯并芘、工业原料中的甲醛、食品工业中的亚硝酸盐、食品污染产生的黄曲霉素、农药，药物中的氮芥、环磷酰胺等	可发生碱基替换，引起碱基配对错误；可嵌入 DNA 的核苷酸序列中，引起移码突变
生物因素	病毒（麻疹病毒、风疹病毒、带状疱疹病毒等）	多种基因突变，妊娠早期尤为敏感

三、基因突变的特性

1. 多向性　是指同一位点上的基因可发生多次独立的突变，产生 3 个或 3 个以上的等位基因成员，如基因 A 可经多次独立的突变形成 a_1、a_2、a_3…a_n 等。人类的 ABO 血型是由 I^A、I^B 和 i 三个基因决定的，推测 I^A、I^B 基因就是由原始基因 i 在进化过程中经多次突变而形成的。

2. 可逆性　基因发生突变的方向是可逆的，基因 A 可以突变为等位基因 a，相反，基因 a 也可突变成等位基因 A。前者称为正向突变（forward mutation），后者称回复突变（back mutation）。

3. 有害性　大多数基因突变都是有害的，这主要是生物在长期的进化和自然选择中，已经形成了基因结构的均衡性，由于突变而打乱了这种均衡性，因而对生物体会产生有害的影响。如人类的大多数遗传病都是由基因突变引起的。

4. 稀有性　基因突变在自然界中是稀有的，自发突变频率很低。自发突变频率是指在自然状态下，某一基因在一定群体中发生突变的频率。人类基因的自发突变率为 10^{-6} ～ 10^{-4} 个生殖细胞/每代。

5. 随机性　基因突变的发生，对不同的生物个体、不同的细胞或不同的基因来说，都是随机的。

6. 重复性　指某一基因位点的突变总是以一定的频率在自然界中反复发生。

四、基因突变的机制

基因突变的方式有多种，在人类基因组中最常见的突变是碱基置换和碱基缺失，其次是各种缺失和插入等。突变不仅发生于编码序列中，也可以发生于启动子区、剪接部位、内含子及多聚腺苷酸化位点，引起相应的遗传病。

（一）碱基替换

碱基替换是指一个碱基对被另一个不同的碱基对所替换，为 DNA 分子中单个碱基的改变，即点突变。替换方式有转换和颠换两种。转换（transition）是指一种嘌呤取代另一种嘌呤，或一种嘧啶取代另一种嘧啶。颠换（transversion）是嘌呤取代嘧啶，或是嘧啶取代嘌呤（图 2－10）。

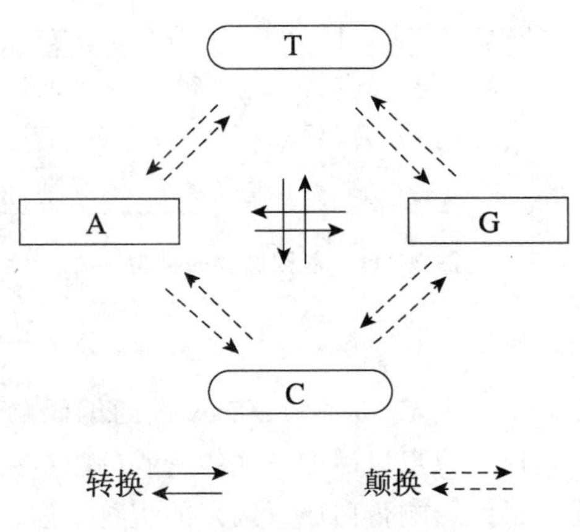

图 2－10　碱基替换示意图

碱基替换可引起不同的效应，造成不同的后果（图 2－11）：

1. 同义突变（samesense mutation）　是指碱基替换使某一密码子发生改变，但改变后的密码子编码的氨基酸并没有改变，还是同一种氨基酸，实质上并没有发生突变效应。例如，DNA 模板链上的 TTA 第三位 A 被 G 取代而成 TTG，转录为 mRNA 时为 UUG，同是苯丙氨酸的密码子，翻译成的肽链无变化。

2. 错义突变（missense mutation） 是指碱基替换导致改变后的密码子编码另一种氨基酸，结果使合成的多肽链氨基酸种类和排列顺序发生改变，最后产生异常的蛋白质分子。

3. 无义突变（nonsense mutation） 是指碱基替换使原来编码某一氨基酸的密码子变成终止密码，导致多肽链合成提前终止。这类突变常使多肽链截短，产生无生物活性的蛋白质。

4. 终止密码突变（termination codon mutation） 是指碱基替换使原有的一个终止密码子变成编码某个氨基酸的密码子，导致多肽链合成继续延长下去，直到下一个终止密码子出现时才停止，结果使肽链延长，形成了异常的多肽链。

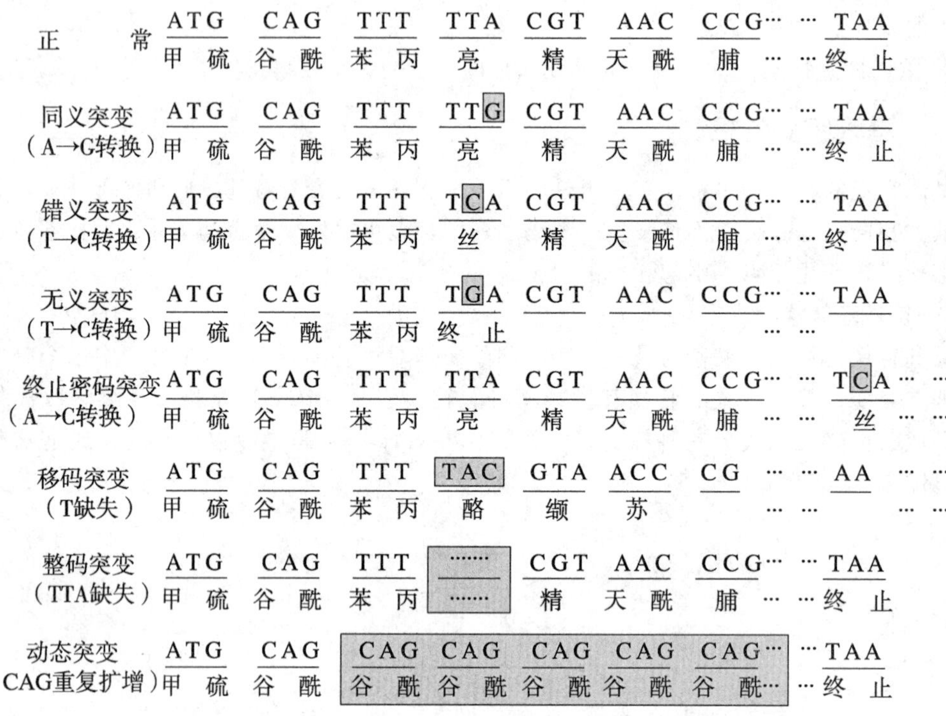

图 2-11　基因突变的类型

（二）移码突变

移码突变（frame-shift mutation）是指在 DNA 链的编码顺序中插入或缺失一个或几个（非 3 的倍数）碱基对，造成该位点以后的三联体密码的组合发生改变，进而使其编码的氨基酸种类和顺序发生变化，最终影响蛋白质（酶）的生物功能。

（三）整码突变

整码突变（codon mutation）是指在 DNA 链密码子之间插入或缺失 3 个或 3 的整倍数密码子，可导致多肽链增加或减少一个或几个氨基酸，该位点前后的氨基酸不变。

（四）动态突变

动态突变（dynamic mutation）是指在基因组中串联重复的三核苷酸序列随着世代的传递而拷贝数不稳定扩增的突变方式。长期以来，人们一般认为单基因病是由点突变引起的，且在一定条件下，点突变在各世代中保持相对稳定的状态。但研究发现某些单基因遗传病是由于脱氧三核苷酸重复扩增（trinucleotide repeat expansion）所引起的，而且这种重复的拷贝数可随世代的递增而呈现累加效应，所以，人们称这种突变方式为动态突变，由这种突变所引发的疾病也统称为三核苷酸重复扩增疾病（trinucleotide repeat expansion diseases，TREDs）。

脆性X染色体综合征（fragile X syndrome，Fra X）是最早发现的由动态突变所致的遗传病。脆性X染色体综合征患者最常见的症状是智力低下。在细胞水平上，患者X染色体存在脆性部位。通过基因克隆的方法获得了脆性X智力低下的基因1（*FMR*-1）。该基因5′端非编码区有一段不稳定的DNA序列，由 $(CGG)_n$ 三核苷酸串联重复序列组成。一般正常人 $(CGG)_n$ 的拷贝数为6～50个，一旦拷贝数达到60～200个时称为前突变，这时为无临床症状的携带者。当重复数达到230个以上时，称全突变，这时将会出现智力低下及其他一些脆性X染色体综合征的特征。

类似情况的还有肌强直性肌萎缩是 $(CTG)_n$ 三核苷酸突变；Huntington舞蹈症是 $(CAG)_n$ 三核苷酸突变等。目前已知至少有十几种疾病的发生与动态突变有关（表2-5）。

表2-5 动态突变引起的遗传病

疾病	基因定位	重复序列单位	重复序列位置	正常三核苷酸重复数	患者三核苷酸重复数
脆性X染色体综合征	Xq27.3	CCG	5′非翻译区	6～60	>230
脊髓延髓肌萎缩	Xq11～q12	CAG	编码区	11～33	36～66
Huntington舞蹈症	4p16.3	CAG	编码区	11～34	36～121
脊髓小脑共济失调（SCA）Ⅰ型	6p22～p23	CAG	编码区	6～39	40～81
强直性肌营养不良Ⅰ型	19q13.3	CTG	3′非翻译区	3～37	35～2000
Friedreich共济失调	9q13～q21.1	GAA	内含子	7～22	200～1186

五、基因突变的表型效应

从基因到表型是一个复杂的生化过程，由基因突变所引起的表型效应也是非常复杂的。分为以下几种情况：

1. 有害突变　可引起遗传性疾病，包括基因突变产生的分子病和遗传性酶病。严重的致死突变可导致死胎、自然流产或出生后夭折。

2. 中性突变　这些突变不会产生明显不良的表型效应。可形成正常人体生化组成的遗传学差异，构成多态现象。这种突变一般对机体无影响，这是生物多样化的重要源泉。如HLA抗原和各种同工酶等可共同存在于同一机体内，对机体无任何影响，但在某些特殊情况下，也会产生不良后果，例如异体组织器官移植，若HLA组织配型不合，则会产生排斥反应。

3. 有利突变　在少数情况下，基因突变可产生有利于机体生存的积极效应。为生物进化发展提供了素材。如非洲人血红蛋白HbS突变基因杂合子比正常的HbA纯合子个体更具有抗恶性疟疾的能力而有利于生存。

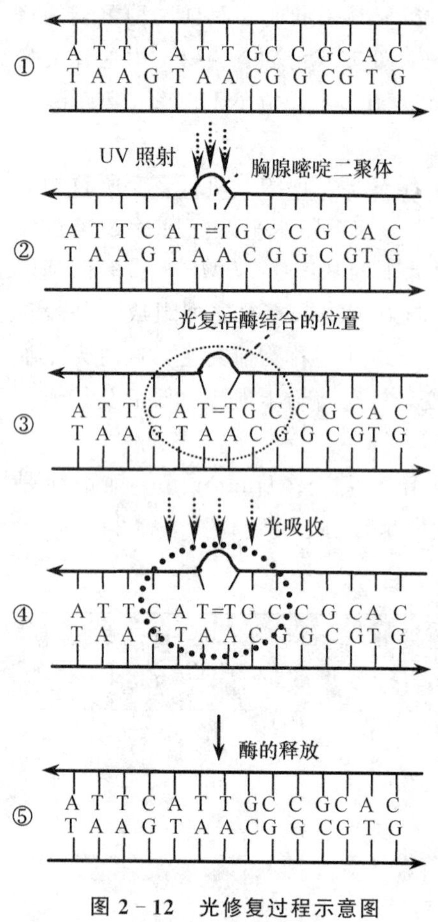

图 2－12　光修复过程示意图

六、DNA 损伤的修复

生物的遗传物质 DNA 分子在物理、化学和生物因素等诱变因子的作用下，可受到损伤而导致基因突变。基因要保持相对稳定性，依靠的是基因突变前的 DNA 损伤修复。在生物机体内存在着多种 DNA 损伤修复系统。当 DNA 受到损伤时，借助这些修复系统，可以部分地修复 DNA 分子的损伤，从而大大降低突变所引起的有害效应，保持遗传物质的稳定性。

（一）光修复

生物体内存在着一种光复活酶（photolyase），也称 DNA 光解酶或脱氧核糖二嘧啶光解酶等。这种酶在波长 300～600nm 的可见光下，可以将嘧啶二聚体分解转化为单体，达到修复的效果。

其修复过程是：当 DNA 在内外环境影响下，受到损伤，形成嘧啶二聚体，光复活酶即可在可见光的照射下被激活，从而能去识别嘧啶二聚体，并与之结合，形成酶-DNA 复合物，然后利用可见光提供的能量，解开二聚体，最后，光复活酶从复合物中释放出来，完成修复过程。光修复是在细菌、酵母、原生动物中普遍存在的功能。在哺乳动物以及人类的淋巴细胞和皮肤成纤维细胞中也有发现。这是低等生物的一种修复方式（图 2－12）。

（二）切除修复

切除修复（excision repairing）是细胞内最普遍的修复机制，这种修复方式最初在大肠杆菌中发现，包括一系列复杂的酶促 DNA 修补复制过程。其修复的大致过程是：①识别：DNA 特异内切酶或糖苷酶去识别 DNA 损伤位点，并与之结合；②切除：DNA 内切酶在损伤位点 5′上游切断 DNA 链，并沿 5′→3′方向逐步切除 DNA 损伤部分；③合成：以另一条正常链为模板，由 DNA 聚合酶在缺口处以碱基互补的原则沿 5′→3′方向合成被切除部分的碱基序列来取代被切除的 DNA 片段；④连接：在 DNA 连接酶的作用下，将新合成的 DNA 片段与原来的 DNA 链接起来，从而完全恢复 DNA 原来的结构（图 2－13）。

（三）重组修复

当 DNA 损伤范围较大时，应用上述修复方式无法完全修复，就先进行复制再进行切除修复，这种修复方式就是重组修复（recombination repairing），又称复制后修复。当 DNA 链损伤较大时，损伤部位就失去了模板作用。如果损伤链不能作为母链复制，其相应的子链会出现空缺。这时，对侧正常母链相应部位的核苷酸片段可与有空缺的子链发生重组，从而填补子链上的空缺，但对侧的母链留下空缺。然后，对侧母链以其子链为模板，互补合成缺失的 DNA 片段，在 DNA 聚合酶和连接酶的作用下，重新形成完整的链，从而成为正常的子代双链 DNA。但受损伤的 DNA 仍可保留，在经过多次复制后，损伤链在子代细胞中所占比例逐渐减少，消除了损伤的影响（图 2－14）。

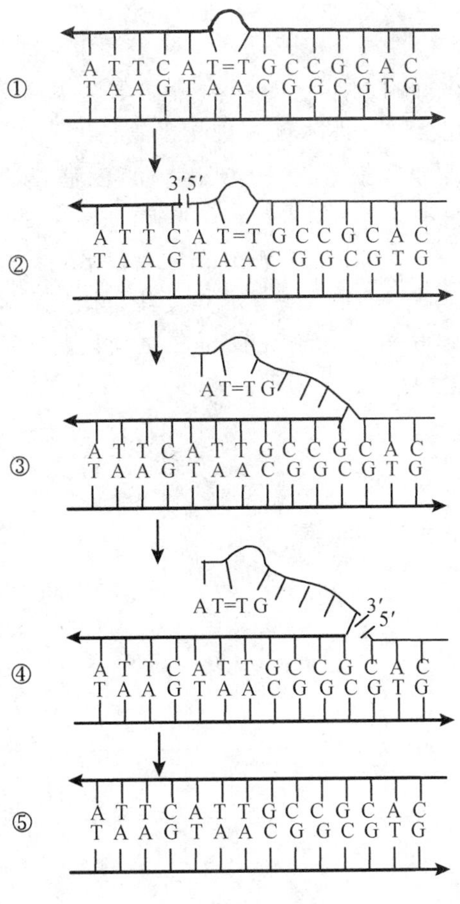

图 2－13　嘧啶二聚体的切除修复示意图

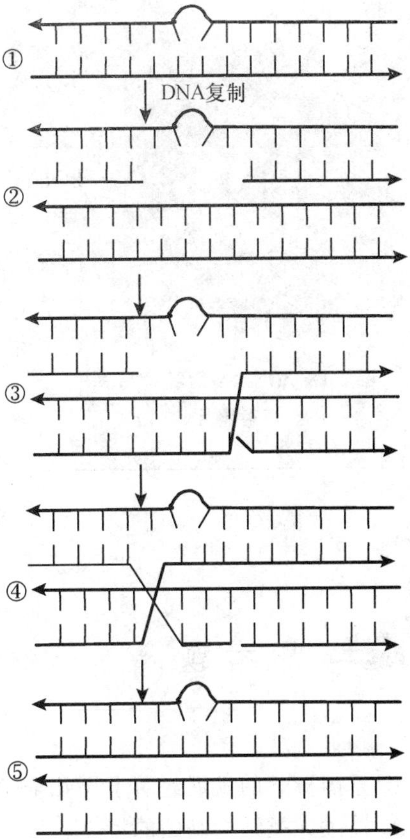

①
DNA复制
②
③
④
⑤

图 2－14　重组修复示意图

知识链接

DNA 双螺旋的发现

20 世纪 50 年代初，世界上掀起了一场轰轰烈烈的科研竞赛：探索 DNA 的结构与功能。

美国 Pauling 小组和英国 Wilkins 小组同属结构学派，他们应用 X 射线衍射技术对 DNA 结构进行研究，意识到 DNA 可能是一种三链螺旋结构，但由于缺乏生物遗传知识而未得真相。

美国的 Chargaff 在 DNA 研究中，发现 A%＝T%、G%＝C%这样的事实。

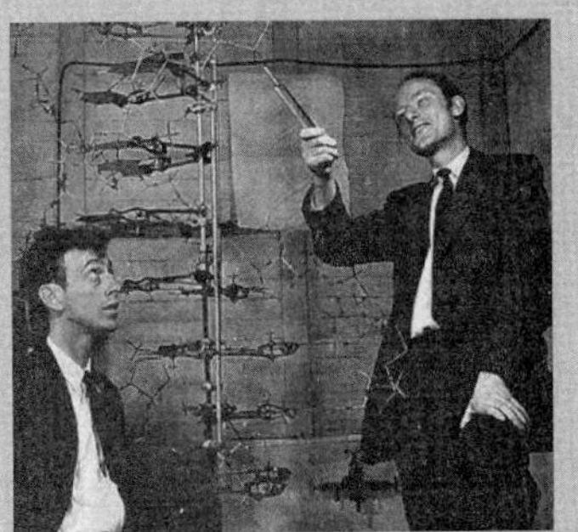

图 2-15　Watson（左）和 Crick（右）

在剑桥大学卡文迪许实验室研究 DNA 的美国遗传学家 Watson 和英国物理学家 Crick 是一对绝妙的互补组合，Watson 天资聪明，又有遗传学背景，Crick 逻辑推理能力强，又善于动手制作。他们十分善于学习和交流。1953 年 2 月的一天，他们与 Wilkins 研讨时，看到女物理学家 Franklin

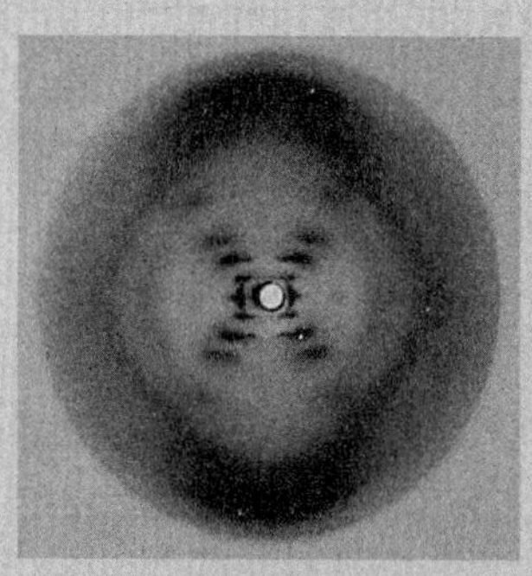

图 2-16 DNA X 射线衍射照片

拍到了一张十分清晰的 DNA X 射线衍射照片，一下激发了灵感。随后他们在广泛借鉴他人研究成果的基础上，结合自己的科学思考和分析，最终用铁皮铁丝搭建出 DNA 双螺旋结构模型。

1953 年 4 月 25 日，Crick 与 Watson 在《Nature》杂志发表了一篇短文，宣告 DNA 分子双螺旋结构模型的诞生。1962 年，Watson、Crick 和 Wilkins 三人同时获得了诺贝尔生理学或医学奖。

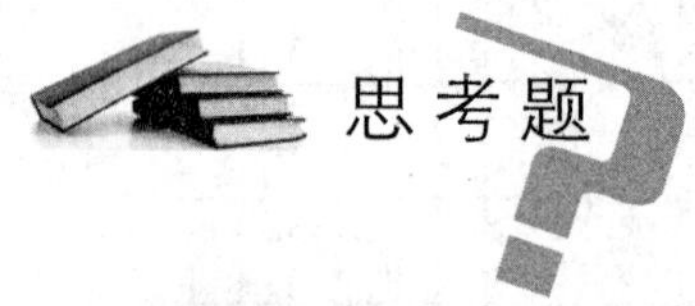

思考题

1. 基因概念的发展经历了哪几个阶段？
2. 简述人类结构基因的特点。
3. 简述 DNA 双螺旋结构的特点。
4. 基因有哪些生物学功能？
5. 试述 DNA 的半保留复制。
6. 简述中心法则的主要内容。
7. 何谓转录？简述其过程及特点。
8. 何谓基因突变？基因突变有哪些主要类型？基因突变引起哪些后果？

（周长文）

第三章

遗传的细胞基础

学习目标

1. 掌握真核细胞的基本结构及功能；人类染色体的概念、形态结构、类型和数目；人类非显带和G显带染色体核型及其描述方法；染色质的概念和基本结构单位及性染色质检查的意义；细胞周期的概念、细胞的有丝分裂和减数分裂过程中染色体的传递特点、有丝分裂和减数分裂的意义及区别。
2. 熟悉染色质的组成成分及染色质包装的结构模型；染色体显带核型的命名及染色体多态性的特征；生殖细胞的发生。
3. 了解染色质的类型及Lyon假说；Q、R、C显带核型及高分辨显带染色体的概念。

细胞（cell）是生物体结构和功能的基本单位。生命之所以能够在世代间延续，是由于亲代把遗传物质传递给子代的缘故，而这些遗传物质就储存在细胞核中，遗传物质的储存、复制、表达、传递和重组等重要功能都在细胞中实现。遗传物质在间期细胞核中以染色质形式存在，在细胞分裂期以染色体形式存在。在细胞的周期性变化中染色质和染色体在形态上交替变化，通过细胞分裂，遗传信息随染色体的传递而遗传，从母细胞传给子细胞，从父母传给子女，它构成了亲代和子代之间遗传物质连续的桥梁，是遗传和变异的细胞学基础。

第一节　真核细胞的结构

组成不同组织或器官的真核细胞虽然大小、形状和功能彼此不同，但基本结构相似。真核细胞由细胞膜、细胞质和细胞核三部分构成（图3－1）。它们在形态发生上密切相关，在生理功能上相互协调，共同完成细胞的生命活动。

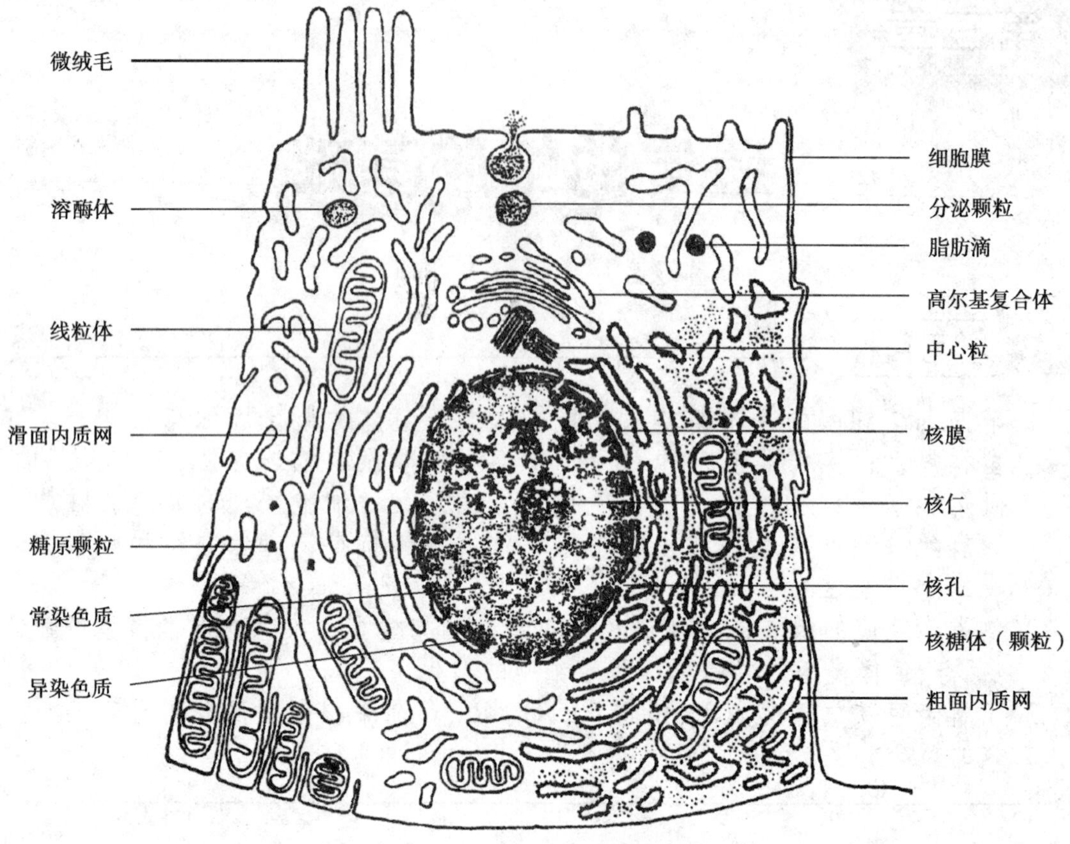

图 3-1 动物细胞结构示意图

真核细胞（eukaryotic cell）的基本结构如下：

- 细胞
  - 细胞膜
  - 细胞质
    - 细胞质基质
    - 细胞器
      - 核糖体
      - 内质网
      - 高尔基复合体
      - 溶酶体
      - 线粒体
      - 中心粒
      - 过氧化物酶体
    - 细胞骨架
  - 细胞核
    - 核膜
    - 核仁
    - 染色质
    - 核基质

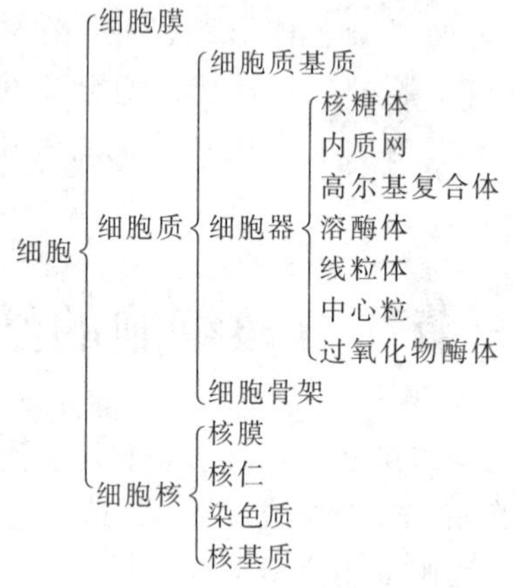

一、细胞膜

细胞膜（cell membrane）是包围在细胞质外周的一层薄膜，又称质膜。电子显微镜下观察时，细胞膜是由内外两层深色的致密层和中间一层浅色的疏松层构成的三层结构，一般把细胞膜的三层结构作为一个单位，称为单位膜。

1. 细胞膜的化学组成　主要成分是脂类、蛋白质、糖类和微量的金属离子。

2. 细胞膜的分子结构　迄今为止已提出多种细胞膜分子结构的模型，被公认的是液态镶嵌模型（fluid mosaic model）。其要点认为，细胞膜的脂质分子亲水的头部位于细胞内外表面，疏水的尾部位于细胞膜中央构成基本骨架，脂质分子具有侧向流动性，脂肪酸链越短，不饱和程度越高，膜质的流动性越大。蛋白质分子附着或以不同的深度嵌入磷脂双分子层中。附着的蛋白称为外在蛋白，嵌入的蛋白称为内在蛋白。膜蛋白运动的方式有旋转运动和侧向运动两种。

3. 细胞膜的性质

（1）流动性　即膜脂和膜蛋白都能运动。

（2）不对称性　它保证了膜的方向性功能。膜脂类、膜蛋白和糖类分布不对称，使膜两侧的功能不同。

4. 细胞膜的功能　主要涉及细胞内外物质的转运、代谢调控、细胞间的识别与信息传递、免疫应答以及维持细胞内部的相对稳定等功能。

二、细胞质

细胞质（cytoplasm）是介于细胞膜与细胞核之间的部分，包括细胞质基质和一些具有一定形态结构、在细胞生理活动中起重要作用的细胞器。细胞的大部分生命活动都在细胞质中进行。

1. 细胞质基质　是除各种细胞器外的细胞质部分，含有水、无机盐、糖、脂质和蛋白质等物质。基质的主要功能是为各种细胞器维持其正常结构提供所需要的离子环境，为各类细胞器完成其功能活动供给所需的一切底物，同时也是进行某些生化活动的场所。

2. 细胞器　细胞器是细胞质内具有一定形态结构和功能的小器官，是真核细胞的典型结构特征之一。电子显微镜下，细胞器主要有以下几种：

（1）核糖体（ribosome）　又称核蛋白体或核糖核蛋白体，是由大、小两个亚基构成的颗粒状小体（图 3－1）。

①核糖体的主要成分：蛋白质和 rRNA。蛋白质主要分布在核糖体表面，rRNA 主要分布在核糖体内部。

②核糖体的功能：合成蛋白质，它是细胞内蛋白质合成的场所。

③核糖体的分类：核糖体可分为游离核糖体和附着核糖体。分布在细胞质基质内，呈游离状态的核糖体称为游离核糖体。附着在内质网膜表面的核糖体称为附着核糖体。附着核糖体和游离核糖体化学组成和结构完全相同，但所合成的蛋白质种类和用途不同。游离核糖体主要合成结构蛋白，供细胞本身生长代谢所需。附着核糖体主要合成外输蛋白（分泌蛋白），如肽类激素、抗体、酶原等，大多经内质网管道转运到细胞外。游离核糖体在未成熟或未分化、增殖旺盛的细胞（如干细胞、胚胎细胞和肿瘤细胞等）中的数目较多，这也是辨认肿瘤细胞的标准之一。

（2）内质网（endoplasmic reticulum，ER）　是细胞质基质中相互连通、交织而成的管状、泡状和囊状结构的复杂膜性管网系统（图 3－1）。通常占细胞膜性成分的一半以上，在细胞内膜系统中占中心地位，是细胞其他内膜结构的来源。它与细胞膜及核膜相通连，将细胞质基质分割成许多不同的小区域，使得细胞内的一些生化活动能够在特定的环境中进行。

根据内质网表面是否附有核糖体可将内质网分为粗面内质网和滑面内质网。粗面内质网表面附着核糖体，由排列整齐的扁囊构成，主要进行蛋白质的合成、修饰加工与转运等。滑面内质网表面光滑，无核糖体附着，通常由小管和小泡构成，主要进行脂类合成、糖原的合成与分解、细胞解毒作用等。此外，内质网还与细胞的物质交换和支架作用有关。

(3) 高尔基复合体（Golgi complex，GC） 是由小囊泡、扁平囊和大囊泡组成的膜性囊泡状结构，是一种结构复杂和高度组织化的细胞器。平叠的扁平囊构成高尔基复合体的主体结构，分为形成面和成熟面（图 3-1）。

高尔基复合体是细胞的“加工车间”，与蛋白质合成后的修饰加工、细胞的分泌活动、糖类生物合成和溶酶体的形成有关。

(4) 溶酶体（lysosome） 是由单层膜围成的一个含有多种酸性水解酶的膜性囊泡状结构。

溶酶体的主要功能是水解作用，它是“细胞内的消化器官”，能水解各种生物分子和细胞组织内的大多数复杂物质，并与细胞自溶、机体的防御和免疫、组织器官的形成与更新、受精等有关。如果溶酶体的膜破裂，将会导致细胞致命的损害。

(5) 线粒体（mitochondria） 是由内外两层膜构成的膜性囊状结构，是半自主性的细胞器。一般呈粒状、线状或杆状，也可呈环形等其他形状，包括外膜、内膜、膜间隙和基质四个部分（图 3-1）。外膜平滑，内膜向内折叠形成许多嵴，嵴上附有基粒，基粒由头、柄和基部构成，基部嵌入线粒体内膜。基质是内膜包围的空间，呈胶状，内含多种物质和线粒体特有的 DNA（mitochondrial DNA，mtDNA）。

线粒体是细胞的“动力工厂”，是细胞进行有氧呼吸和供能的场所，细胞生命活动所必需的总能量中，大约有 95%来自线粒体。

(6) 中心体（centrosome） 是由微管构成的细胞器。每个中心体由两个互相垂直的由微管构成的桶状中心粒及其周围的较致密物质组成（图 3-1）。中心体与细胞分裂时纺锤丝的形成及微管的聚合有关。

(7) 过氧化物酶体（peroxisome） 又称微体（microbody），是由单层膜包裹的圆形或椭圆形囊泡，内含多种氧化酶和过氧化氢酶。过氧化氢酶是过氧化物酶体的标志性酶。氧化酶能催化多种物质生成 H_2O_2，在细胞内积累太多时对细胞有毒害作用。而过氧化氢酶能将 H_2O_2 分解成 H_2O 和 O_2，解除 H_2O_2 对细胞的毒害，从而对细胞起保护作用。

3. 细胞骨架（cytoskeleton） 是细胞质中的蛋白质三维网络结构系统，主要由微管、微丝和中间纤维三类蛋白纤维构成。

细胞骨架为细胞提供机械支撑，在细胞内形成一个框架结构，为各种细胞器提供附着点，在细胞内形成各种不同的体系和区域网络，它们对维持细胞的形状、细胞的运动、细胞内物质的运输、细胞分裂等起着重要作用。如血液红细胞中的微管成束平行排列于盘形细胞的周缘；又如上皮细胞微绒毛中的微丝；再如有丝分裂中的纺锤丝以及纤毛、鞭毛中的微管。

三、细胞核

细胞核（nucleus）是真核细胞特有的重要结构，一个细胞通常只有一个细胞核。细胞核是储存、复制以及传递遗传信息的主要场所，也是细胞生命活动的控制中心，在很大程度上控制着细胞的代谢、生长、发育、繁殖和分化等活动。

细胞核的形态结构在细胞周期的不同阶段变化很大。只有在细胞周期的间期才有结构完整的细胞核，包括核膜、核仁、染色质和核基质四部分（图 3-1）。

1. 核膜（nuclear membrane） 是分隔细胞质与细胞核的界膜。由内、外两层膜构成，分别称为内膜和外膜。两层膜之间有 15～30nm 的腔隙，称核周隙，与内质网腔相通，是细胞核和细胞质之间进行物质交换的重要通道。核膜外层常附有核糖体，其形态结构与粗面内质网相似并与之相连。核的内、外膜许多地方融合形成核孔，核孔的分布随功能变化而增减，它是细胞核与细胞质之间进行大分子物质交换的通道，核内外蛋白质和RNA等大分子物质的交换离不开核孔。核膜在细胞分裂的前期消失，末期重新出现。

核膜的主要作用是将遗传物质包围在特定区域，稳定细胞核的形态和成分，也可对遗传物质起保护作用，同时控制细胞核内外的物质交换。

2. 核仁（nucleolus） 是细胞核内由RNA和蛋白质组成的颗粒状结构，没有膜包围。核仁由两部分构成，内部是纤维区，含直径6～10nm的染色纤维（RNA和核仁形成区DNA）；外部是颗粒区，含直径为15～20nm的核蛋白颗粒。一般每个细胞核有1～2个核仁。

核仁的主要功能是合成rRNA，它是核糖体大、小亚基组装的场所。核仁的大小与该细胞合成蛋白质的能力有明显关系，所以在蛋白质合成旺盛的细胞中，常有较大的核仁。在细胞有丝分裂过程中，核仁周期性地消失和重现。

3. 染色质（染色体） 见本章第二节。

4. 核基质 是细胞核内透明的液态胶状物质，又称核液，其成分与细胞质基质相似，含水、无机盐、各种蛋白质等。其作用主要是参与维持细胞核的形态，为细胞核工作提供原料。

第二节 染色质与染色体

染色质（chromatin）和染色体（chromosome）是真核生物遗传物质在细胞核中的存在形式，是核基因的载体。染色体和染色质都是由DNA、组蛋白、非组蛋白和少量RAN等组成的核蛋白复合物。它们是同一物质在细胞周期不同阶段的两种不同的存在形式，它们的形态结构在细胞周期的不同阶段可以相互转变。间期的染色质有利于遗传信息的复制和表达，分裂期的染色体有利于复制后遗传物质的平均分配到子代细胞。

$$\text{染色质（间期）} \underset{\text{松散伸展}}{\overset{\text{盘绕折叠}}{\rightleftharpoons}} \text{染色体（分裂期）}$$

一、染色质

染色质是指在间期细胞核中丝状的DNA纤维和蛋白质构成的复合结构，是间期细胞遗传物质存在的形式。

（一）染色质的组成成分

染色质的主要成分是脱氧核糖核酸（deoxyribonucleic acid，DNA）和组蛋白，还有非组蛋白及少量核糖核酸（ribonucleic acid，RNA）。其中DNA和组蛋白（碱性蛋白）含量较为稳定，组蛋白与DNA含量之比为1∶1。非组蛋白（酸性蛋白）与RNA的含量则随着细胞生理状态的不同而变化。非组蛋白与DNA含量之比为0.2～0.8∶1。RNA与DNA含量之比为0.1∶1。通常，细胞代谢活动越旺盛，非组蛋白和RNA的含量就越高。

（二）染色质的结构基本单位——核小体

1974年，Kornberg等人根据染色质的酶切降解和电镜观察，发现核小体（nucleosome）是染色质包装的基本结构单位。

核小体由核心颗粒和连接区两部分构成，包括200个碱基对（bp）的DNA链、8个组蛋白分子组成的八聚体及组蛋白分子H1。核心颗粒为扁圆形，由四种组蛋白（H2A，H2B，H3，H4各两个分子）组成的八聚体以及以1.75圈缠绕在八聚体周围的约为146个碱基对的 DNA 分子组成。在两个核心颗粒之间的 DNA 链为连接区，长度为 50～60 个碱基对，其上结合有一个 H1 组蛋白分子。H1 能锁住核小体 DNA 的进出端，起稳定核小体的作用。很多核小体通过一条 DNA 分子串连起来，形成一条念珠状的纤维，直径为 10～11nm，其上结合有非组蛋白和 RNA 等（图 3－2）。

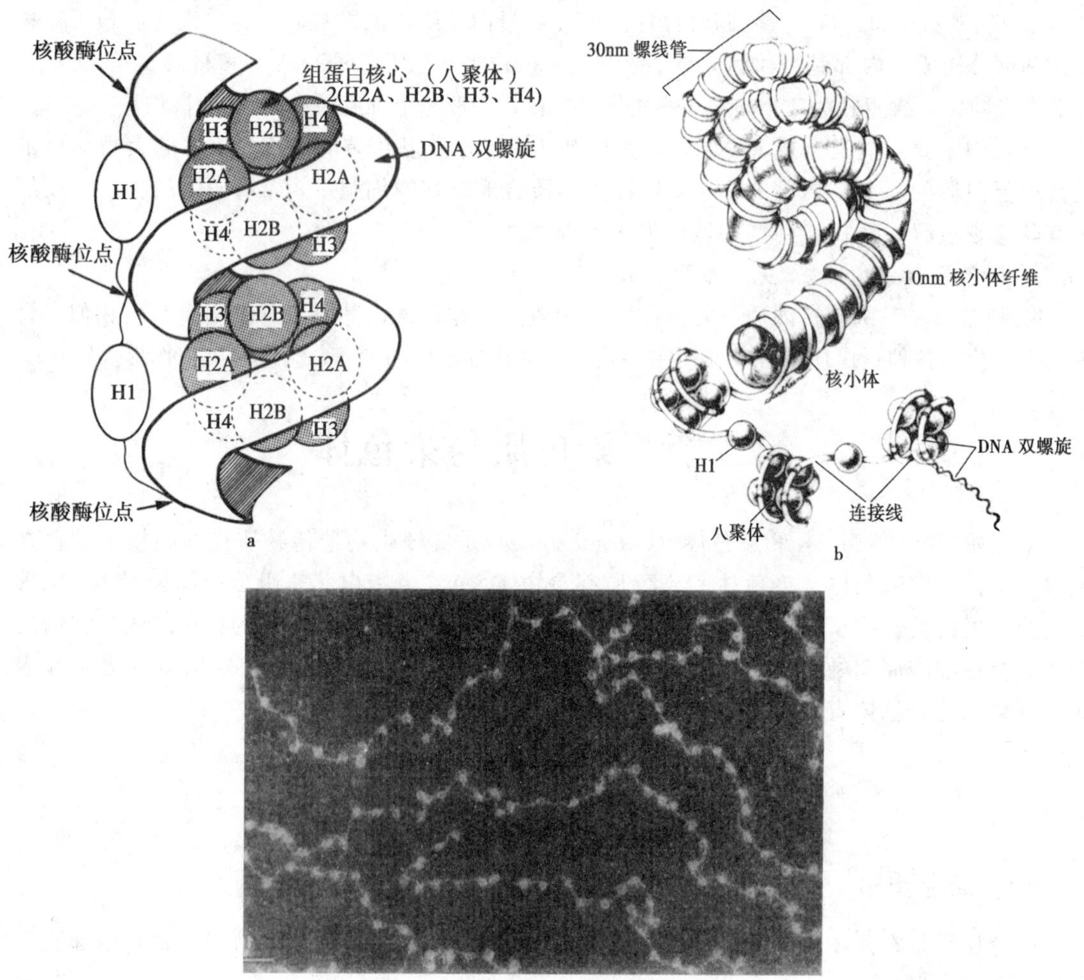

图 3－2　从 DNA 双螺旋到螺线管的结构图解

a. 核小体结构模式图；b. DNA 分子到螺线管的结构图解；c. 核小体形成的串珠状纤维电镜图

（三）染色质包装的结构模型

人类一个体细胞所含 DNA 的碱基序列分布在 46 条染色体上，平均每条染色体 DNA 分子长约 5cm，一个体细胞中的 DNA 总长度可达 2m 左右，而细胞核的直径只有 5～8μm。这么长的 DNA 分子是如何组装到微小的细胞核中，并行使其功能的呢？Bak（1977 年）提出的染色体四级结构模型解释了这一问题。当间期细胞进入分裂期时，染色质纤维经过四级包装（多级螺旋模型）形成染色体（图 3－3）。

1. 染色体的一级结构　无数个重复的亚单位（核小体）通过一条 DNA 分子串联起来，形成一条串珠状的纤维，为染色体的一级结构，DNA 包装成核小体，其长度大约压缩至 1/7。

2. 染色体的二级结构　由核小体构成的串珠状纤维进一步螺旋化，形成致密的、直径

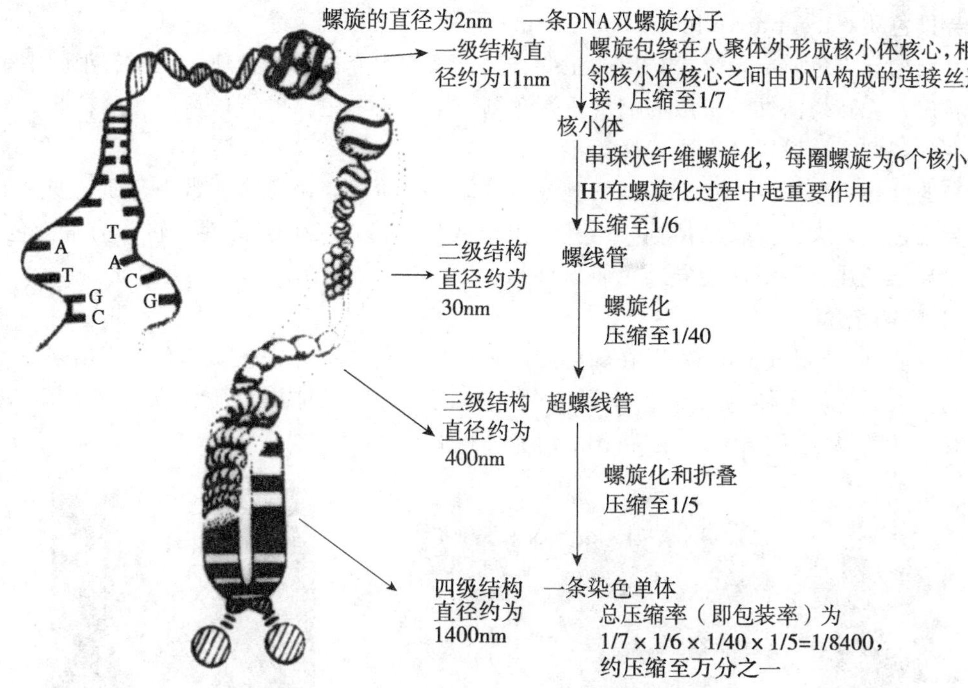

图 3-3　由 DNA 双螺旋到染色单体的压缩过程

为 30nm 的螺线管（solenoid），为染色体的二级结构。由于螺线管的每一圈含有 6 个核小体，因此，DNA 长度又被压缩至 1/6。

3. 染色体的三级结构　螺线管进一步螺旋化，形成直径为 400nm 的圆筒状结构，称为超螺线管（super solenoid），为染色体的三级结构，在此过程中，DNA 长度又被压缩至 1/40。

4. 染色体的四级结构　超螺线管进一步缠绕折叠，形成了有丝分裂中期的染色体，由两条染色单体构成的中期染色体直径约为 1400nm，为染色体的四级结构，DNA 长度又被压缩至 1/5。

这样，一个长链 DNA 分子经过四级包装形成的染色体，其长度共压缩至原来的近万分之一。

由直径为 30nm 的螺线管如何包装形成染色体，近三十多年来学者们曾提出了不少模型，其中较为重要的有多级螺旋模型与骨架-放射环结构模型。两种模型都是以染色体的一级结构（核小体）和二级结构（螺线管）为基础的，前者强调螺旋化，后者强调环化与折叠。当细胞分裂结束进入细胞间期后，染色体又回复成染色质形态。

（四）染色质的类型

根据染色质的螺旋化程度及功能，将间期细胞核中的染色质分为两种类型：常染色质（euchromatin）和异染色质（heterochromatin）。

1. 常染色质　间期细胞核内螺旋化程度低，呈松散状，染色较浅而均匀，具有转录活性的染色质。常染色质含有单一或重复序列 DNA，多位于细胞核的中央部位。因不易着色，所以光镜下看不到，只有在电镜下才能看到。

2. 异染色质　异染色质在间期核中仍呈凝集状态，螺旋化程度较高，着色较深，很少转录或无转录活性，为间期核中不活跃的染色质。多分布在核膜内表面，其 DNA 复制较晚，含有重复 DNA 序列，异染色质又可分为结构异染色质（constitutive heterochromatin）

和兼性异染色质（facultative heterochromatin）两类。

（1）结构异染色质　是异染色质的主要类型，又称为专性异染色质，在所有细胞中呈永久浓缩状态，无转录活性，一般为高度重复序列，常位于染色体的着丝粒区、端粒区、Y染色体长臂远端2/3区段以及次缢痕区等。

（2）兼性异染色质　指在某类型细胞或特殊的发育阶段，由原来的常染色质转变成浓缩状态的异染色质，失去了转录活性，当其处于松散状态时，又恢复活性，转变为常染色质，故称兼性异染色质（又称功能异染色质），例如，人类女性体细胞中的X染色质。

（五）性染色质

性染色质（sex chromatin）是在间期细胞核中性染色体的异染色质部分呈现出来的一种特殊结构。人类性染色体有X染色体和Y染色体两种，所以性染色质也有X染色质（X-chromatin）和Y染色质（Y-chromatin）两种（图3-4）。

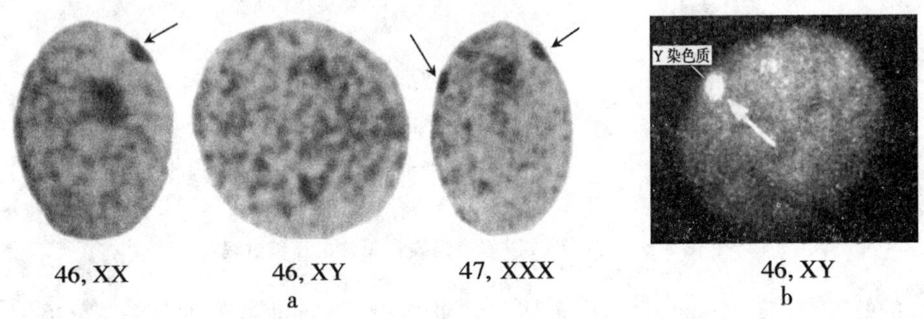

图3-4　人类间期细胞核示性染色质

a. X染色质　左图1个X染色质；中图无X染色质；右图2个X染色质

b. 男性间期细胞核的Y染色质

1. X染色质　是指正常女性的间期细胞核中呈异固缩（圆形、椭圆形、三角形）状态、紧贴核膜内缘形成约1μm大小的浓染小体，又称Barr小体或X小体。正常男性间期细胞核中无X染色质。

为什么正常男性和女性的X染色质存在差异？1961年莱昂（Mary Lyon）提出了X染色体失活的假说，即莱昂假说。

Lyon假说的要点：

（1）正常女性（雌性哺乳动物）体细胞内的两条X染色体中，只有一条具有转录活性，另一条在遗传上是失活的，即无转录活性。这条失活的X染色体在间期细胞核中螺旋化呈异固缩状态，即X染色质。正常男性只有一条X染色体，具有转录活性，无X染色质。正常女性虽然具有两条X染色体，但其X染色体的转录产物和只有一条X染色体的正常男性一样，称为剂量补偿（dosage compensation）。

（2）失活发生在胚胎发育早期，人类大约在胚胎发育的第16天。在一个细胞中，某一条X染色体（父源或母源）一旦失活，这个细胞分裂所产生的所有后代细胞中的该X染色体均失活，即保持上一代的失活特点。例如，一个细胞中失活的是父源的X染色体，那么，由这个细胞分裂形成的后代细胞中，失活的都将是父源的X染色体。

（3）失活是随机的，即失活的X染色体可以来自父方也可以来自母方。

（4）在形成生殖细胞时，失活的X染色体被重新激活。

研究表明，当细胞内X染色体的数目超过两条时，仍只有一条保持活性，其余的都形成失活X染色质。一个体细胞中所含X染色质数目等于X染色体数目减一（图3-4)。正常男性只有一条X染色体，所以X染色质数目为零。例如，核型为47，XXY性发育异常的男性个体，该个体间期细胞内具有一个X染色质。核型为47，XXX性发育异常的女性个体，该个体间期细胞内具有两个X染色质。核型为45，X的女性个体，该个体间期细胞内没有X染色质。需要指出的是，失活的X染色体上基因并非都失去了活性，有一部分基因仍保持一定活性，因此，X染色体数目异常的个体在表型上有别于正常个体，出现多种异常临床症状（图3-4)。

2. Y染色质　是指正常男性的间期细胞用荧光染料染色后，在细胞核内出现的直径约为0.3μm的圆形或椭圆形强荧光小体，又称Y小体。它是由Y染色体长臂远端约2/3的区段所形成的，可被荧光染料染色后发出荧光，为男性细胞所特有，在女性细胞中不存在。细胞中的Y染色质数目与Y染色体数目相同（图3-4)。

3. 性染色质检查的意义　通过间期细胞中X染色质和Y染色质的检查，可以对个体进行性别鉴定。临床上可利用口腔上皮细胞、羊水脱落细胞和绒毛细胞进行X染色质和Y染色质检查，对疑似遗传病的个体或胎儿进行性别鉴定或对性发育畸形的个体进行鉴别诊断。

二、人类染色体

在细胞分裂期，细丝状的染色质盘绕、折叠、缩短变粗形成高度螺旋化的染色体，染色体是细胞分裂期间遗传物质的存在形式。

（一）人类染色体的形态结构、分类和数目

1. 人类染色体的形态结构　染色体的形态结构随着细胞增殖周期的变化而发生着周期性的改变。细胞分裂中期的染色体高度浓缩，比较稳定，形态结构最典型，可以在光学显微镜下进行观测，所以常用于染色体研究和临床上染色体病的诊断。

一条中期染色体由两条染色单体构成，各包含一条双螺旋DNA分子，互称姐妹染色单体（sister chromatid)。人类中期染色体具有如下形态结构特征（图3-5)。

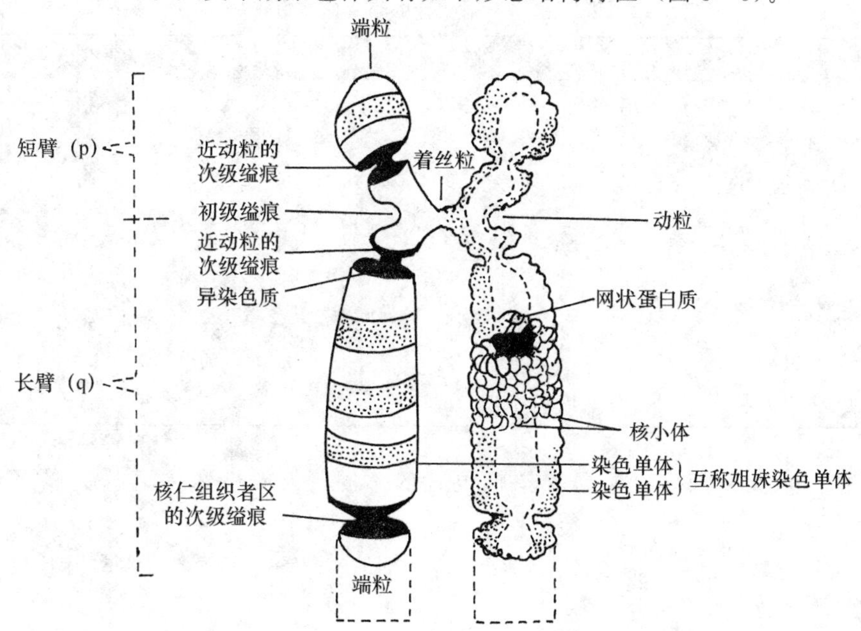

图3-5　中期染色体的形态特征

（1）着丝粒（centromere） 是染色体上凹陷缩窄、连接两条姐妹染色单体的部位，也称为主缢痕或初级缢痕（primary constriction）。着丝粒将染色体分为两部分，短的部分称为短臂（p），长的部分称为长臂（q）。在着丝粒的两侧各有一个由蛋白质构成的三层盘状结构，可以与纺锤丝相连，与染色体的移动有关，称为动粒（kinetochore）。着丝粒在细胞分裂过程中发挥着重要的作用。失去着丝粒的染色体片段，因不能在分裂后期向两极移动而丢失。

（2）次缢痕或次级缢痕（secondary constriction）和核仁组织区（nucleolar organizer region，NOR） 某些染色体的长臂或短臂上存在的浅染凹陷缩窄的区域。它的数目、位置和大小是某些染色体特有的形态特征，可作为鉴别染色体的标志。有的次缢痕与核仁的形成有关，称为核仁形成区或核仁组织区，但不是所有的次缢痕都是核仁组织区。

（3）随体（satellite） 存在人类近端着丝粒染色体短臂末端的球形或圆柱形小体，常通过次缢痕与染色体主体部相连。

（4）端粒（telomere） 是染色体两臂末端的特化结构，是染色体末端必不可少的结构，由DNA和蛋白质组成。端粒对维持染色体形态结构的完整性和稳定性起着重要的作用。端粒长度的缩短与体细胞的老化有关。在正常情况下，染色体末端彼此之间从不相接，当染色体发生断裂而端粒丢失后，染色体的断端可以彼此粘连相接，形成异常染色体。

2. 人类染色体的数目 生物界不同的物种除了在染色体形态特征上有其自身的特异性和稳定性外，染色体数目也各不相同。但同一物种的染色体数目却是相对恒定的。这对维持物种的稳定性具有重要意义。同时，染色体形态特征和数目也是物种鉴定的重要标志之一。

在真核生物中，一个成熟生殖细胞（配子）中所含的全套染色体称为一个染色体组，其中所包含的全部基因称为一个基因组（genome）。具有一个染色体组的细胞称为单倍体（haploid），以 n 表示；具有两个染色体组的细胞称为二倍体（diploid），以 $2n$ 表示。人类正常体细胞为二倍体，染色体数目是46，即 $2n=46$ 条。正常生殖细胞（精子或卵子）为单倍体，染色体数目是23，即 $n=23$ 条。不同生物的染色体数目不同（表3-1）。

表3-1 不同物种的染色体数目

物种	体细胞 $2n$（条）	生殖细胞 n（条）
人	46	23
大猩猩	48	24
黑猩猩	48	24
狗	78	39
猫	38	19
兔	44	22
大鼠	42	21
小鼠	40	20

3. 人类染色体的分类 根据着丝粒位置的不同，人类染色体可分为以下几类（图3-6）：

（1）中着丝粒染色体 着丝粒位于染色体纵轴的1/2～5/8，染色体两臂长度相等或近似相等。

（2）亚中着丝粒染色体 着丝粒位于染色体纵轴的5/8～7/8，染色体长短两臂长度明显不同。

(3) 近端着丝粒染色体　着丝粒靠近一端，位于染色体纵轴的 7/8 至末端之间，短臂很短。

在一些真核生物体内还有另外一种着丝粒位于染色体末端、没有短臂的染色体，称为端着丝粒染色体。

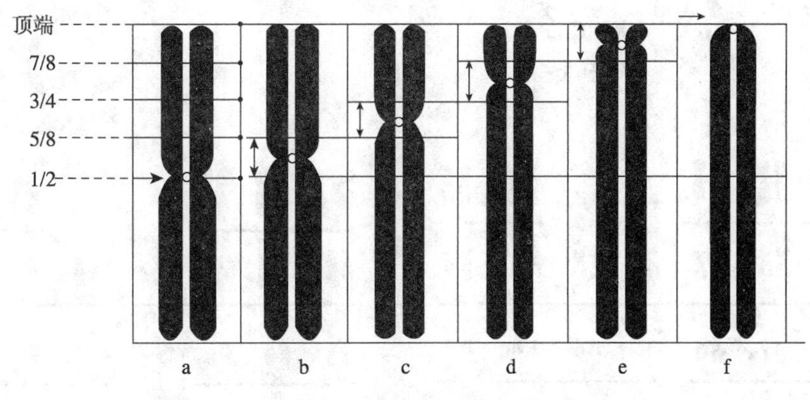

图 3-6　染色体的四种类型

a、b. 中着丝粒染色体；c、d. 亚中着丝粒染色体；e. 近端着丝粒染色体；f. 端着丝粒染色体

(二) 人类染色体的核型

一个体细胞中的全部染色体，按其大小、形态特征顺序排列所构成的图像称为核型(karyotype)。将待测细胞的核型进行染色体数目、形态结构特征的分析，称为核型分析。通常以分裂中期的染色体作为分析对象，正常情况下，一个细胞的核型可代表该个体的核型。将一个群体中一部分正常体细胞的核型分析，综合绘制而成的模式化核型图，称为染色体组型（idiogram)。它代表一个物种的染色体组成。

1. 人类非显带染色体核型　20 世纪 70 年代以前，用常规吉姆萨（Giemsa）染料对染色体进行染色的技术，称为非显带染色体技术。得到的染色体标本称为非显带染色体标本。非显带染色体除着丝粒和次缢痕外，整条染色体着色比较均匀。

(1) Denver 体制　为了便于对病例中畸变染色体的描述和利于国际间的交流，1960 年，在美国丹佛（Denver）市召开了第一届国际细胞遗传学会议，讨论并确定了人类染色体的国际标准命名体制——Denver 体制（丹佛体制）。这一体制根据染色体的长度和着丝粒的位置，将人类体细胞 46 条染色体分为 23 对，其中 22 对为男女所共有，称为常染色体(autosome)，并按由大到小的顺序依次编为 1～22 号；另外一对与性别有关，称为性染色体(sex chromosome)，包括 X 和 Y 染色体。23 对染色体依据大小和形态特征，从大到小依次分为 A、B、C、D、E、F、G 七个组，其中 X 染色体和 Y 染色体根据大小特征分别归入 C 组和 G 组（图 3-7，表 3-2)。

(2) 非显带染色体核型的描述　非显带染色体核型描述的内容包括染色体总数和性染色体两部分，两者之间用逗号隔开。例如，46，XX 为正常女性核型；46，XY 为正常男性核型。

如果染色体异常，核型的描述则包括三部分内容：染色体总数、性染色体组成和染色体异常情况。例如，某男性患者比正常人多了一条 21 号染色体，则他的核型描述为 47，XY，+21。

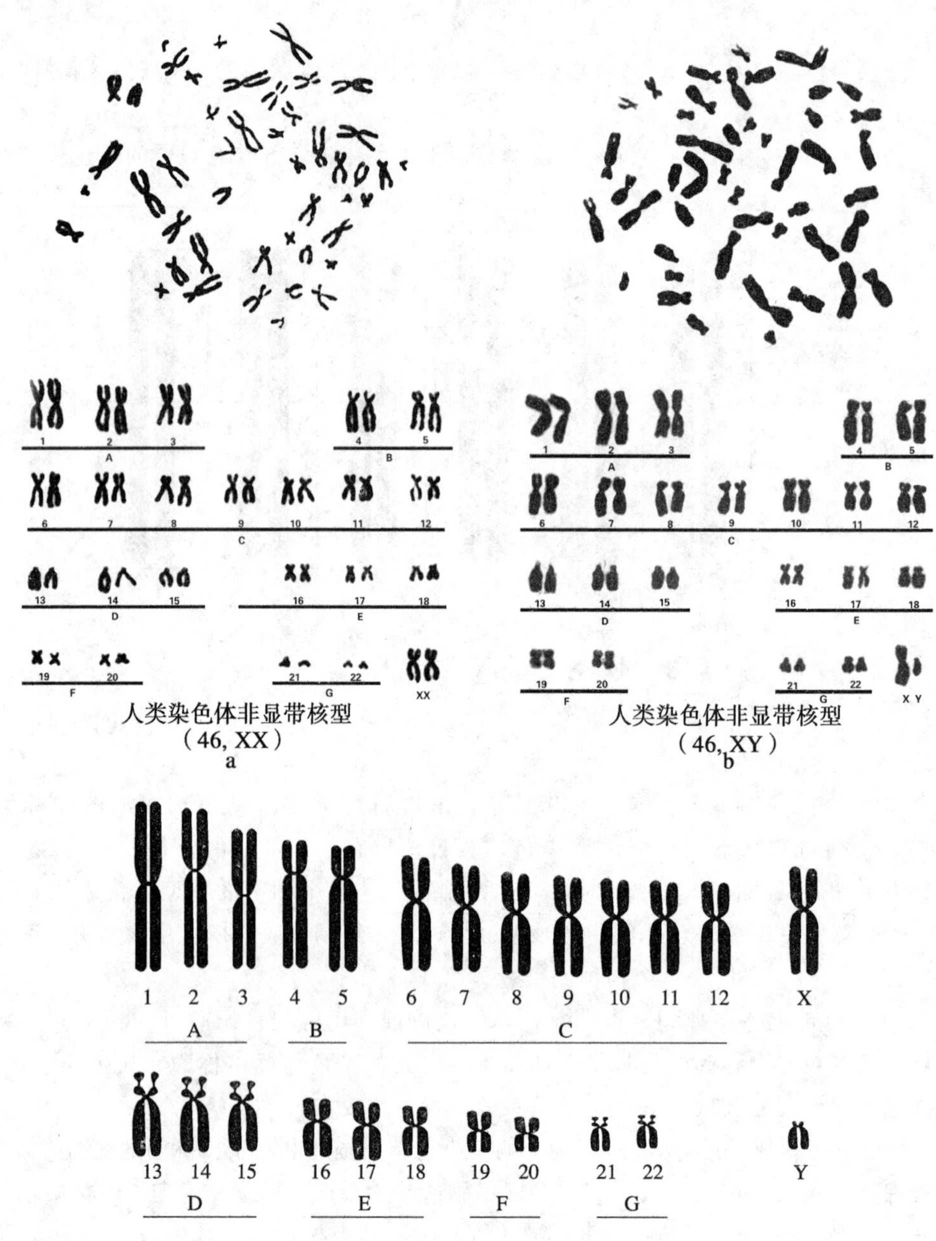

图 3－7　正常人非显带核型图

a. 女性核型；b. 男性核型；c. 人类的模式核型图

a、b 图上为分散相染色体，下为配好的核型

表 3－2　人类核型分组与各组染色体形态特征

组号	染色体号	大小	着丝粒位置	次缢痕	随体	鉴别程度（非显带）
A	1～3	最大	中（1、3 号） 亚中（2 号）	1 号常见	无	可鉴别
B	4～5	次大	亚中		无	难鉴别
C	6～12；X	中等	亚中	9 号常见	无	难鉴别（X 位于 6、7 号或 7、8 号之间）

续表

组号	染色体号	大小	着丝粒位置	次缢痕	随体	鉴别程度（非显带）
D	13～15	中等	近端		有	难鉴别
E	16～18	小	中（16号）	16号常见	无	可鉴别
			亚中（17、18号）			
F	19～20	次小	中		无	难鉴别
G	21～22；Y	最小	近端		21号、22号有	难鉴别
					Y无	可鉴别（Y两长臂平行靠拢）

2. 人类显带染色体核型　非显带染色体除着丝粒和次缢痕外，其余部位均匀着色。我们只能根据明显的外部特征准确识别1号、2号、3号、16号和Y等几条染色体，其余的只能分辨到组，很难准确鉴别，组内染色体微小的结构异常就更难发现，这使得染色体结构异常的研究以及染色体病的临床诊断受到很大的限制。1970年染色体显带技术的问世和发展，提高了染色体核型分析的精确度，可以准确描述染色体的细微结构异常，对于诊断、预防和控制染色体病有十分重要的意义；可以使基因准确定位，为深入研究人类染色体和更广泛的应用奠定了坚实的基础。

（1）染色体显带技术　染色体经过一定程序的处理，并用特定的染料染色后，使染色体沿其长轴显现出明暗或深浅相间的横行带纹，称为染色体的带。这种能显示染色体带的技术，称为染色体显带技术。

由于人的每一号染色体都有其独特的带纹，这就构成了每条染色体的带型。同源染色体的带型基本相同，不同对的染色体带型各异。

（2）常用的显带技术　染色体的显带技术分为两类：一类为整条染色体的显带技术，如Q显带、G显带、R显带等；另一类则为染色体局部显带技术，如C显带、T显带、N显带等。

① Q显带：使用荧光染料氮芥喹吖因（QM）或盐酸喹吖因对染色体标本进行染色，在荧光显微镜下可呈现出荧光亮带和暗带，称为Q显带。通常富含AT碱基的区域为亮带，富含CG的区域为暗带。Q带带型清晰稳定，但由于荧光易于淬灭，显带后需及时观察、分析。

② G显带：将染色体标本经过加热、用碱或胰蛋白酶溶液等进行处理后，再用吉姆萨染液染色，在普通显微镜下，可显示在整条染色体上与Q带相似的深浅相间的带纹，称为G显带（图3-8）。除少数区段外，G带与Q带的带型非常一致，即G带的深带区相当于Q带的亮带区；G带的浅带区相当于Q带的暗带区。由于G显带方法简便、带纹清晰，染色体标本又可长期保存。因此，G显带核型分析被广泛用于染色体病的诊断和研究。

③ R显带：先用盐溶液预处理染色体标本后，再用吉姆萨染液染色，可显示与G带相反的带型，即在G带深带相应的部位变为浅带，而在G带浅带相应的部位变为深带，称为R带（反带）。R显带可协同观察Q带、G带浅染区结构上的变化。R带将染色体两臂末端深染，因此，常用于测定染色体长度及研究染色体末端缺失或结构重排等结构异常。

④ C显带：用NaOH或Ba$(OH)_2$预处理染色体标本后，再用吉姆萨染液染色，可有选择地对着丝粒和次缢痕部位（结构异染色质）进行深染，称为C显带。所以C显带技术可用于检测Y染色体、着丝粒区和次缢痕区的变化，也是显带染色体常用的技术。

⑤ T显带：将染色体标本加热处理后，再用吉姆萨染液染色，可使染色体末端区域（端粒）特异性深染，称为T显带。为局部染色，主要用于分析染色体末端结构变化。

⑥ N显带：应用硝酸银预处理染色体标本后，再用吉姆萨染液染色，可使染色体的随体及核仁形成区（NOR）呈现出特异的黑色银染物。这种银染色阳性的NOR称为Ag-

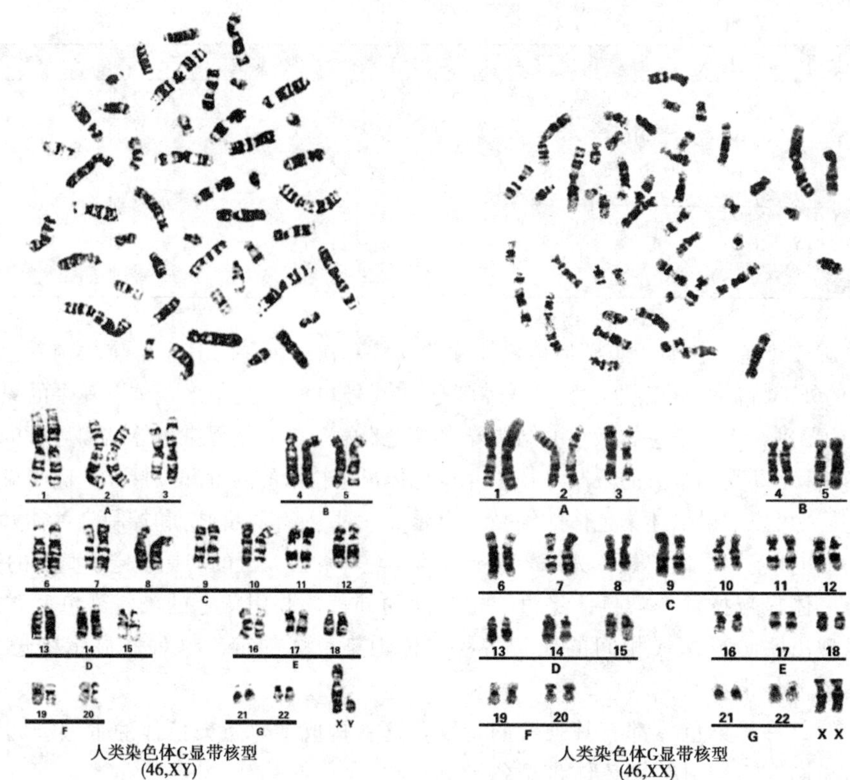

图 3-8　正常人 G 显带核型图

NOR（N 带）。研究表明，Ag-NOR 的可染性取决于它的功能活性，即具有转录的 NOR 着色，但受染物质不是次缢痕本身，而是附近与 rRNA 转录有关的一种酸性蛋白。该技术为肿瘤细胞以及减数分裂等方面的研究开辟了新的途径。

（3）人类显带染色体模式图　应用 Q、G、R 显带的方法，可显示人类染色体 24 种客观存在的特异带型，并为识别每条染色体的异常改变提供准确的分析依据（图 3-9）。

（4）染色体显带核型的描述　1971 年，根据在巴黎召开的第四届国际人类遗传学会议以及其后的多次人类细胞遗传学国际会议制定的《人类细胞遗传学命名国际体制》（An International System for Human Cytogenetic Nomenclature，ISCN），提出了命名每一条显带染色体上各区和带的标准系统。

按照 ISCN 规定的命名方式，可将各条显带染色体划分为若干个区，每个区又划分为若干个带（图 3-10）。

①染色体的界标、区和带

界标：是识别染色体的重要指标。它是染色体上恒定、有显著形态学特征的部位。主要包括着丝粒、染色体长臂、短臂的末端和某些特殊的带。

区：两相邻界标之间为区。

带：每一条染色体都是由一系列的带组成，没有非带区。

每条染色体的区和带均从着丝粒开始，沿着染色体着丝粒的长臂和短臂向远端依次编写为 1 区、2 区、3 区……以及 1 带、2 带、3 带……。界标所在的带归属此界标以远的区，并作为该区第 1 带。

②显带核型的描述方法：需要写明四项内容：染色体序号、臂的符号、区号、带号。这

些符号依次连续书写，不留间隔，也不加标点。例如，1q32 表示 1 号染色体长臂 3 区 2 带（图 3－10）。

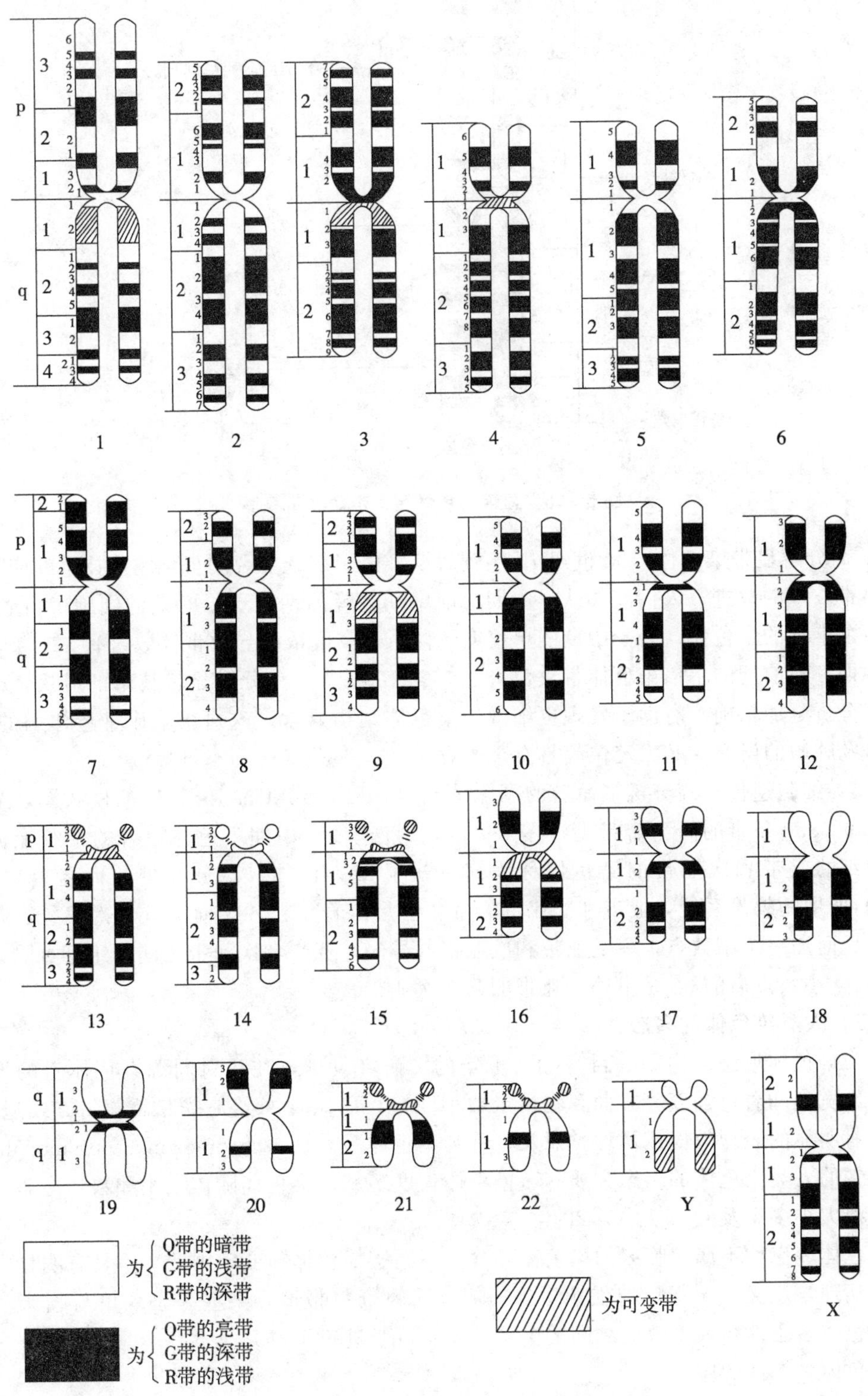

图 3－9　人类显带染色体模式图

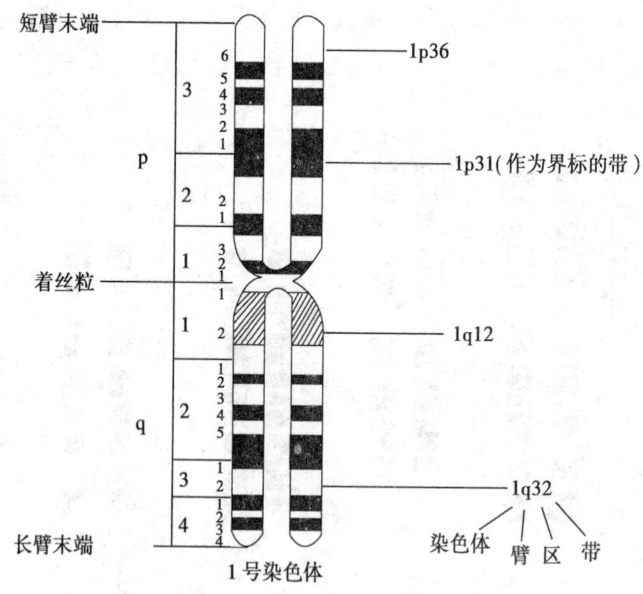

图 3-10　显带染色体区、带命名示意图

3. 高分辨显带染色体　20 世纪 70 年代后期，由于细胞分裂同步化制片技术的应用和染色体显带技术的改进，人们能够从早中期、前中期、晚前期或更早时期的细胞中得到更长、带纹更加丰富的染色体。处于中期的单倍染色体由于高度浓缩导致带纹数仅有 320 条，而处于前中期、晚前期的单倍染色体带纹数可达 550～850 条。高分辨显带技术的应用，使染色体核型分析更加精确，有助于发现更细微的染色体结构异常。这对于临床染色体病的诊断、染色体及肿瘤的研究、基因定位等具有重要意义。

“人类细胞遗传学高分辨带命名的国际体制（1981）（ISCN 1981）”的模式图，显示了具有 550～850 条带的高分辨带型（图 3-11）。将这种在中期染色体原有的带纹上分出更多、更细的亚带和次亚带的染色体称为高分辨显带染色体。高分辨带的命名遵照 ISCN（1978）所用的编号系统，亚带和次亚带的命名也是由着丝粒一端向远端依次编号，在原带的名称后面加一个小数点，写上亚带和次亚带的号码，亚带和次亚带之间不用标点隔开，如 1p36.32，小数点后的 32 是指第 3 亚带的第 2 次亚带。

（三）人类染色体的多态性

人类染色体形态结构和数目是相对恒定的。研究发现，在一对同源染色体上的形态结构、带纹宽度和着色强度等方面存在恒定微小变异，而这种变异是按照孟德尔方式遗传的，通常没有明显的表型效应或病理学意义，称为染色体多态性（chromosomal polymorphism）。目前已知的人类染色体的多态主要有：染色体长度多态、染色体随体大小和数目多态、染色体次缢痕大小多态及 Q、G、C 带的多态。

染色体多态性不属于临床的染色体异常，不同于染色体畸变，因此，不具有明显的表型效应和病理学意义，无不良的临床后果。但有研究资料报道，某些多态现象与临床症状有关，染色体多态性与表型效应之间的关系，还有待于进一步研究。

染色体多态性的应用

（1）染色体的多态性是一种较稳定的结构变异，可作为一种遗传标记在显微镜下观察并应用于临床研究和临床实践。

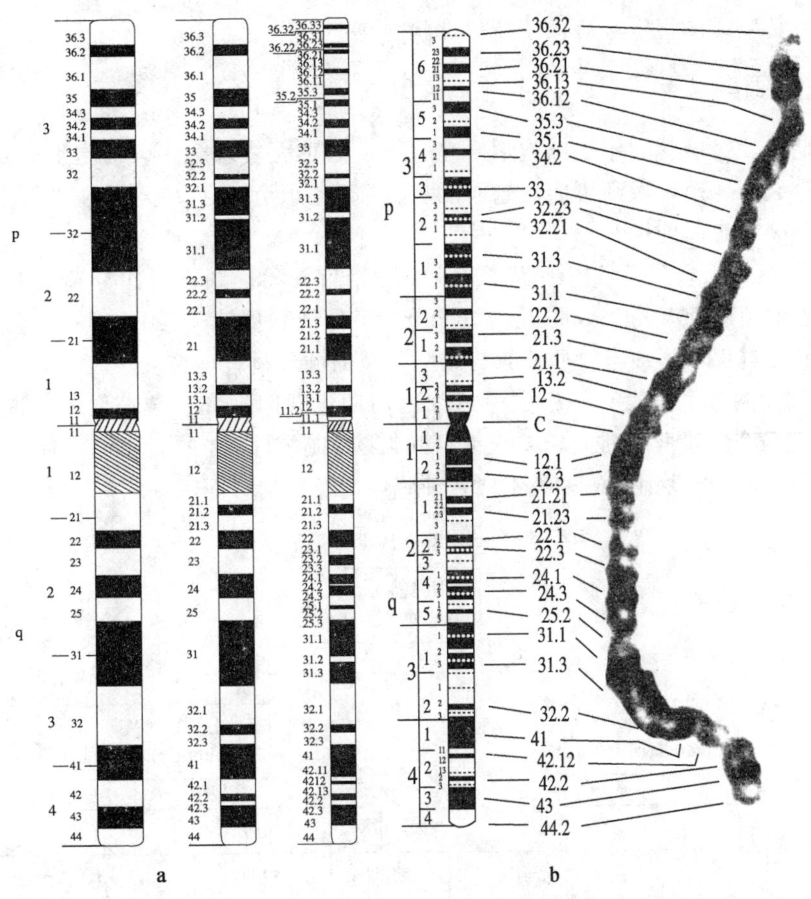

图 3－11　人类第 1 号染色体高分辨带

a. 三种不同浓缩程度的正常人第 1 号染色体 G 显带带型模式图

左边的染色体相当于巴黎命名法（1971）和 ISCN（1978）中的模式图约 400 条带带型；中央的染色体是约 550 条高分辨带带型，右边的染色体是约 850 条高分辨带带型

b. 第 1 号染色体高分辨带的照片和模式图

（2）染色体的多态性可用于追溯额外染色体或异常染色体的来源，如确定 21 三体综合征患者的额外染色体的来源，可根据第 21 号染色体的短臂、随体、次缢痕以及显带着色强度等多态性特征，来追溯额外的第 21 号染色体来自父方或母方。

（3）可用以进行亲权鉴定。通过检查子女、父母（或可能的父母）的染色体，根据染色体多态性标记的异同，来帮助确定子女与其父母的真实关系，进行亲权鉴定。

（4）染色体的多态性变异也可作为一项标志，进行不同种族或民族人群中的人类学、遗传学的研究。

第三节　细胞周期中的染色体行为

细胞周期（cell cycle）（细胞增殖周期）是细胞物质积累与细胞分裂的循环过程。这种物质准备和细胞分裂的过程是一个非常复杂且又十分精确的生命过程。在细胞周期的变化中，染色质和染色体的形态交替改变。遗传物质 DNA（基因）及其携带者染色体维持了亲代与子代间遗传物质的恒定，确保了遗传性状的稳定遗传。

一、细胞周期

细胞周期是20世纪50年代细胞学研究领域中的重大发现之一。细胞生长到一定阶段，将通过细胞分裂而增殖，否则可能衰老而死亡。细胞在生活过程中不断地进行生长和分裂，这种生长和分裂具有周期性。

1. 细胞周期的概念　通常把细胞从一次分裂结束开始，到下一次分裂结束所经历的全过程称为细胞增殖周期（cell generation cycle），简称细胞周期（cell cycle）。它是一个连续的、动态的变化过程，是细胞物质积累与细胞分裂的循环过程。

2. 细胞周期的各个阶段　一个完整的细胞周期包括间期和分裂期两个阶段（表3-3，图3-12）。这两个阶段所占时间相差很大，间期占细胞周期的90%～95%，分裂期占细胞周期的5%～10%。根据细胞的种类不同，细胞周期经历的时间也不同。

表3-3　细胞周期分期表

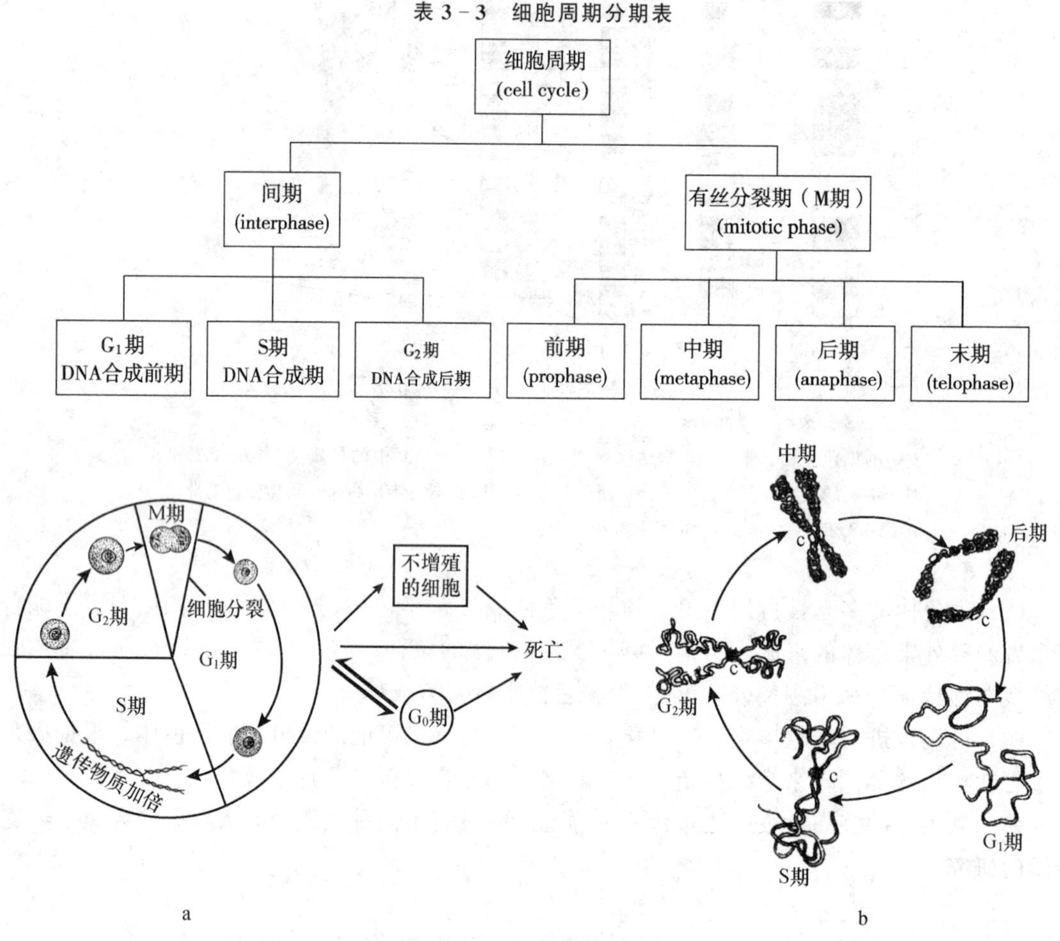

图3-12　细胞周期示意图

a. 细胞周期；b. 细胞周期中的染色体

（1）间期（interphase）　细胞从一次分裂结束开始，到下次分裂开始之前的一段时间。是DNA复制和细胞分裂的物质准备和积累阶段，是物质代谢非常活跃的时期。间期又可分为G_1期（DNA合成前期）、S期（DNA合成期）、G_2期（DNA合成后期）三个时期。

① G_1期：是细胞生长和DNA合成准备时期，主要合成细胞生长所需要的RNA、蛋白质、糖类、脂类等。特别是合成一些重要的蛋白质如周期蛋白、钙调素及与DNA合成有关的酶蛋白，为细胞进入S期创造必备条件。G_1期末存在调节细胞周期进程的限制点，是推进细胞周期的关键时刻，也是药物等因素作用于细胞的敏感点。

细胞在正常情况下，沿着$G_1 \rightarrow S \rightarrow G_2 \rightarrow M$期运转，细胞通过M期被分裂为两个子细胞，完成增殖过程。整个周期所经历的时间（cell cycle time）以T_c表示，各阶段所需要的时间分别以T_{G_1}、T_S、T_{G_2}、T_M表示。细胞周期的时间长短主要差别在G_1期，G_1期持续的时间差异很大，有些细胞可持续几小时、几天甚至数年，而S期、G_2期和M期的总时间相对恒定。

从增殖的角度可将细胞分为三类，即连续分裂细胞、休眠细胞和终端分化细胞。连续分裂细胞也被称为周期性细胞，如表皮基底层细胞、部分骨髓造血细胞等。休眠细胞也被称为G_0期细胞，暂时脱离细胞周期，但在一定条件下，可重返细胞周期，恢复增殖，如某些免疫淋巴细胞、肝细胞等。终端分化细胞也被称为不增殖细胞，如神经、肌肉细胞及成熟的红细胞等。

②S期：为DNA合成期，是细胞周期中最关键的阶段。主要是进行DNA复制、组蛋白和非组蛋白的合成，DNA经复制后其含量增加一倍，每条丝状的染色质具有两条DNA分子，染色体中的两条染色单体已经形成。此期对肿瘤治疗具有重要意义，临床上使用的一些化疗药物专门作用于S期，目的是阻断肿瘤细胞DNA合成。

③G_2期：DNA合成后期，合成RNA和蛋白质为细胞进入M期进行准备，如组装纺锤体的微管蛋白、成熟促进因子（MPF）等的合成。

间期细胞经过G_1期、S期、G_2期，已经做好了进行有丝分裂的物质准备，细胞增殖由间期进入了有丝分裂期（M期）。

（2）分裂期（interphase） 分裂期是从细胞间期结束时开始，到新的间期出现时的一个阶段，此期主要特征是把S期已经复制的两套遗传物质（DNA）平均分配到两个子细胞中的过程。最明显的变化是细胞中染色体的变化，确保细胞内染色体能精确均等地分配给两个子细胞核，使分裂后的细胞保持遗传上的一致性。它是一个连续的动态变化过程。根据其主要变化特征，可将其分为前期、中期、后期和末期四个分期。

二、细胞分裂与染色体传递

真核细胞的细胞分裂主要包括有丝分裂（mitosis）和减数分裂（meiosis）两种方式。有丝分裂在体细胞中进行，减数分裂则主要发生在生殖细胞的成熟过程中，它是一种特殊形式的有丝分裂。

（一）有丝分裂

有丝分裂是真核生物体细胞增殖的主要方式，包括核分裂和胞质分裂两个过程。

1. 有丝分裂的过程 有丝分裂是一个复杂的连续的动态变化过程。根据其形态学特征，将有丝分裂过程分为前期、中期、后期和末期四个时期（图3－13，表3－4）。

2. 有丝分裂的生物学意义 通过有丝分裂，染色体复制一次，细胞分裂一次。由于染色体的复制和平均分配，使亲代与子代细胞染色体数目相同，确保了遗传物质的连续性和稳定性。

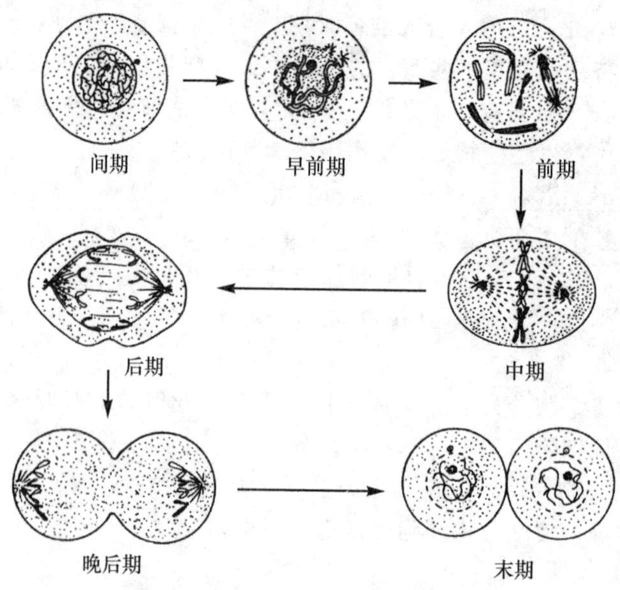

图 3-13 细胞有丝分裂各期图解

表 3-4 减数分裂的分期

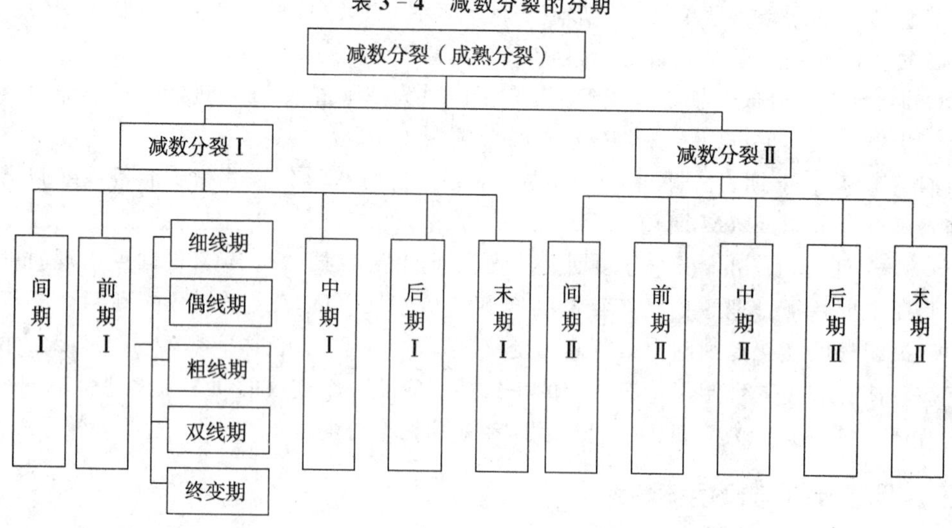

（二）减数分裂

减数分裂是有性繁殖的生物体在生殖细胞或配子（gamete）形成时所发生的一种特殊的有丝分裂过程。因分裂后形成的子细胞中的染色体数目减半，故称减数分裂。

1. 减数分裂的分期　减数分裂也是一个复杂的连续的动态变化过程，包含减数分裂Ⅰ期和减数分裂Ⅱ期两次连续的分裂过程（表 3-4，图 3-14）。分裂中染色体只复制 1 次，而细胞连续分裂 2 次，结果使染色体数目从体细胞的 46 条（二倍体）减半为成熟生殖细胞的 23 条（单倍体）。

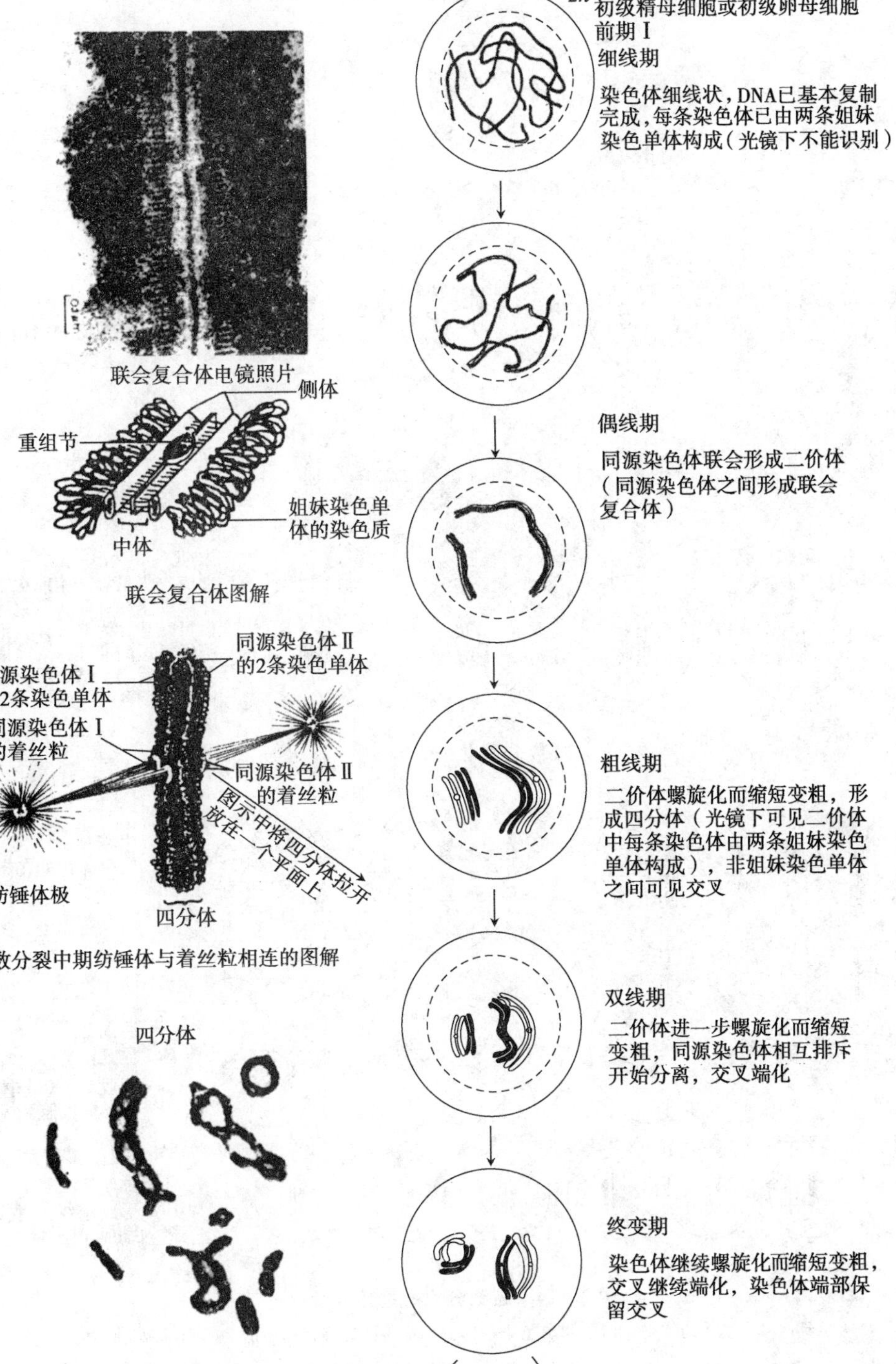

图3-14 减数分裂的过程

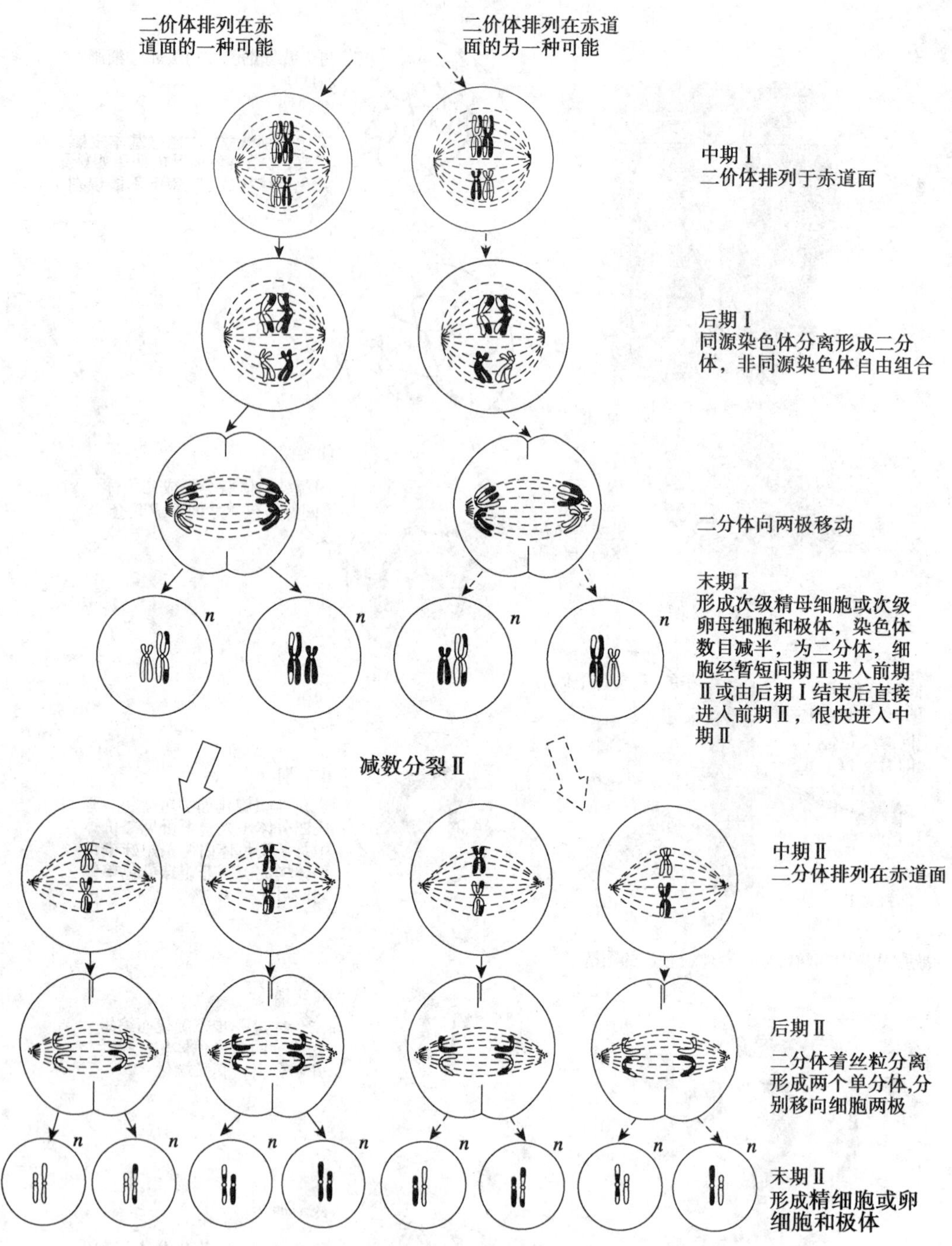

图 3-14 减数分裂的过程（续）

示具两对染色体的细胞，白色和黑色染色体分别代表同源染色体中的父源和母源染色体

（1）间期 生殖细胞在进行减数分裂之前与一般细胞有丝分裂一样要经历一个间期，在间期最关键的活动也是 DNA 复制以及相应染色体的复制，即每条染色体由单体状态变成含有两个染色单体的状态。

（2）分裂期　减数分裂Ⅰ期主要是由初级精母细胞或初级卵母细胞形成次级精母细胞或次级卵母细胞的过程。减数分裂Ⅱ期主要是由次级精母细胞或次级卵母细胞形成精细胞或卵细胞和极体的过程，与有丝分裂过程基本相同（图 3－14，表 3－5）。

减数分裂Ⅰ期的前期Ⅰ与有丝分裂前期相似，染色质变成染色体，核膜、核仁消失；不同的是历时较长、变化复杂，又分为五个时期。

①细线期：染色体细长如线，光镜下尚不能识别每条染色体的两条姐妹染色单体。

②偶线期：同源染色体相互靠拢，进行配对，称为联会（synapsis）。同源染色体（homologous chromosome）是指大小、形态结构相同，一条来自父方、一条来自母方的一对染色体。联会的结果是每对同源染色体形成一个二价体（bivalent），细胞中有几对同源染色体就形成几个二价体。

③粗线期：染色体进一步螺旋化缩短变粗，光镜下可见每一条染色体由两条染色单体构成，称二分体（dyad）。一个二价体有四条染色单体，称四分体（tetrad）。二条染色体的两条染色单体之间称姐妹染色单体（sister chromatid）。同源染色体的染色单体之间互称为同源非姐妹染色单体（non-sister chromatid）。非姐妹染色单体间有时可以看到交叉，表示它们之间发生了相对应片段的交换，即遗传物质交换。

④双线期：同源染色体相互排斥，发生分离，交叉点逐渐向染色体末端移动（交叉端化）。二价体继续缩短变粗。

⑤终变期：染色体变得更短更粗，核膜、核仁消失，纺锤体开始形成。

前期Ⅰ完成后，随后的中期Ⅰ、后期Ⅰ、末期Ⅰ和前期Ⅱ、中期Ⅱ、后期Ⅱ、末期Ⅱ与有丝分裂过程基本相同（表 3－5）。

表 3－5　细胞有丝分裂与减数分裂各期及形态特征

分裂方式、时期、特征		前期	中期	后期	末期
有丝分裂		染色质螺旋化成丝，缩短变粗成染色体，核膜、核仁解体消失，出现纺锤丝等（$2n$）	纺锤体形成，染色体高度浓缩，在纺锤丝的牵引下，排列到细胞中央的赤道板	着丝粒纵裂，在纺锤丝的牵引下姐妹染色单体分离，向细胞两极移动并集中	染色体解旋为染色质，核膜、核仁出现，形成子核，细胞膜中央横缢，一分为二，形成 2 个子细胞（$2n$）
减数分裂	减数分裂Ⅰ	染色质螺旋化成丝，缩短变粗成染色体，核膜、核仁消失，可分为细线期、偶线期、粗线期、双线期和终变期 5 个时期（$2n$）	纺锤体形成，在纺锤丝的牵引下，形成四分体的各对同源染色体（二价体）排列到赤道面上	二价体分离，分别移向细胞两极，每极分到每对同源染色体中的一条，染色体数目减半，非同源染色体是以自由组合的方式移向细胞两极	染色体解旋为染色质，核膜、核仁出现，形成两个子核，细胞一分为二，形成两个染色体数目已减半的二分体子细胞（n）
	减数分裂Ⅱ	核膜、核仁消失，二分体凝缩	纺锤体形成，二分体排列到赤道板上	纺锤体形成，二分体着丝粒纵裂，2 条姐妹染色单体分离形成 2 个单分体，移向两极	单分体解旋成染色质，核膜、核仁出现，形成子核。细胞二分为四，产生 4 个单倍体的子细胞（n）

2. 减数分裂的生物学意义

（1）人类的配子（精子或卵细胞）都是通过减数分裂而产生的，由单倍体的精子（n）和卵子（n）受精后，形成的受精卵的染色体数恢复为二倍体（$2n$），保证了亲子之间染色体数目的相对恒定与物种稳定。

（2）减数分裂中同源染色体的联会配对和分离过程中，同源非姐妹染色单体间的交叉和交换，以及非同源染色体间的自由组合，产生了多样性的配子，极大增加了生殖细胞中染色体组成的差异及类型，由之结合而产生的后代性状各异，为生物个体的多样性奠定了遗传基础。

（3）减数分裂中染色体的行为是分离律、自由组合律和连锁互换律等遗传规律的细胞学基础。

（三）减数分裂与有丝分裂的区别

减数分裂实际上是一种特殊的有丝分裂，其分裂过程要比有丝分裂过程复杂得多，且有许多不同，下面将减数分裂与有丝分裂作一比较（表 3－6）。

表 3－6 减数分裂与有丝分裂的区别

减数分裂	有丝分裂
1. 减数分裂发生在生殖细胞形成过程中的成熟期	有丝分裂是真核细胞增殖的主要方式
2. 细胞连续分裂两次，而 DNA（染色体）只复制一次	细胞分裂一次，DNA（染色体）复制一次
3. 所形成的精子、卵子的染色体数目减半（n）	所形成的子细胞染色体数目不变（$2n$）
4. 同源染色体联会配对，非姐妹染色单体间交叉交换	细胞中每条染色体都是独立的，不产生联会和交换
5. 减数分裂包括两次细胞核和细胞质分裂，结果产生 4 个细胞	有丝分裂只有一次细胞核和细胞质分裂，结果产生 2 个细胞
6. 在减数分裂中来自双亲的遗传信息是混合的，每一个单倍体细胞实际上具有独特的基因组合，保证了生殖细胞遗传物质的多样性	有丝分裂形成的子细胞与母细胞的遗传信息完全一致，保证了遗传物质在传递过程中的稳定性

三、生殖细胞的发生

生殖细胞的发生是指精子和卵子的形成过程。

（一）精子的发生

精子是在男性睾丸的曲细精管中发生的，是由精原细胞（spermatogonium）经过增殖期、生长期、成熟期、变形期发育而成（图 3－15）。

1. 增殖期　精原细胞通过有丝分裂方式进行增殖，其染色体数目与其他体细胞一致，为二倍体（$2n$），含有 46 条染色体。

2. 生长期　部分进入生长期的精原细胞体积增大，分化为初级精母细胞，其染色体数仍为 46 条，为二倍体（$2n$）。

3. 成熟期　初级精母细胞进行减数分裂，经过减数分裂Ⅰ形成两个次级精母细胞（secondary spermatocyte），每个次级精母细胞含有 23 条染色体（二分体），为单倍体细胞（n）。经过减数分裂Ⅱ，每个次级精母细胞形成 2 个精细胞（spermatid），每个精细胞含有 23 条染色体（单分体）。结果一个初级精母细胞（$2n$）经过减数分裂后，形成 4 个精细胞（n）。

4. 变形期　由圆形的精细胞成熟为蝌蚪形精子（sperm）。

男性在性成熟之后，精原细胞通过上述四个时期形成大量精子，精子发生的周期为 2 个月左右，男性一生中产生精子的总数约 1 万亿个。男性老年期仍有精子发生，但具有较高的突变率。

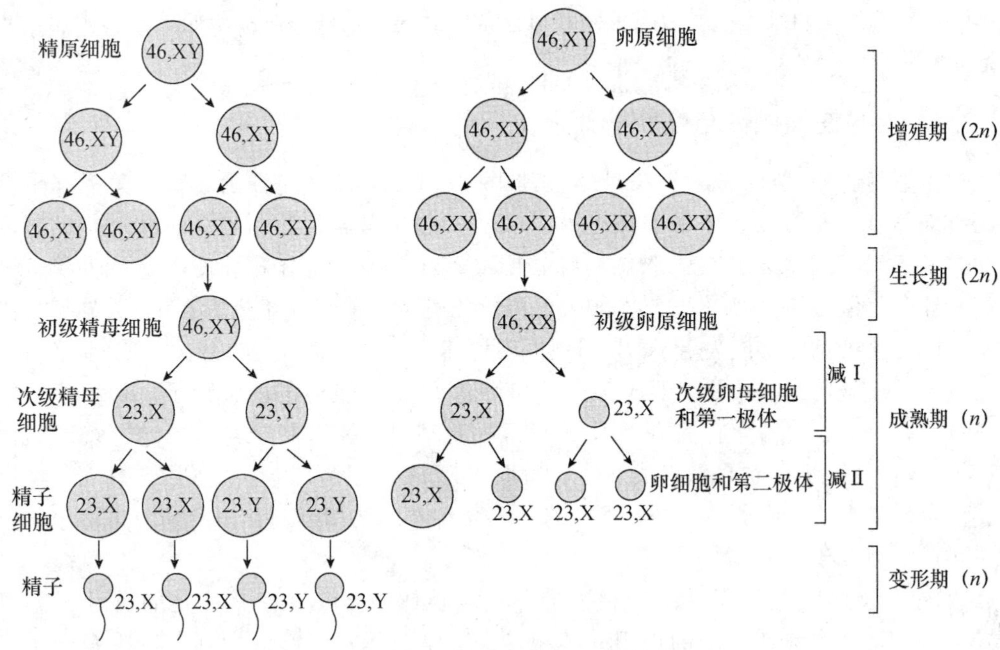

图 3-15 精子和卵子的生成过程

（二）卵子的发生

卵子是由女性卵巢中的卵原细胞发育而成，基本过程与精子发生过程相似，但无变形期（图 3-15）。

1. 增殖期 卵巢中卵原细胞（oogonium）通过有丝分裂进行增殖，其染色体数目为 46 条，为二倍体（$2n$）。

2. 生长期 进入生长期的部分卵原细胞，体积显著增大并发育成初级卵母细胞（primary oocyte）。其细胞质中积累了大量的卵黄、RNA 和蛋白质等营养物质。初级卵母细胞的染色体仍为 46 条（$2n$）。

3. 成熟期 初级卵母细胞进行减数分裂，经过减数分裂Ⅰ，初级卵母细胞形成一个体积较大的次级卵母细胞（secondary oocyte）和第一极体（first polar body），细胞内染色体数目减半，含有 23 条染色体（二分体），成为单倍体（n）。经过减数分裂Ⅱ，次级卵母细胞形成一个体积较大的卵细胞（ovum）与第二极体（second polar body），第一极体也分裂为 2 个极体，仍为单倍体（n），具有 23 条染色体（单分体）。极体不能继续发育而逐渐退化消失。这样，1 个初级卵母细胞经过减数分裂就形成了 1 个卵细胞和 3 个极体。

在人类的卵细胞发生过程中，卵原细胞增殖是在胚胎发育早期的卵巢中进行的。卵原细胞发育成初级卵母细胞是在胚胎发育的晚期 6 个月左右，而初级卵母细胞进行减数分裂的过程是间断不连续的。个体出生后能继续得到发育的初级卵母细胞 400 个左右，且停留在减数分裂前期Ⅰ的双线期。当女性性成熟之后减数分裂继续进行，每月有一个初级卵母细胞形成一个次级卵母细胞和一个极体，次级卵母细胞继续发育并停留在减数分裂中期Ⅱ，同时从卵巢中排出，进入输卵管（周期性排卵），受精后，才能进入后期和末期，完成完整的减数分裂，形成卵细胞和第二极体。如果未受精，次级卵母细胞则将退化死亡。由此可见，减数分裂前期Ⅰ双线期的初级卵母细胞在女性体内停留时间较长，可达十余年到数十年之久。随着女性年龄的增长，这些初级卵母细胞将经历更多环境因素的影响而发生减数分裂的异常，如染色体不分离，形成染色体数目异常的生殖细胞，导致染色体数目异常的后代，这就是高龄孕妇更容易生出染色体异常患儿的原因。

四、人类的性染色体与性别决定

人类体细胞含46条（23对）染色体，其中22对常染色体与性别无直接关系。另外一对就是性染色体，即X染色体和Y染色体，人类的性别就是由这对性染色体决定的。X染色体和Y染色体无论大小、形态和结构都有明显差异。X染色体排在C组，大小介于第7号和第8号染色体之间，而Y染色体排在G组。男性的性染色体组成为XY，为异型性染色体，而女性的性染色体组成为XX，为同型性染色体。这种性别决定方式为XY型。

初级精母细胞通过减数分裂形成含有X染色体和Y染色体的两种精子，初级卵母细胞通过减数分裂只形成一种含有X染色体的卵子。受精时，X型精子与卵子结合，形成含有XX性染色体的受精卵，将来发育成女性；如果Y型精子与卵子结合，形成含有XY性染色体的受精卵，将来发育成男性。在自然状态下，两种类型的精子与卵子的结合是随机的，人类男女性别比例大致为1∶1。

显然，人类性别决定实际上是由精子带有X染色体还是Y染色体决定的，而X染色体和Y染色体在人类性别决定中的作用并不相等。Y染色体对人类的性别有着决定作用，一个个体无论他有几条X染色体，只要有Y染色体就将发育成男性。1990年，Sinclai等在Y染色体上发现了性别决定基因（sex－determining region of Y chromosome，SRY），认为它与人类的性别决定密切相关。近年来的研究表明，SRY可能作为睾丸发育的启动者，但不能肯定是决定睾丸发育的唯一基因，例如，常染色体三体型患者也常伴有睾丸异常；具有多个X染色体的男性，其雄性激素水平低下并伴有隐睾出现等，说明在性别决定中，除了SRY基因外，可能还有其他基因也影响着性别的决定。

知识链接

遗憾与成功

1923年，美国细胞遗传学权威、德克萨斯大学校长Painter提出人类体细胞染色体数目为48条，这定论被收编在各种教科书和百科全书中，举世公认。

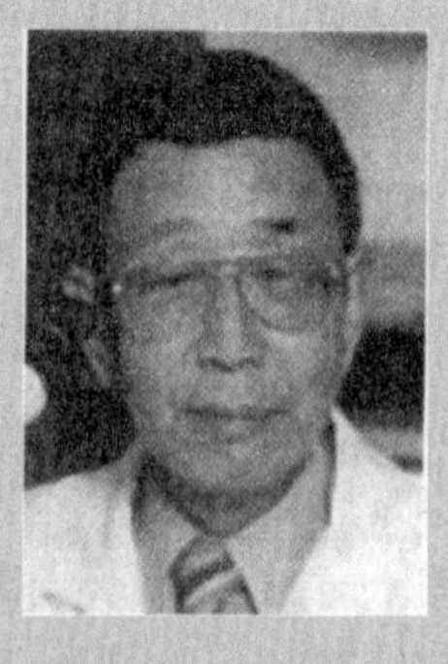

图3-16 徐道觉

1951年，华裔学生徐道觉开始博士后研究，他在观察细胞染色体时，发现它们总是重叠在一起难以分辨，为此他感到非常沮丧，悲观情绪萦绕在他的心头。一天，“奇迹”发生了。徐道觉照常做实验，竟然在显微镜下看到了铺展很好的染色体，数目为46条。他简直不敢相信自己的眼睛，于是到咖啡馆里喝了一杯咖啡，清醒之后再回到实验桌前，仍然观察到了同样的现象。此后徐博士花了大约3个月时间寻找“奇迹”出现的原因，直到1952年4月，当他把蒸馏水和平衡盐溶液相混合以减低渗透压时，“奇迹”又出现了。由此可以推断是某位粗心的实验员把冲洗培养细胞的平衡溶液误配成了低渗溶液，导致了3个月前的“奇迹”发生。随后，徐道觉建立了染色体标本制备的低渗处理技术。该技术极大地推动了人类细胞遗传学的发展，并沿用至今。遗憾的是，徐博士虽然发现了人类染色体是46条，可是Painter是他的老师，校长，是权威，也许……总之，他最终没有公布他的发现。

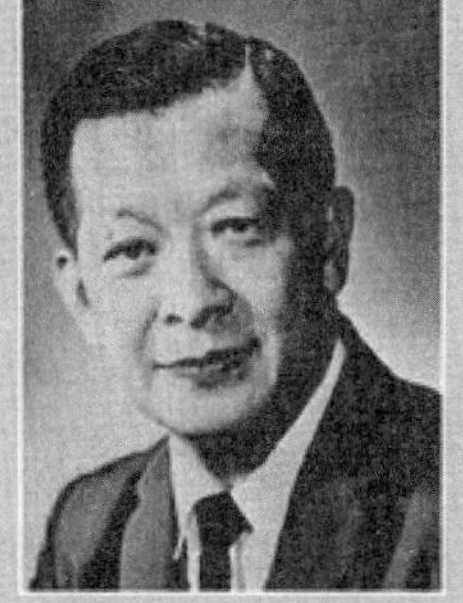

图 3-17 蒋有兴

1955年12月22日，另一名华裔科学家蒋有兴在瑞典和同事Levan应用同样的低渗技术，并结合自己的秋水仙素处理技术，研究并确定了人类体细胞染色体数目不是48条，而是46条。他们毫不犹豫地迅速发表了相关的论文，震惊了世界，后被广泛证实和承认。1962年，蒋有兴荣获美国肯尼迪国际奖。

徐道觉的遗憾和蒋有兴的成功告诉世人：科学需要创新和挑战，科学面前没有权威，只有真理！

思考题

1. 为何说细胞是生命的基本单位？
2. 图示真核细胞的基本结构。
3. 简述各细胞器的形态结构与功能。
4. 解释染色质和染色体的关系。
5. 染色体的形态特征有哪些？
6. 简述人类染色体核型各组特征。
7. 莱昂假说的要点是什么？
8. 简述细胞周期的定义、过程。
9. 简述有丝分裂各期的特点、结果和意义。
10. 简述减数分裂的特点、结果和意义。
11. 比较减数分裂与有丝分裂的异同。

（陈利荣）

第四章

染色体畸变与染色体病

学习目标

1. 掌握染色体畸变的类型和描述方法；染色体畸变的发生机制；染色体病的概念及其核型。
2. 熟悉染色体畸变的概念；常见染色体病的发病原因及临床表现。
3. 了解染色体G显带核型分析方法。

染色体是基因的载体，基因直线排列在染色体上。真核细胞的基因大部分存在于细胞核内的染色体上。在细胞分裂中，基因随着染色体的传递而传递。同一物种的染色体在形态结构、数目上是恒定的。如果染色体发生异常，无论是结构异常还是数目异常，都将导致许多基因的增加或缺失。因此，染色体病往往涉及多个组织、器官，常表现为多种畸形的综合征，又称为染色体异常综合征。

第一节　染色体畸变

染色体畸变是指体细胞或生殖细胞内染色体发生的异常。染色体畸变可分为数目畸变和结构畸变两大类，其实质是涉及染色体或染色体节段上基因群的增减或位置的转移，使遗传物质发生了改变，结果导致染色体异常综合征，或称染色体病。据调查，在新生活婴中染色体异常的发生率为0.7%，在自发流产胎儿中约有50%是由染色体畸变所致。

一、染色体畸变发生的原因

染色体畸变可以自发地产生，称为自发畸变（spontaneous aberration)。也可通过物理的、化学的和生物的诱变作用而产生，称为诱发畸变（induced aberration)。在正常生理状态下，人体细胞内有少数染色体畸变发生。但在某些因素的作用下，人类细胞染色体异常几率会明显增高。由于染色体畸变造成了多个基因或者是成群的基因的改变，影响正常的新陈代谢等基本生命活动，造成多个器官的病变，所以，在临床上表现出各种症状。导致染色体畸变的因素主要为外界环境因素，但也有可能为遗传因素所导致。

（一）环境因素

大多数染色体畸变是由于环境因素诱导所致。导致染色体畸变的环境因素包括化学、物理、生物因素等。化学因素包括某些化学药物，如烷化剂、核酸的类似物、抗生素、硝酸或亚硝酸类化合物等；抗癌药物，如环磷酰胺；农药，如有机磷杀虫剂等；各种食品添加剂、防腐剂、保鲜剂；工业废水毒物，如苯、甲苯、砷等。物理因素包括电离辐射等。生物因素包括病毒、霉菌毒素等。

（二）遗传因素

遗传因素也可以导致染色体畸变的发生。亲代生育年龄与下一代染色体异常的几率有极大的关系，当母亲年龄增大时，所生子女发生非整倍体异常的几率要高于一般人群。母亲年龄越大（大于 35 岁），生育先天愚型患儿的危险性就越高。母亲生育年龄是环境因子在体内累积作用的表现形式，这涉及到生殖细胞老化及合子早期所处的宫内环境。一般认为，生殖细胞在母体内停留的时间越长，受到各种因素影响的机会越多，在以后的减数分裂过程中，容易产生染色体不分离而导致染色体数目异常。

二、染色体数目异常及其产生机制

人体正常生殖细胞精子和卵子所包含的全部染色体称为一个染色体组（genome），为单倍体（haploid），以 n 表示，分别含有 22 条常染色体和 1 条性染色体。正常体细胞则为二倍体（diploid），以 $2n$ 表示，包括 22 对常染色体和 1 对性染色体。以人二倍体数目为标准，体细胞的染色体数目（整组或整条）的增加或减少，称为染色体数目畸变。包括整倍性改变和非整倍性改变两种形式。

（一）整倍性改变

如果染色体的数目变化是单倍体（n）的整倍数，即以 n 为基数，整倍地增加或减少，则称为整倍体（euploid），超过二倍体的整倍体被称为多倍体（polyploid）。在 $2n$ 的基础上，如果增加一个染色体组（n），则染色体数为 $3n$，即三倍体（triploid）；若在 $2n$ 的基础上增加 $2n$，则为 $4n$，即四倍体（tetraploid）。三倍体以上的又统称为多倍体。如果在 $2n$ 的基础上减少一个染色体组，则称为单倍体。

在人类中已知有三倍体和四倍体的个体，但只有极少数三倍体的个体能存活到出生，存活者多为 $2n/3n$ 的嵌合体。有调查资料表明，在自发流产的胎儿中，染色体畸变的约占 42%，其中，三倍体是常见的类型。一般认为，三倍体胎儿容易发生流产的原因是在胚胎发育过程的细胞有丝分裂中，形成三极纺锤体，因而造成染色体在细胞分裂中期、后期时的分布和分配紊乱，最终导致子细胞中染色体数目异常，从而严重干扰了胚胎的正常发育而导致流产。四倍体比三倍体更为罕见，往往是四倍体和二倍体（$4n/2n$）的嵌合体，或在流产的胚胎中发现。

整倍性改变的机制主要有双雌受精、双雄受精、核内复制和核内有丝分裂等。

1. 三倍体形成机制

（1）双雄受精　一个正常的卵子同时与两个正常的精子发生受精称为双雄受精（dispermy）。由于每个精子具有一个染色体组，所以当两个精子同时进入一个卵细胞或一个异常的二倍体精子进入一个卵细胞时，就将两个染色体组同时带入了这一卵细胞，所形成的合子内则含有三个染色体组（三倍体），可形成 69，XXX、69，XXY 和 69，XYY 三种类型的受精卵（图 4－1）。

（2）双雌受精　一个二倍体的异常卵子与一个正常的精子发生受精，从而产生一个三倍体的合子，称为双雌受精（digyny）。在卵细胞发生的减数分裂Ⅱ过程中，次级卵母细胞由于某种原因未形成第二极体，因此应分给第二极体的染色体组仍留在卵细胞中，使该卵细胞成为异常的二倍体卵细胞。当它与一个正常的精子结合后，就会形成含有 3 个染色体组的合子（三倍体），可形成 69，XXX 或 69，XXY 两种核型的受精卵（图 4－1）。

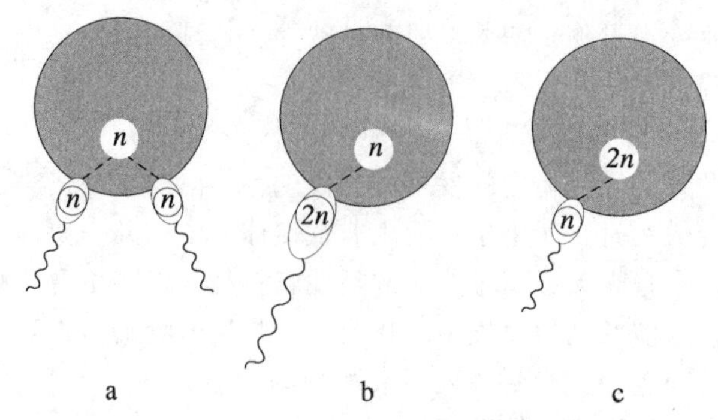

图 4-1　双雄受精和双雌受精

a、b. 双雄受精　c. 双雌受精

2. 四倍体形成机制

(1) 核内复制　核内复制 (endoreduplication) 是在一次细胞分裂时，DNA 不是复制一次，而是复制了两次，而细胞只分裂了一次。这样形成的两个子细胞都是四倍体，这是肿瘤细胞常见的染色体异常特征之一。

(2) 核内有丝分裂　在正常的细胞分裂时，染色体正常复制了一次，但至分裂中期时，核膜仍未破裂、消失，也无纺锤体的形成，因此，细胞分裂未能进入后期和末期，没有细胞质的分裂，结果细胞内含有 4 个染色体组，形成了四倍体，即核内有丝分裂 (endomitosis)。

(二) 非整倍性改变

一个体细胞的染色体数目增加或减少了一条或数条，称非整倍体 (aneuploid)。这是临床上最常见的染色体畸变类型。非整倍体分为亚二倍体 (hypodiploid) 和超二倍体 (hyperdiploid)。

1. 亚二倍体　当体细胞中染色体数目少了一条或数条时，称为亚二倍体。例如某对同源染色体少了一条 ($2n-1$)，细胞染色体数目为 45，即构成该染色体的单体型 (monosomy)。临床上常见的单体型有 21 号、22 号和 X 染色体的单体型等，它们核型分别为 45，XX (XY)，−21；45，XX (XY)，−22 和 45，X 等。核型为 45，X 的个体往往是由于 X 染色体的丢失所致，具有这种核型的个体，多在胚胎期流产，只有少数存活的个体。由于缺少一条 X 染色体，具有性腺发育不全等临床症状。

2. 超二倍体　当体细胞中染色体数目多了一条或数条时，称为超二倍体。例如某对同源染色体多了一条 ($2n+1$)，细胞内染色体数目为 47，即构成该染色体的三体型 (trisomy)。由于染色体的增加而造成基因组的严重失衡，破坏或干扰了胚胎的正常发育，故绝大部分常染色体三体型核型仅见于早期流产的胚胎。少数三体型病例可以存活至出生，但多数寿命不长，并伴有各种严重畸形。

三体型以上的非整倍性改变称为多体型 (polysomy)，如四体型、五体型等。多体型常见于性染色体中，如性染色体四体型 (48，XXXX；48，XXXY；48，XXYY) 和五体型 (49，XXXXX；49，XXXYY) 等。

3. 嵌合体　一个体内同时存在两种或两种以上核型的细胞系，这种个体称嵌合体 (mosaic)，如 46，XX/47，XXY、45，X/46，XX 等。嵌合体可以是数目异常之间、结构异常之间以及数目和结构异常之间的嵌合。

4. 非整倍体的产生机制　多数非整倍体的产生原因是在性细胞成熟过程或受精卵早期

卵裂中，发生了染色体不分离或染色体丢失。

（1）染色体不分离　在细胞分裂进入中、后期时，如果某一对同源染色体或姐妹染色单体彼此没有分离，而是同时进入一个子细胞，结果所形成的两个子细胞中，一个将因染色体数目增多而成为超二倍体，另一个则因染色体数目减少而成为亚二倍体，这个过程称为染色体不分离（non - disjunction）。染色体不分离可以发生在细胞的有丝分裂过程中，也可以发生在配子形成时的减数分裂过程。

①染色体不分离发生在受精卵的卵裂早期　卵裂早期某一染色体的姐妹染色单体不分离，可导致产生由两种细胞系或三种细胞系组成的嵌合体。不分离发生在第一次卵裂，则形成具有两个细胞系的嵌合体，一个为超二倍体细胞系，一个为亚二倍体细胞系。如果不分离发生在第二次卵裂以后，即形成具有三个或三个以上细胞系的嵌合体（46/47/45）。不分离发生得越晚，正常二倍体细胞系的比例越大，临床症状也相对较轻。

②减数分裂时发生染色体不分离　染色体不分离发生在减数分裂Ⅰ，使得某一对同源染色体不分离，同时进入一个子细胞，所形成的配子中，一半将有 24 条染色体（$n+1$），另一半将有 22 条（$n-1$）。与正常配子受精后，将形成超二倍体或亚二倍体。若在减数分裂Ⅱ发生姐妹染色单体不分离，所形成配子的染色体数将有以下几种情况：1/2 为 n、1/4 为（$n+1$）、1/4 为（$n-1$）。它们与正常配子受精后，得到相应的二倍体、超二倍体、亚二倍体（图 4 - 2）。

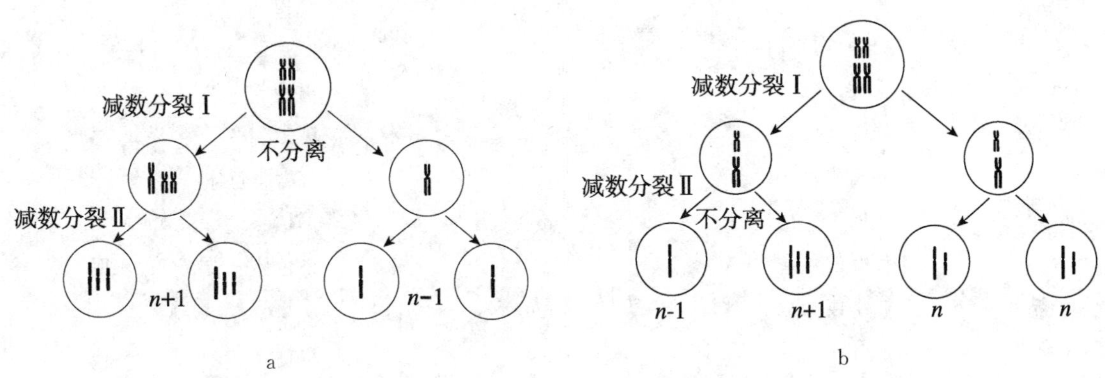

图 4 - 2　减数分裂中染色体不分离

a. 减数分裂Ⅰ同源染色体不分离；b. 减数分裂Ⅱ姐妹染色单体不分离

（2）染色体丢失　染色体丢失（chromosome lose）是指在细胞有丝分裂过程中，某一染色体未与纺锤丝相连，不能移向两极参与新细胞的形成；或者在移向两极时行动迟缓，滞留在细胞质中，造成该条染色体的丢失而形成亚二倍体。

按照 ISCN（1978），非整倍体的描述方法为“染色体总数，性染色体组成，＋（-）畸变染色体序号”。例如某一核型中多了一条 21 号染色体，可描述为：47，XX（XY），＋21；少了一条 22 号染色体则描述为 45，XX（XY），－22；若是少了一条 X 染色体，可描述为 45，X。

三、染色体结构畸变及其产生机制

染色体结构畸变的发生受多种因素的影响，如物理因素、化学因素、生物因素和遗传因素等。在这些因素的作用下，首先是染色体发生断裂，然后是断裂片段的重接。如果染色体断裂后未能在原位重接，也就是断裂片段移动位置与其他染色体片段相接或者丢失，则可引起染色体结构畸变又称染色体重排（chromosomal rearrangement）。

(一) 染色体结构畸变的描述方法

按国际命名规定，结构畸变染色体核型的描述方法有简式和详式两种：

1. 简式　在简式中，对染色体结构的改变只用其断裂点来表示。应依次写明：①染色体总数；②性染色体组成；③畸变类型的符号（一个字母或三联字母）；④括号内写明受累染色体的序号；⑤第二个括号内写明臂符号、区号、带号以表示断点（表 4－1）。

表 4－1　核型分析中常用符号和术语

符号术语	意义	符号术语	意义
A～G	染色体组的名称	1～22	常染色体序号
→	从…到…	/	表示嵌合体
ace	无着丝粒断片（见 f）	cen	着丝粒
chi	异源嵌合体	:	断裂
::	断裂与重接	ct	染色单体
del	缺失	der	衍生染色体
dic	双着丝粒	dir	正位
dis	远侧	dmin	双微体
dup	重复	e	交换
end	（核）内复制	f	断片
fem	女性	mal	男性
fra	脆性部位	g	裂隙
h	副缢痕	i	等臂染色体
ins	插入	inv	倒位
mat	母源的	?	染色体分类或情况不明
min	微小体	mn	众数
mos	嵌合体	p	短臂
pat	父源的	ph	费城染色体
pro	近侧	psu	假
q	长臂	qr	四射体
r	环状染色体	rcp	相互易位
rea	重排	rac	重组染色体
rob	罗伯逊易位	s	随体
tan	串联易位	ter	末端
tr	三射体	tri	三着丝粒
var	可变区	mar	标记染色体
＋ 或－	在染色体和组号前表示染色体或增加或减少；组内染色体在染色体臂或结构后面，表示这个臂或结构的增加或减少		

2. 详式　在详式中，除了保留简式中应写明①、②、③和④项的内容外，与简式有所不同，在⑤的括号中不是只描述断裂点，而是描述重排染色体带的组成。

(二) 染色体结构畸变的类型及其产生机制

临床上常见的染色体结构畸变有：缺失、重复、易位、倒位、环状染色体和等臂染色体等。染色体断裂及断裂片段的重接是各种染色体结构畸变产生的基本机制。

1. 缺失　缺失（deletion）是染色体片段的丢失，缺失使位于这个片段的基因也随之发生丢失。按染色体断点的数量和位置可分为末端缺失和中间缺失两类：

(1) 末端缺失（terminal deletion）　指染色体的长臂或短臂发生断裂后，未发生重接，无着丝粒的片段不能与纺锤丝相连，在细胞分裂后期未能移至两极而丢失。如图 4-3a 所示，3 号染色体长臂的 2 区 1 带发生断裂，其远侧段（q21→qter）丢失。这条染色体是由短臂的末端至长臂的 2 区 1 带所构成。这种结构畸变的简式描述为：46，XX（XY），del（3）(q21)；详式描述为：46，XX（XY），del（3）（pter→q21：）。

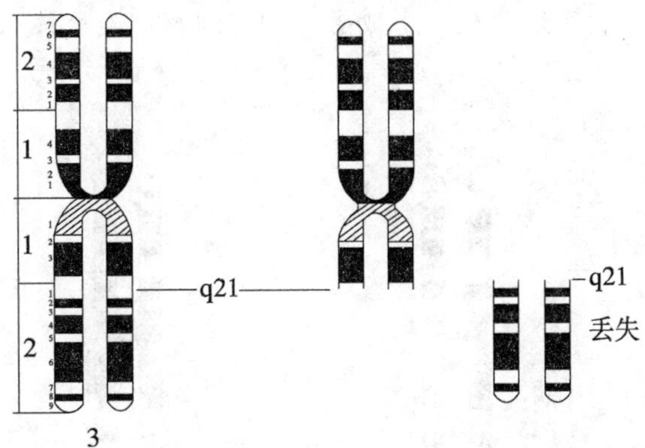

图 4-3a　末端缺失

(2) 中间缺失（interstitial deletion）　指一条染色体的同一臂上发生了两次断裂，两个断点之间的无着丝粒片段丢失，其余的两个断片重接。如图 4-3b 所示，3 号染色体长臂上的 q21 和 q25 发生断裂和重接，这两断点之间的片段丢失。这种结构畸变的简式描述为：46，XX（XY），del（3）（q21q25）；详式写为 46，XX（XY），del（3）（pter→q21∷q25→qter）。

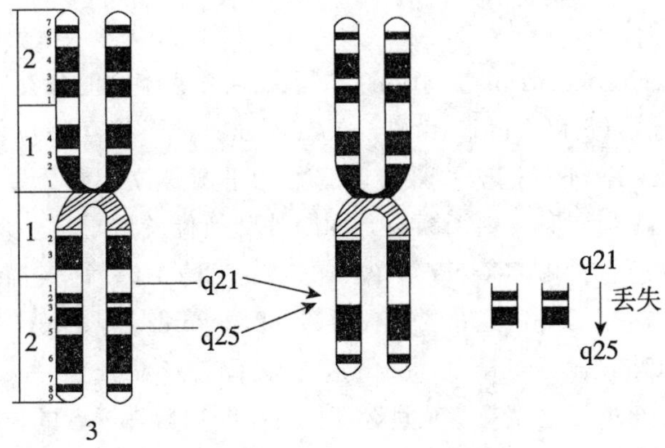

图 4-3b　中间缺失

2. 重复　重复（duplication）是指一条染色体上某一片段增加了一份或几份的现象，使这些片段的基因多了一份或几份。原因是发生在同源染色体之间的不等交换或染色单体之间的不等交换以及染色体片段的插入等。

3. 倒位　倒位（inversion）是指某一染色体发生两次断裂后，两断点之间的片段旋转180°后重接，造成染色体上基因顺序的重排。染色体的倒位可以发生在同一臂（长臂或短臂）内，也可以发生在两臂之间，分别称为臂内倒位和臂间倒位。

（1）臂内倒位（paracentric inversion）　一条染色体的长臂（或短臂）上同时发生了两次断裂，两断点之间的片段旋转180°后重接。例如3号染色体q21和q25同时发生了断裂，两断点之间的片段倒转后重接，形成了一条臂内倒位的染色体（图4－4a）。这种结构畸变的简式描述为：46,XX(XY)，inv(3)（q21q25）；详式描述为：46,XX(XY),inv(3)（pter→q21∷q25→q21∷q25→qter）。

（2）臂间倒位（pericentric inversion）　一条染色体的长、短臂各发生了一次断裂，中间断片颠倒后重接，则形成了一条臂间倒位染色体。如3号染色体的p14和q21同时发生了断裂，两断点之间的片段倒转后重接，形成了一条臂间倒位染色体（图4－4b）。这种结构畸变的简式描述为：46,XX(XY),inv(3)（p14q21）；详式描述为：46,XX(XY),inv(3)(pter→p14∷q21→p14∷q21→qter)。

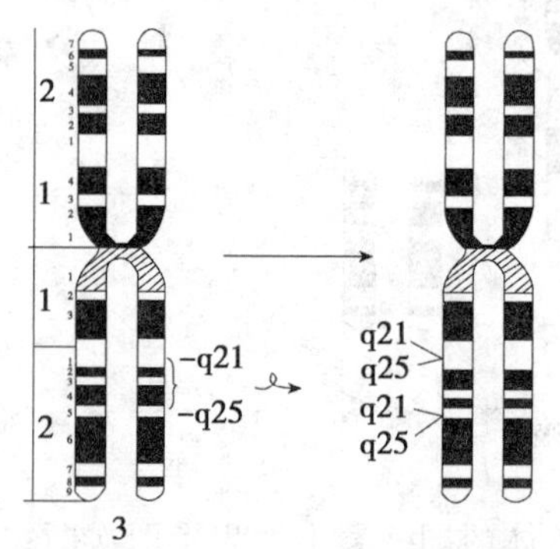

图4－4a　臂内倒位染色体图解

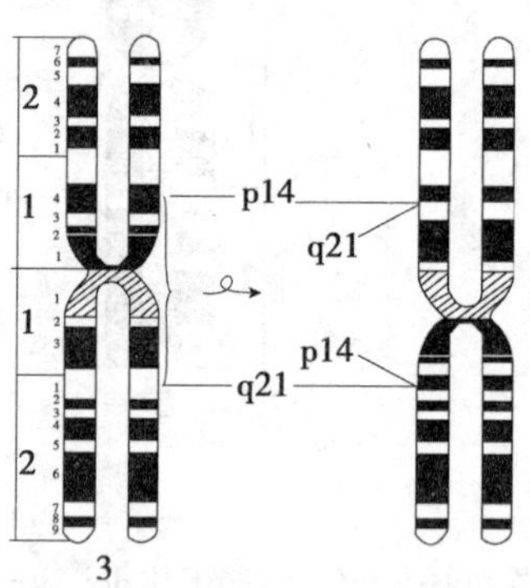

图4－4b　臂间倒位染色体图解

4. 易位　两条染色体同时发生断裂，一条染色体的断片移接到另一条非同源染色体上，这种结构畸变称为易位（translocation）。常见的易位方式有单方易位、相互易位、罗伯逊易位、插入易位和复杂易位等。

（1）相互易位（reciprocal translocation）　是两条染色体同时发生断裂，断片交换位置后接合，形成两条衍生染色体（derivation chromosome）。当相互易位仅涉及位置的改变而不造成染色体片段的增减，不引起表型效应时，称为平衡易位。如2号染色体长臂2区1带和5号染色体长臂3区1带同时发生了断裂，两断片交换位置后重接，形成两条衍生染色体。这种结构畸变的简式描述为：46,XX(XY),t(2；5)（q21；q31）；详式描述为：46,XX(XY),t(2；5)(2pter→2q21∷5q31→5qter；5pter→5q31∷2q21→2qter)（图4－5）。

（2）罗伯逊易位（Robertsonian translocation）　又称着丝粒融合（centric fusion）。当两个近端着丝粒染色体在着丝粒部位或着丝粒附近部位发生断裂后，两者的长臂在着丝粒处接合在一起，形成一条由两条长臂构成的衍生染色体；两个短臂则构成一个小染色体，小染色体往往在第二次细胞分裂时丢失，这可能是由于其缺乏着丝粒或者是由于其完全由异染色质构成所致。由于丢失的小染色体几乎全是异染色质，而由两条长臂构成的染色体上则几乎包含了两条染色体的全部基因，因此，罗伯逊易位携带者虽然只有 45 条染色体，但表型通常正常，只在形成配子的时候会出现异常，造成胚胎死亡而流产或出生先天畸形患儿。如 14 号染色体长臂的 1 区 0 带（14q10）和 21 号染色体短臂的 1 区 0 带（21p10）同时发生了断裂，两条染色体带有长臂的断片相互连接，即在着丝粒部位融合，形成的衍生染色体包含了 21 号染色体的 21p10→qter 节段和 14 号染色体的 14q10→qter 节段，其余的部分均丢失（图4－6）。

（3）插入易位（insertional translocation） 两条非同源染色体同时发生断裂，但只有其中一条染色体的片段插入到另一条染色体的非末端部位。只有发生了三次断裂时，才可能发生插入易位。

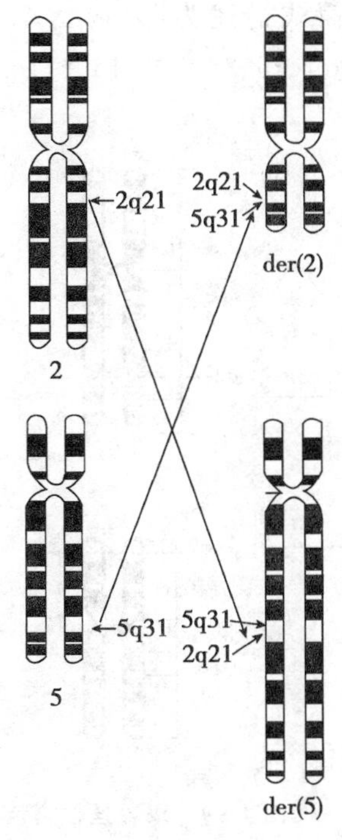

图 4－5 染色体相互易位图解

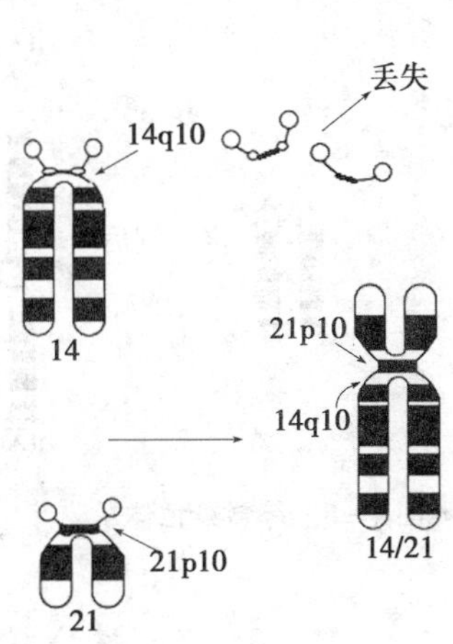

图 4－6 罗伯逊易位

5. 环状染色体 一条染色体的长、短臂同时发生了断裂，含有着丝粒的片段两断端发生重接，即形成环状染色体。如 2 号染色体的 p21 和 q31 分别发生了断裂，断点以远的片段丢失，含有着丝粒的中间片段两断端 p21 与 q31 相接形成环状染色体（ring chromosome）（图 4－7）。这种结构畸变的简式描述为：46，XX（XY），r（2)(p21q31)；详式描述为：46，XX（XY），r（2)(p21→q31)。

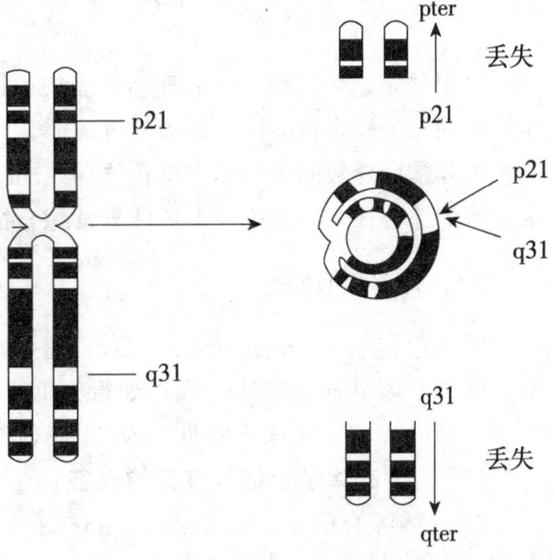

图 4－7 环状染色体

6. 等臂染色体 一条染色体的两个臂在形态遗传结构上完全相同，称为等臂染色体（isochromosome）。等臂染色体一般是由于着丝粒分裂异常造成的。在正常的细胞分裂中，着丝粒纵裂，姐妹染色单体分离，形成两条具有长、短臂的染色体。如果着丝粒横裂，长臂、短臂各自形成一条染色体，即形成了一条具有两个长臂和一条具有两个短臂的等臂染色体，以X染色体为例：①具有两个长臂的等臂染色体的简式描述为：46，X，i（Xq）；详式描述为：46，X，i（X）（qter→cen→qter）。②具有两个短臂的等臂染色体的简式描述为：46，X，i（Xp）；详式描述为：46，X，i（X）（pter→cen→pter）（图4-8）。

7. 双着丝粒染色体　两条染色体同时发生一次断裂后，两个具有着丝粒的片段断端相连接，形成了一条双着丝粒染色体（dicentric chromosome）。如6号染色体的q22和11号染色体的p15分别发生了断裂，两个具有着丝粒的染色体片段断端相互连接，形成了一条双着丝粒的衍生染色体（图4-9）。这种结构畸变的简式描述为：46，XX，dic（6；11）（q22；p15）；详式描述为：46，XX，dic（6；11）（6pter→6q22∷11p15→11qter）。

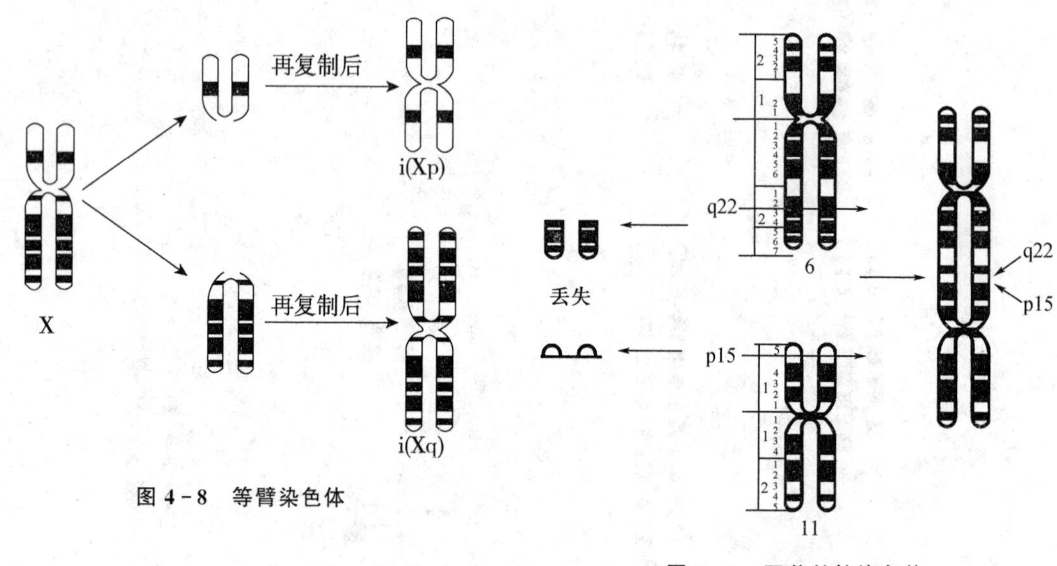

图4-8　等臂染色体

图4-9　双着丝粒染色体

第二节　染色体病

染色体是遗传物质基因的载体，当染色体发生畸变时，由于涉及的基因较多，因此受累个体将出现先天性多发畸形、智力发育障碍、生长发育迟缓以及流产或死胎等临床症状。这类由染色体异常所导致的疾病称为染色体病（chromosomal disease），由于染色体病多表现为多种临床症状的综合征，故又称为染色体异常综合征（chromosomal aberration syndrome）。

一、常染色体病

常染色体病（autosomal disease）是指由常染色体的数目或结构异常所引起的疾病。常染色体病有着共同的临床表现，如智力低下，生长发育迟缓，可伴有五官、四肢、内脏及皮肤等方面的异常。临床上常见的有21三体综合征、18三体综合征和13三体综合征等。

（一）21三体综合征（唐氏综合征）

21三体综合征（trisomy 21 syndrome）又称先天愚型或Down综合征。1866年英国医生Langdon Down首先描述了此病，故称Down综合征。1959年法国细胞学家Lejeune证实此病的病因是多了一条G组染色体（后来确定为21号），故此病又称为21三体综合征。

21三体综合征是人类最常见的一种染色体病。据报道，新生儿中21三体综合征的发病率约为1/800。21三体综合征患者的主要临床特征为：明显的智力障碍，智力低下，智商在20～25；生长发育迟缓，出生时身长、体重低于正常儿；特殊面容，小头、耳位低、眼距宽、外眼角上斜、鼻梁低平、口常张开、舌大且常伸出口外，又称"伸舌样痴呆"（图4-10a）；多发畸形，约50%为先天性心脏病，也有胃肠道畸形；趾间距宽，通贯掌频率高（图4-10b）。

21三体综合征主要的发病原因是21号染色体多了一条，即21三体。该综合征的核型有三种类型：完全型21三体、易位型21三体和嵌合型21三体。

1. 完全型21三体　该型是21三体综合征最常见的类型，患者的核型为47,XX，+21或47,XY，+21（图4-10c）。它的发生与母亲的年龄密切相关，有较为典型的临床表现。

2. 易位型21三体　该型与母亲年龄的相关性不大。其核型有多种，最常见的是D/G易位，如14q21q，核型为46,XX（XY），-14，+t（14q21q）；其次为G/G易位，包括21q21q和21q22q，其核型分别为46,XX（XY），-21，+i（21q）和46,XX（XY），-22，+t（21q22q）。上述这些异常染色体都是由于罗伯逊易位而形成的易位染色体。这类患者的细胞内除具有两条完整的21号染色体外，还有一条由21号染色体易位到另一条D组或G组染色体上而形成的易位染色体。所以虽然患者细胞内是46条染色体，但仍是多了一条21号染色体的组成，故仍表现出先天愚型的症状。

易位型21三体有的是由于新的突变形成的，有的是亲代遗传而来的。例如，患者的母亲为易位染色体的携带者，核型为45，XX，-14，-21，+t（14q 21q），那么在卵细胞形成时，由于减数分裂过程中同源染色体特殊的联会和分离，可能产生六种类型的卵子（图4-10d）：①含有一条完整的14号和一条完整的21号染色体；②含有一条14q21q易位染色体；③为整条14q21q易位染色体和一条完整的21号染色体，该卵子多一条21号染色体；④仅含有一条完整的14号染色体的不平衡卵子；⑤含有一条14q21q易位染色体和一条完整的14号染色体的不平衡卵子；⑥仅含有一条完整的21号染色体的不平衡卵子。这六种卵细胞与正常精子结合后，会出现如下结果（图4-10d）：①正常人；②14q21q易位携带者；③易位型先天愚型患儿。④⑤⑥均具三体或单体而致死（流产）。

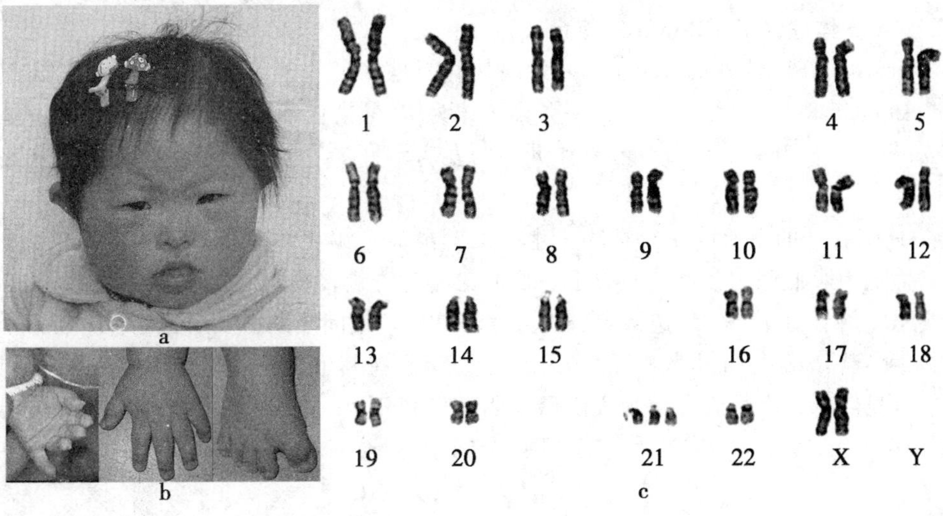

图4-10　21三体综合征

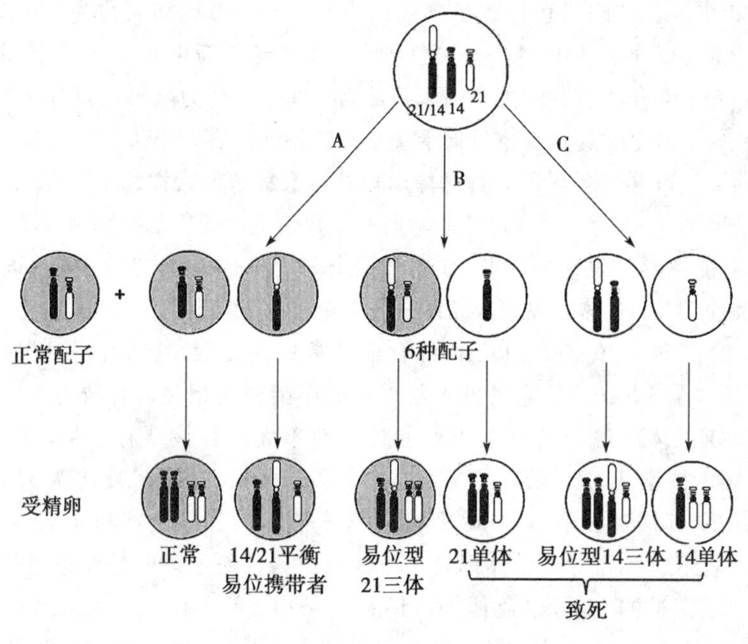

d

图 4-10　21 三体综合征（续）

a. 患者；b. 手、脚特征；c. 核型　d. 21/14 平衡易位携带者减数分裂后六种可能的配子及其后代图解

另外，当母亲没有 21 号染色体，而只有一条由 21 号染色体长臂所形成的等臂染色体，即是 21q21q 的平衡易位携带者时，就不可能娩出表型正常的后代，因为她只能产生两种配子：①含有 21q21q；②不含有 21 号染色体。第一种配子与另一正常配子结合后，其后代将会发生易位型 21 三体综合征；第二种配子与正常配子结合后，将产生 21 单体的合子。由于常染色体单体常常是致死性的，所以第二种情况的胚胎难以存活，因此当双亲之一是 21q21q 的携带者时，后代发生 21 三体的几率几乎为 100%。

3. 嵌合型 21 三体　该型的核型通常为 46，XX（XY）/47，XX（XY），+21，其临床症状可以很典型，也可很轻，主要取决于正常细胞与异常细胞之间的比例。

（二）18 三体综合征（Edwards 综合征）

1960 年 Edwards 首先报道了本病，发现其病因是多了一条 E 组染色体，故称 Edwards 综合征。1961 年 Patau 证实了多出的一条染色体为 18 号染色体，将此病定名为 18 三体综合征（trisomy 18 syndrome）。本病在新生儿中的发病率为 1/4000～1/5000，女婴发病高于男婴（3∶1）。

18 三体综合征的主要临床特征为：生长发育障碍，出生体重低，平均体重仅为 2243g 左右，智力低下，肌张力亢进，眼裂小，眼距宽，有内眦赘皮，眼球小，耳位低，下颌小，后枕骨突出，胸骨短小，95%患者伴有先天性心脏病，室间隔缺损及动脉导管闭锁不全。具有特殊握拳姿势，第 3、4 指紧贴手掌，第 2、5 指压在其上，1/3 为通贯掌、摇椅形足等。男性患者常见隐睾，女性患者常为大阴唇或阴蒂发育不良。18 三体综合征患者的核型多为三体型，核型为 47，XX（XY），+18（图 4-11）。

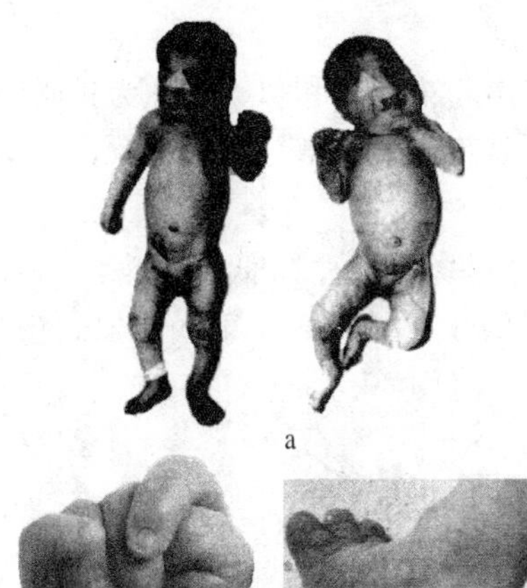
a

b

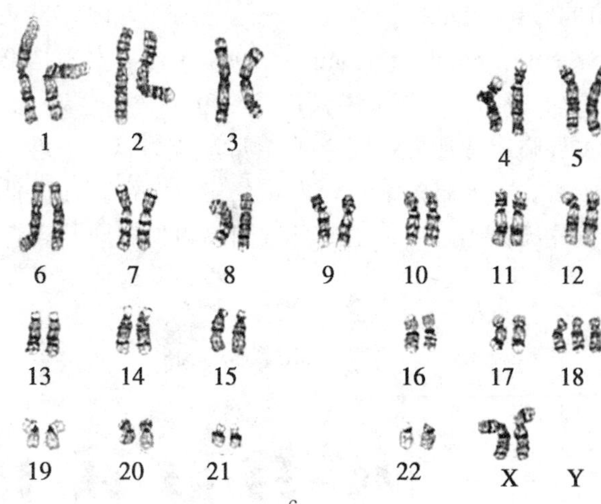

c

图 4-11　18 三体综合征

a. 患者；b. 手、脚特征；c. 核型

(三) 13 三体综合征 (Patau 综合征)

1960 年 Patau 等首先报道本病病因是多了一条 D 组染色体，故称 Patau 综合征。1966 年 Yunis 等用显带技术证实了增多的是一条 13 号染色体，因此定名为 13 三体综合征。本病发病率为 1/5 000～1/7 000，女性发病率高于男性。13 三体综合征常见的核型为 47，XX（XY），+13。

主要临床特征：出生时体重低，生长发育障碍，严重的智力低下。严重畸形如小头，前额低斜，前脑发育缺陷（无嗅脑），眼球小，或无眼球。2/3 有唇裂、腭裂。耳位低，耳廓畸形，常有耳聋。80%以上伴有先天性心脏病。常有多囊肾、无脾。男性患者多为隐睾，女性患者有阴蒂肥大、卵巢发育不全、双阴道、双角子宫等。指（趾）畸形，多指（趾），足内翻，有与 18 三体综合征相同的握拳姿势和摇椅形足、通贯掌等（图 4-12）。

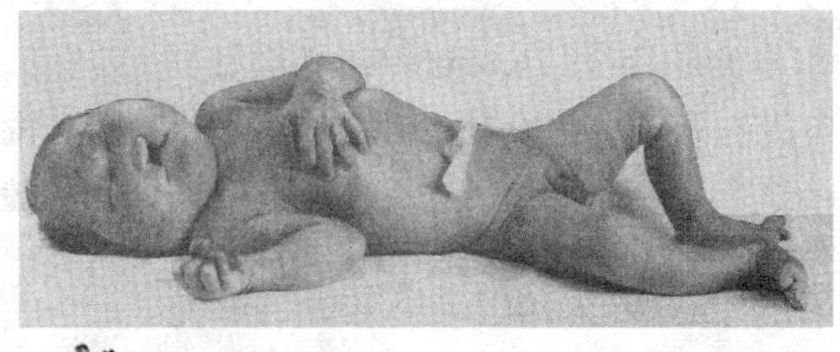

1 2 3 4 5
6 7 8 9 10 11 12
13 14 15 16 17 18
19 20 21 22 X Y

图 4-12　13 三体综合征患者及核型

（四）5p⁻综合征（猫叫综合征）

1963 年 Lejeune 等首先发现这种病例，因为患儿的哭声与猫叫声相似，故称为猫叫综合征（cri - du - chat syndrome）。1964 年证实本病是第 5 号染色体短臂部分缺失所致，故又称为 $5p^-$ 综合征。其发病率为 1/50 000。

主要临床特征为：哭声像猫叫，智力低下，生长发育迟缓，肌张力低，小头，满月形脸，眼距宽，外眼角下斜，内眦赘皮，斜视。耳位低，下颌小，腭弓高，第 5 指短且内弯。常伴发先天性心脏病，主要是室间隔缺损和动脉导管未闭等（图 4 - 13）。

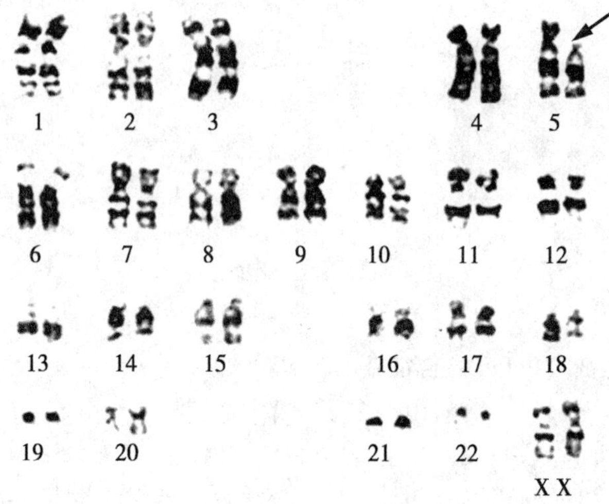

图 4 - 13　猫叫综合征患者核型（箭头示缺失）

二、性染色体病

性染色体病又称性染色体异常综合征，是指由性染色体（X 或 Y）的数目异常或结构畸变而引起的疾病。

（一）先天性睾丸发育不全综合征（Klinefelter 综合征）

1942 年 Klinefelter 首先报道了此综合征。1956 年 Bradbury 等发现此类病人在其间期细胞核内有一个 X 小体。1959 年 Jacobs 和 Strong 证实了该综合征的核型为 47,XXY。本病的发病率在男性中约为 1/800。在精神发育不全的男性中发生率约为 1/100，在男性不育症个体中约占 1/10。

主要临床特征：身材高大，四肢细长，生殖器官发育不全，睾丸不发育，或隐睾，曲细精管萎缩，呈玻璃样变性，无精子生成，不育，第二性征发育不良，体毛稀少，无须，无喉结，乳房发育女性化，皮下脂肪发达等。该病患者表型为男性，一般青春期后才出现症状。其常见核型为 47,XXY（图 4 - 14）。

（二）先天性卵巢发育不全综合征（Turner 综合征）

1938 年 Turner 首先报道了该综合征，又称 Turner 综合征。1954 年 Polani 发现本病患者大多数为 X 染色质阴性，1959 年 Ford 证实了本病患者缺少一条 X 染色体。本病在新生女婴中的发病率约为 1/2500，但在自发流产儿中发生率为 7.5%。核型以 45，X 为主要类型。

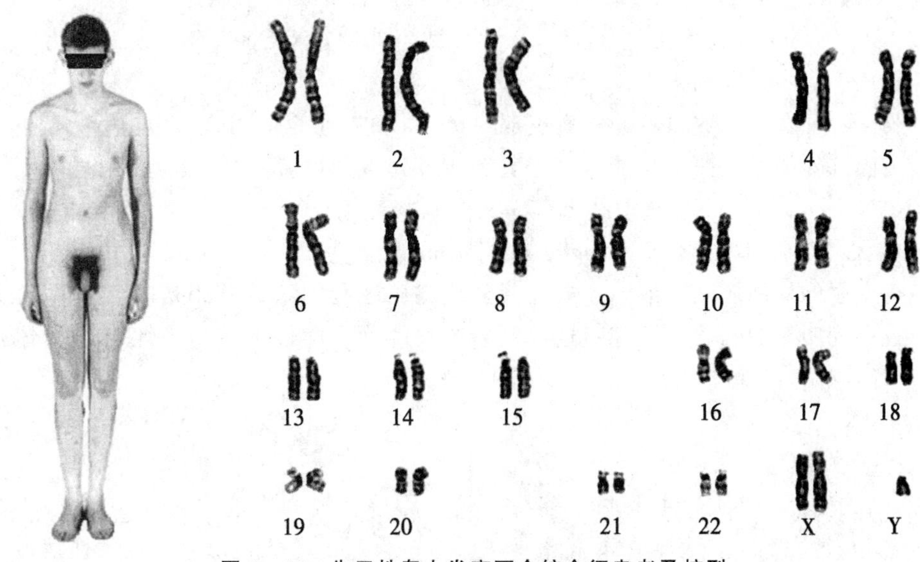

图 4-14 先天性睾丸发育不全综合征患者及核型

Turner 综合征患者主要临床特征为：身材矮小，身高为 120～140cm。性腺呈索条状，原发闭经，子宫发育不全，外生殖器发育不良。第二性征不发育，乳距宽，盾状胸，乳房不发育，无生育能力。后发际低，肘外翻，50%患者有颈蹼。新生儿手脚常呈淋巴性水肿。第 4、5 指（趾）骨与掌跖骨短或畸形。常伴发先天性心脏病等（图 4-15）。

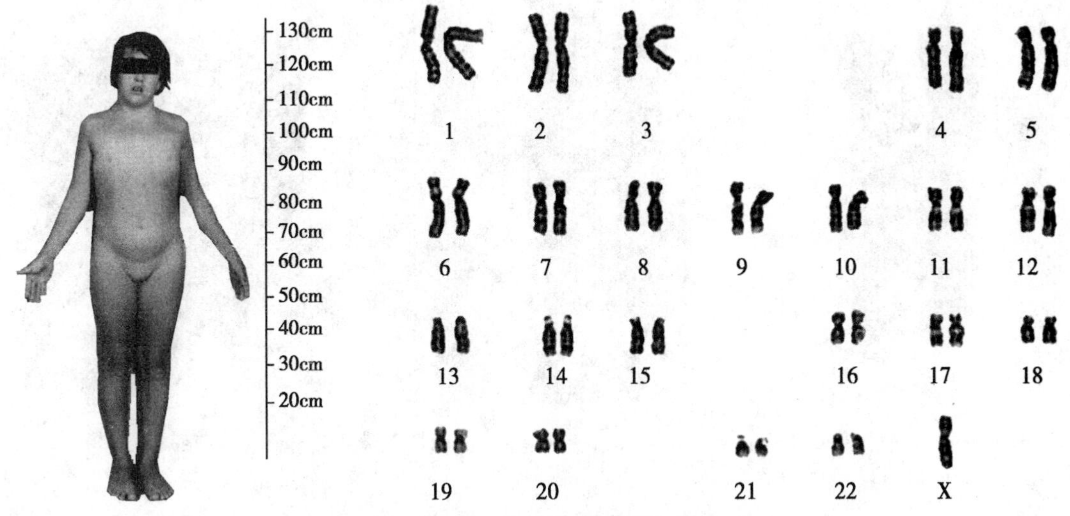

图 4-15 先天性卵巢发育不全综合征患者及核型

（三）XYY 综合征

1961 年 Sandburg 等首次报道该综合征。本病的发病率在男性中为 1/1 500～1/750。主要临床特征：表型为正常男性，有生育能力；少数外生殖器发育不良；智力正常，但性格暴躁粗鲁，行为过火，常发生攻击性行为；身材高大，有随身高增高而发生率增高的趋势。XYY 综合征患者的核型主要为 47,XYY；也有少数为 48,XYYY、49,XYYYY、或者是嵌合型 45,X/49,XYYYY 的患者。

（四）XXX 综合征或称 X 三体综合征（trisomy X syndrome）

1959 年由 Jacobs 等首次描述该病。在女性新生儿中，XXX 综合征发病率为 1/1 000，在女性精神病患者中，发生率为 4/1 000。

主要临床特征：大多数患者为外表正常的女性，具有生育能力，但常见智力低下，甚至精神失常。间歇性闭经，卵巢功能障碍，乳腺不发育等。患者的核型多为 47,XXX。此外，还有 48,XXXX、49,XXXXX 核型的患者，统称为多 X 综合征。

（五）脆性 X 染色体综合征（fragile X syndrome）

当该病患者的外周血淋巴细胞在缺乏叶酸或胸腺嘧啶的培养基中培养后，其 X 染色体上就可以观察到明显的断裂或裂隙，这些断裂或裂隙称为脆性部位。脆性 X 染色体是指在 Xq27.3 位置具有脆性部位的 X 染色体（图 4－16）。

1. 脆性 X 染色体综合征的临床症状　脆性 X 染色体综合征的发病率在男性约为 1/1 250，在女性约为 1/2 000。

脆性 X 染色体综合征的主要临床症状：受累男性表现为中度（IQ＝35～49）至重度（IQ＝20～34）智力低下，表现在语言障碍和算术能力差；还可表现多动症、性情孤僻、精神病倾向。各种体征包括：大睾丸、大耳、长形面容、前额和下颌突出（图 4－17）。其中巨大的睾丸是青春期以后出现的典型体征。但患者的睾丸功能正常，可有正常的生育能力。受累女性的临床表现通常较轻，1/3 的女性杂合子有轻度智力发育障碍。其发病与女性正常的 X 染色体随机失活，而脆性 X 染色体在众多体细胞中保持活性有关。女性中只有遗传自母亲的携带者时才发病。正常男性携带者的女儿不发病，但外孙（女）可能发病。该病在连续遗传中有早现现象，即发病年龄有一代代提前并加重的倾向。

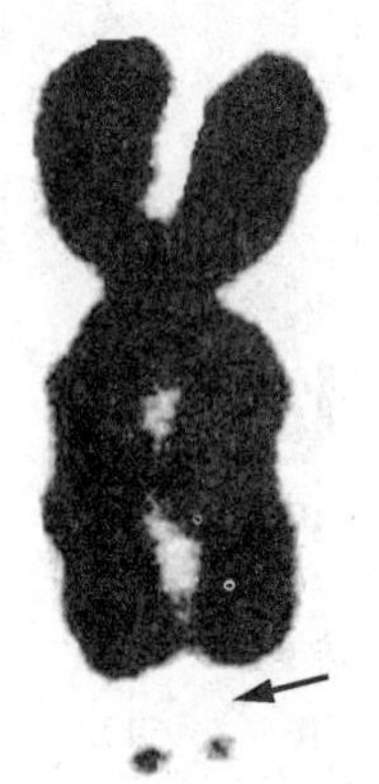

图 4－16　脆性 X 染色体

箭头示脆性部位

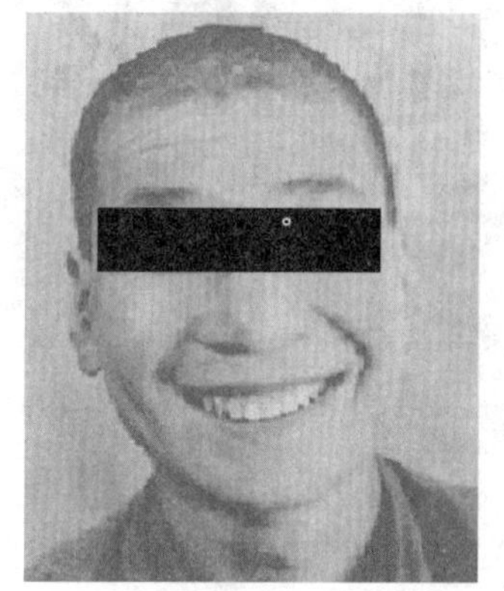

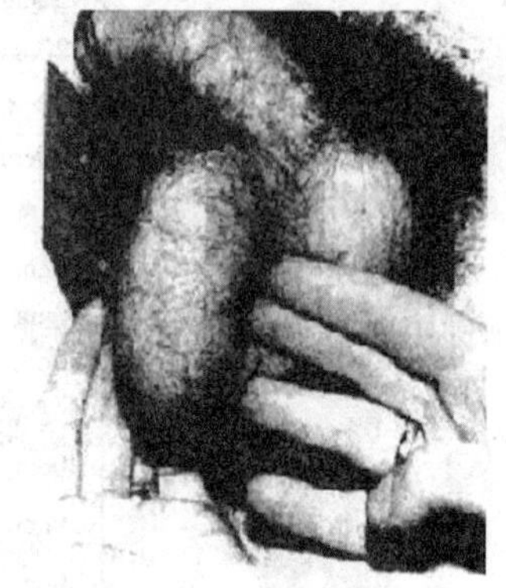

图 4－17　脆性 X 染色体综合征患者特征

2. 脆性 X 染色体综合征的分子机制　1991 年，Verkerk 等用定点克隆技术克隆了脆性 X 染色体智力低下基因，并将其命名为 *FMR1*（fragile X mental retardation 1）。该基因位于 Xq27.3，长 38kb，包含 17 个外显子和 16 个内含子，编码脆性 X 智力低下蛋白（FMR1P）。该基因的 5′末端外显子上游的非翻译区有一个三核苷酸串联重复序列 $(CGG)_n$，CGG 重复序列的长短在人群中具有多态性，在其上游大约 250bp 处有一个 CpG 岛，正常人 *FMR1* 基因有 5～60 个 CGG 重复序列。当 CGG 的重复次数达到 60～200 时，这一区域在减数分裂过程中即显现不稳定状态，其重复次数可继续增加，称为 *FMR1* 基因的前突变

(premutation)，带有前突变的个体称为携带者。前突变 CpG 岛一般不甲基化，*FMR1* 基因具有相对正常的转录和翻译水平，不表现出临床症状。但前突变在遗传过程中不稳定，携带者在减数分裂过程中 CGG 串联重复继续增加，当重复次数扩展到 200 次以上并使相邻区域高度甲基化，称为全突变（full mutation）。具有全突变的所有男性和约半数女性在临床上发病。但全突变只产生于前突变，不能由正常重复的 CGG 形成。而且携带者男性在生女儿时并不发生全突变。前突变携带者女性不表现症状，但在传给子代时重复序列进一步延长，达到全突变的长度，其子代出现症状。此外，CGG 发生前突变后在有丝分裂时也表现不稳定，因此受累个体的体细胞中可继续发生 CGG 不同拷贝数的扩增，形成体细胞的“嵌合”性，即不同体细胞 CGG 的重复次数不同。这样一种基因突变的形式被称为“动态突变”。目前已经发现类似的三核苷酸串联重复的动态增加也是某些单基因遗传病，例如 Huntington 舞蹈病、强直性肌营养不良等的致病原因。

知识链接

荧光原位杂交技术

荧光原位杂交（fluorescence in situ hybridization，FISH）起源于 20 世纪 80 年代末，是在细胞遗传学和分子生物学相结合基础上发展起来一种新技术，由此开创了一门新的学科——分子细胞遗传学。其原理是以半抗原如生物素、地高辛间接标记或以荧光素直接标记的已知核酸分子作为探针，用探针和变性成单链的靶序列 DNA 分子进行杂交，两种互补的异源单链 DNA 分子在适宜的温度和离子强度下退火复性，形成稳定的异源双链 DNA，通过荧光标记的亲和素或抗地高辛抗体将半抗原显示出来，通过荧光显微镜观察杂交信号，从而对标本中的待测核苷酸序列进行定性，定位和定量分析。FISH 具有快速灵敏、特异性好的特点，可同时分析分裂期和间期的多个细胞，并可同时多彩色分析。荧光原位杂交技术的应用：①检测染色体数目和结构异常；②识别额外染色体的来源和性质；③检测基因缺失和基因扩增。

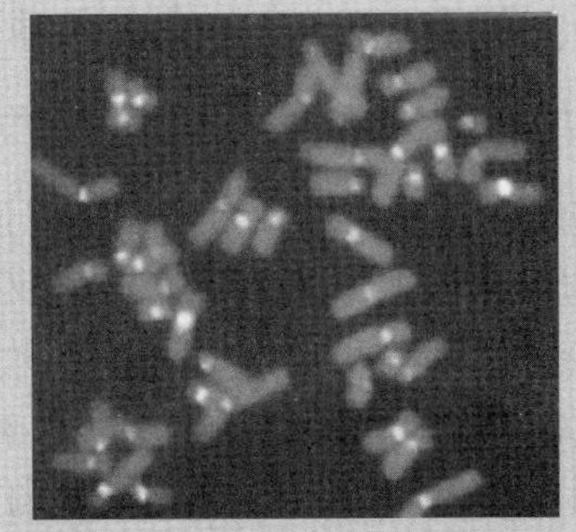

图 4-18 荧光原位杂交

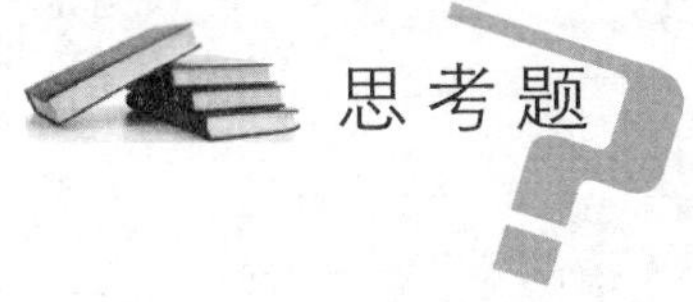

思考题

1. 在遗传病诊断中哪些临床指征应进行染色体分析？
2. 导致染色体异常的因素有哪些？如何预防染色体病的发生？
3. 染色体数目畸变和结构畸变是如何形成的？
4. 21 三体综合征的核型有哪些？主要的临床表现是什么？

（吴白燕）

第五章

单基因病

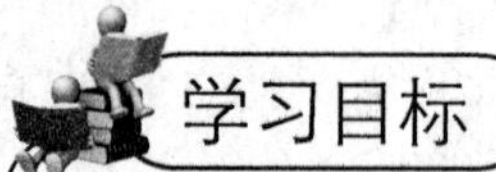

学习目标

1. 掌握遗传的基本规律；单基因病的遗传方式、系谱特点；单基因病的发病风险估计。
2. 熟悉系谱、携带者、完全显性、不完全显性、不规则显性、共显性、延迟显性、表现度、外显率、交叉遗传、从性遗传、限性遗传、遗传异质性等基本概念。
3. 了解 Bayes 逆概率定律在遗传病发病风险估计中的应用。

孟德尔从 1857 年开始进行了大量的豌豆杂交实验，通过对实验数据统计学处理，总结出遗传因子（现称为基因）在亲代和子代间传递的规律，即分离定律和自由组合定律，为现代遗传学奠定了理论基础。摩尔根和他的学生们在孟德尔定律的基础上进行果蝇杂交实验，又发现了遗传因子传递的新规律即连锁和互换定律。上述三大规律构成了遗传学的基本规律，它不仅适合于动植物，而且也适用于人类。人类的遗传性状是多种多样的。除了正常基因表达的正常性状外，还有突变基因经过表达而形成的异常性状或遗传病。根据控制遗传性状的基因数目，可将人类遗传性状的遗传方式分为单基因遗传和多基因遗传两大类。单基因遗传性状是指某种性状的遗传主要受一对等位基因的控制，其遗传方式遵循孟德尔定律。根据基因在常染色体上或性染色体上，是显性还是隐性，可将人类单基因遗传分为五种主要遗传方式：常染色体显性遗传、常染色体隐性遗传、X 连锁显性遗传、X 连锁隐性遗传和 Y 连锁遗传。由单基因突变所致的疾病叫单基因病。

第一节　遗传的基本规律

一、分离定律

生物所具有的形态特征和生理特点，称为性状（character，trait），如豌豆种子的形状、种皮的颜色等等。

孟德尔在植物杂交实验中，选用严格自花授粉的豌豆作为实验材料。豌豆作为实验材料具有以下优点：①具有稳定的可以区分的性状。②豌豆是自花授粉植物，自然条件下每种性状都是纯种。他选 7 对容易区别的豌豆性状作为研究对象，进行杂交实验，对实验结果进行统计学处理，得出分离定律。

(一) 分离现象

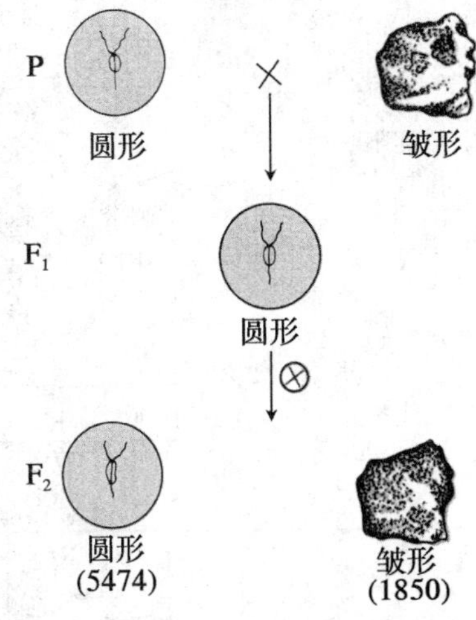

图 5－1　圆滑豌豆和皱缩豌豆杂交图

孟德尔选择纯种豌豆进行杂交实验。他将豌豆去掉雄蕊或雌蕊，然后进行人工授粉，以防止花粉混杂。例如用纯种圆滑豌豆和纯种皱缩的豌豆作为亲本进行杂交，子一代（F_1）都是圆滑的。子一代自花授粉所得的种子为子二代（F_2），既有圆滑又有皱缩，两者呈一定比例（图 5－1）。其他几对相对性状的杂交实验也得到了相同的结果（表 5－1）。

在此实验中，子一代只表现一个亲本的性状。孟德尔把在子一代表现出来的亲本性状称为显性性状（dominant character），而未表现出来的亲本性状称为隐性性状（recessive character）。杂交亲本的相对性状在子二代的不同个体间又分别表现出来，这种现象称分离（segregation）。子二代表现显性性状和隐性性状的豌豆植株的数量比例接近 3∶1。

表 5－1　孟德尔豌豆杂交实验结果

性状类别	亲代的相对性状	子一代性状表现	子二代性状表现	比率
子叶颜色	黄·绿	黄	6022 黄 2001 绿	3.01∶1
豆粒形状	圆·皱	圆	5474 圆 1850 皱	2.96∶1
茎的高度	高·矮	高	787 高 277 矮	2.84∶1
花的位置	腋生·顶生	腋生	651 腋生 207 顶生	3.14∶1

(二) 分离现象的解释

根据实验结果，孟德尔提出如下假设来解释分离现象：①遗传性状是由遗传因子控制的。②生物的每一性状受一对遗传因子控制，后者分别来自父本和母本。③遗传因子在形成生殖细胞时相互分离，使配子细胞中只得到成对因子中的一个。配子随机结合成合子，遗传因子又恢复到成对状态，遗传因子各自独立、互不混杂，而对性状发育却相互影响，表现出显、隐性关系。④控制显性性状和隐性性状的遗传因子，分别叫显性遗传因子和隐性遗传因子。

1909 年，丹麦遗传学家约翰逊把孟德尔的遗传因子改称基因（gene）。通常用大写字母表示显性基因，小写字母表示隐性基因。像豌豆种子圆滑和皱缩这一对可观察的性状，称为表现型（phenotype）或简称表型，与之有关的遗传组成称为基因型（genotype）。同源染色体上同一位点不同形式的基因称等位基因，等位基因控制相对性状的发育。控制圆滑的基因用 R 表示，控制皱缩的基因用 r 表示，R 和 r 是一对等位基因，由此可构成 RR、Rr 和 rr 三种基因型的个体。基因型 RR 或 rr 的个体，一对基因彼此相同，称为纯合体（homozygote）或纯合子。子一代圆滑个体的基因型为 Rr，这一对基因彼此不同，称杂合体（heterozygote）或杂合子。在子一代中，因为 r 对 R 是隐性，所以皱缩不被表现，子一代全部为圆滑种子。而子一代在形成配子时 R 和 r 彼此分开，产生数量相等的 R 或 r 两种配子，自交时有 4 种不同组合，其中 1/4 为 RR，表现圆滑；1/2 为 Rr，也表现圆滑；1/4 为 rr，

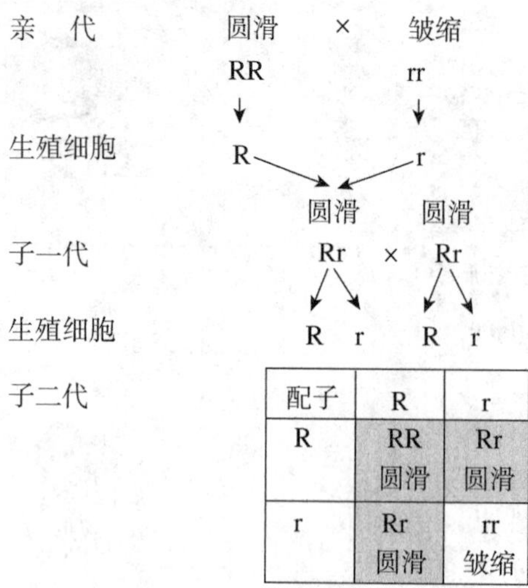

配子	R	r
R	RR 圆滑	Rr 圆滑
r	Rr 圆滑	rr 皱缩

图 5-2 一对基因分离图解

表现皱缩。结果圆滑和皱缩出现了 3∶1 的比例（图 5-2）。

孟德尔根据实验结果，总结出了分离定律（law of segregation）：生物在形成成熟生殖细胞时，成对的基因彼此分离，分别进入不同的生殖细胞。减数分裂时同源染色体的分离是分离定律的细胞学基础。

二、自由组合定律

（一）自由组合现象

孟德尔在研究了一对性状的遗传规律后，又对两对相对性状的遗传现象进行了分析研究，得出自由组合定律（law of independent assortment）。

孟德尔用黄色圆滑和绿色皱缩的纯种豌豆进行杂交。子一代都是黄色圆滑种子，子一代自花授粉后，得到子二代共计 556 粒种子，表型有四种：黄色圆滑（315）、黄色缩皱（101）、绿色圆滑（108）和绿色皱缩（32），接近 9∶3∶3∶1 的比例。黄圆和绿皱与亲代性状相同，称亲组合，又称亲本类型，黄皱和绿圆是亲本性状的重新组合，叫重组合，又称重组类型。

（二）自由组合现象的解释

在以上两对相对性状的杂交实验中，亲本黄圆的基因型是 YYRR，绿皱的基因型是 yyrr。根据分离定律，分别产生 YR 和 yr 配子。杂交后，合子的基因型是 YyRr，由于 y、r 是隐性基因，所以子一代表型是黄圆。而子一代自交形成配子时，Y 和 y 分离，R 和 r 分离，非等位基因之间随机组合，形成 YR、Yr、yR 和 yr 四种数量相等的配子，所以子二代组合出 16 种类型。其中有 9 种基因型和 4 种表型，4 种表型比例为 9∶3∶3∶1，见图 5-3 所示。

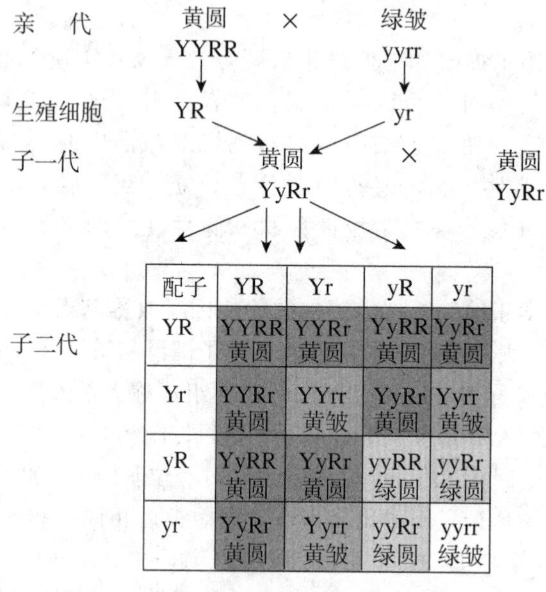

配子	YR	Yr	yR	yr
YR	YYRR 黄圆	YYRr 黄圆	YyRR 黄圆	YyRr 黄圆
Yr	YYRr 黄圆	YYrr 黄皱	YyRr 黄圆	Yyrr 黄皱
yR	YyRR 黄圆	YyRr 黄圆	yyRR 绿圆	yyRr 绿圆
yr	YyRr 黄圆	Yyrr 黄皱	yyRr 绿圆	yyrr 绿皱

图 5-3 黄圆豌豆和绿皱豌豆杂交图解

孟德尔根据实验结果，总结出了自由组合定律：生物在形成成熟生殖细胞时，成对的基因彼此分离，不成对的基因自由组合，以均等的机会组合到同一生殖细胞中去。减数分裂时，同源染色体的分离、非同源染色体的自由组合是自由组合定律的细胞学基础。

三、连锁与互换定律

1910 年，美国遗传学家摩尔根和他的学生用果蝇进行杂交实验，总结出遗传的连锁与互换定律。与此同时，他还根据自己的研究成果创立了基因论，提出了基因位于染色体上，呈直线排列的经典理论。

选果蝇做实验材料的优点是：性状明显，易于区别，体型小，生活力强，生活周期短（25℃仅 12 天即可完成一个世代）。

（一）完全连锁

野生型果蝇是灰身长翅，摩尔根等在实验饲养中出现了黑身残翅的突变类型。实验表明，灰身对黑身为显性，长翅对残翅为显性。如果灰身长翅纯合子的基因型为 BBVV，那么，黑身残翅纯合子的基因型为 bbvv。将灰身长翅和黑身残翅纯合个体进行杂交，子一代全部为灰身长翅（BbVv）。用子一代雄果蝇与黑身残翅的雌果蝇进行回交，按自由组合定律预测，子代应出现灰身长翅、灰身残翅、黑身长翅和黑身残翅四种类型，而且呈 1∶1∶1∶1 的比例。但实际上只出现灰身长翅和黑身残翅两种亲本类型，并呈 1∶1 的比例（图 5－4）。

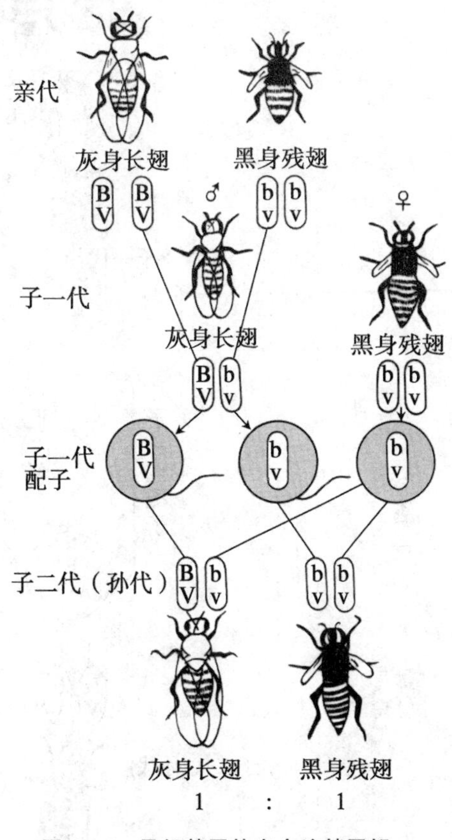

图 5－4 果蝇基因的完全连锁图解

为了解释实验结果与理论值的矛盾，摩尔根假设控制果蝇两对相对性状的基因位于同一对同源染色体上。子一代控制灰身 B 和长翅 V 的基因位于一条染色体上，而黑身 b 和残翅 v 的基因位于其同源染色体上，那么在配子形成时，BV 和 bv 只能伴随各自所在的同一条染色体连锁遗传而不能自由组合。因此，雄性的子一代只能产生含 BV 和 bv 两类精子，当分别与隐性亲本产生的含 bv 的卵子结合后，形成 BbVv 和 bbvv 两种后代（子二代），呈 1∶1 的比例。这种遗传方式有别于自由组合定律。

摩尔根把位于同一条染色体上的基因相伴随传递的现象称为连锁（linkage）。如果连锁的基因不发生交换，这种连锁称为完全连锁（complete linkage）。

（二）不完全连锁与互换

如果将子一代雌果蝇和黑身残翅的雄果蝇进行杂交，子二代又产生了四种类型：灰身长翅 41.5%；黑身残翅 41.5%；灰身残翅 8.5%；黑身长翅 8.5%（图 5－5）。实验结果既不同于完全连锁，又不像自由组合定律那样呈 1∶1∶1∶1 的比例，而是大部分为亲本类型，少部分为重组类型。

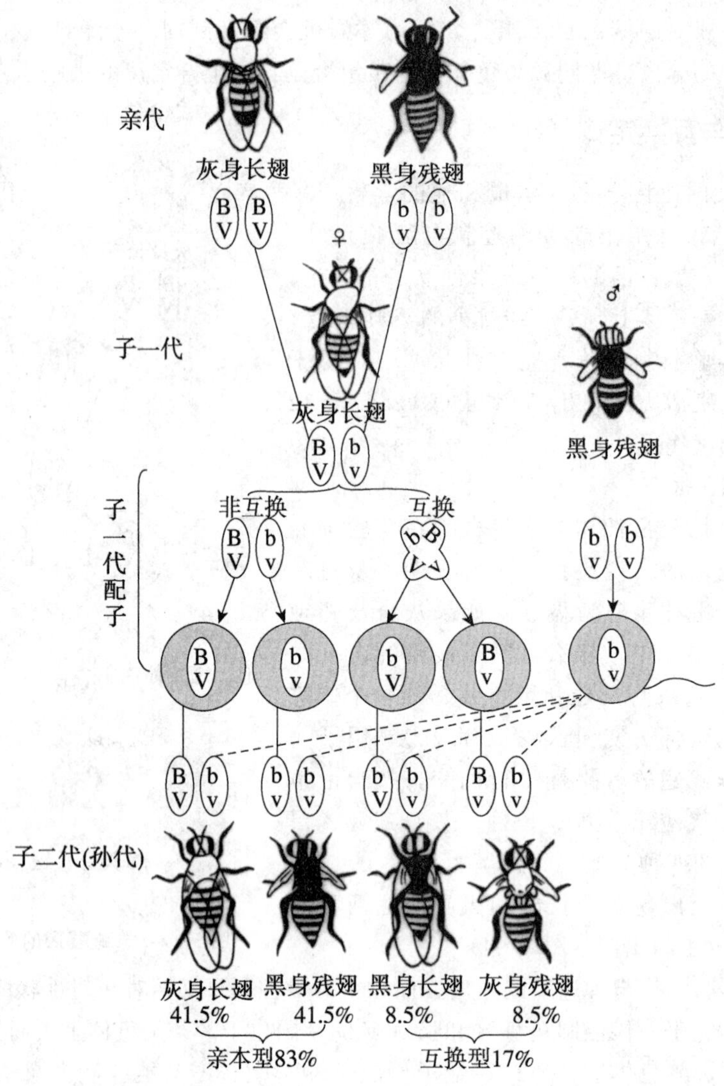

图 5-5　果蝇基因的不完全连锁图解

摩尔根认为，在子一代雌果蝇的卵子发生过程中，多数情况 BV 和 bv 基因仍保持原有的连锁关系，少数情况由于在减数分裂时同源染色体的联会和片段交换，使原来连锁在一起的非等位基因（BV 和 bv）之间由于交换导致基因发生重组，形成了 Bv 和 bV 新的连锁关系，这样可形成 BV、bv、Bv 和 bV 4 种配子，受精后形成 4 种子代。

根据以上杂交实验，摩尔根总结出基因的连锁和互换定律（law of linkage and crossing over）：生物在形成成熟生殖细胞时，位于一条染色体上的基因彼此连锁在一起作为一个整体进行传递的现象称为连锁定律。生物在形成成熟生殖细胞时，同源染色体上的等位基因之间可以发生交换称为互换定律。减数分裂中，同源染染色体的联会和交换是互换定律的细胞学基础。

连锁和互换是生物界普遍存在的现象。凡是位于同一条染色体上的基因互相连锁共同构成了一个连锁群（linkage group）。生物所具有的连锁群数目一般与其体细胞中染色体对数相当。例如果蝇有 4 对染色体，分别构成 4 个连锁群。人类有 23 对染色体，其中 22 对常染色体构成 22 个连锁群，X 染色体和 Y 染色体的连锁基因不同，各构成一个连锁群，故人类共 24 个连锁群。

同一连锁群内的各对基因之间可以发生互换，通常用互换率（或重组率）表示。互换率（crossover value）又称为交换率，是指两对等位基因之间发生交换的频率。互换率是杂交子代中重组类型（互换型）数占全部子代总数的百分率。

互换率（%）＝重组类型数/（重组类型数＋亲本类型数）×100%

互换率的大小与同源染色体上的两对等位基因之间的距离有关，距离越远，发生交换的可能性越大；距离越近，发生交换的可能性越小。根据互换率可以将每一种生物染色体上连锁基因的相对位置确定下来，用这种方法绘制而成的图形称为连锁图（linkage map）。两基因在染色体上的距离可用图距单位来衡量，互换率为 1%时为 1 厘摩（cM）。例如，果蝇黑身（b）、残翅（v）和朱砂眼（cn）三个基因均位于 2 号染色体上，实验分析得知：b 和 v 之间的交换率是 17%，b 和 cn 之间的交换率是 8%，v 和 cn 之间的交换率 9%，因此，三对基因的距离是分别 17cM、8cM、9cM，推测在染色体上相对位置是 b－cn－v，呈直线排列。摩尔根和他的学生们根据大量实验观察，确定果蝇的几百对基因分别构成 4 个连锁群，并将其相对位置推测出来，绘成果蝇的基因连锁图。

第二节 单基因遗传的基本概念和研究方法

一、基本概念

单基因遗传是指某种性状的遗传受一对等位基因控制，单基因遗传受孟德尔定律制约，所以又称为孟德尔式遗传。

二、研究方法

众所周知，研究人类性状不能像动植物那样进行杂交实验，而需要特殊的方法研究其遗传规律。系谱分析法就是其中最常用的方法。系谱（pedigree）是指某种遗传病患者与家庭各成员相互关系的图解。系谱中不仅包括患病个体，也包括全部健康的家庭成员。系谱中常用的符号见图 5－6 。系谱中的先证者是指医师在该家系中最先确定的患者。在绘制系谱时，从先证者开始着手调查研究，然后根据被调查者的亲缘关系和健康状况，用特定的系谱符号绘成系谱图。

根据绘制的系谱进行回顾性分析，以确定所发现的某一特定性状或疾病是否有遗传因素及其可能的遗传方式，从而对家系中其他成员的发病情况做出预测，称为系谱分析（pedigree analysis）。在调查分析过程中，调查的人数越多越好，全部工作除要求信息准确外，还要注意患者的年龄、病情、死亡原因和是否近亲婚配等。

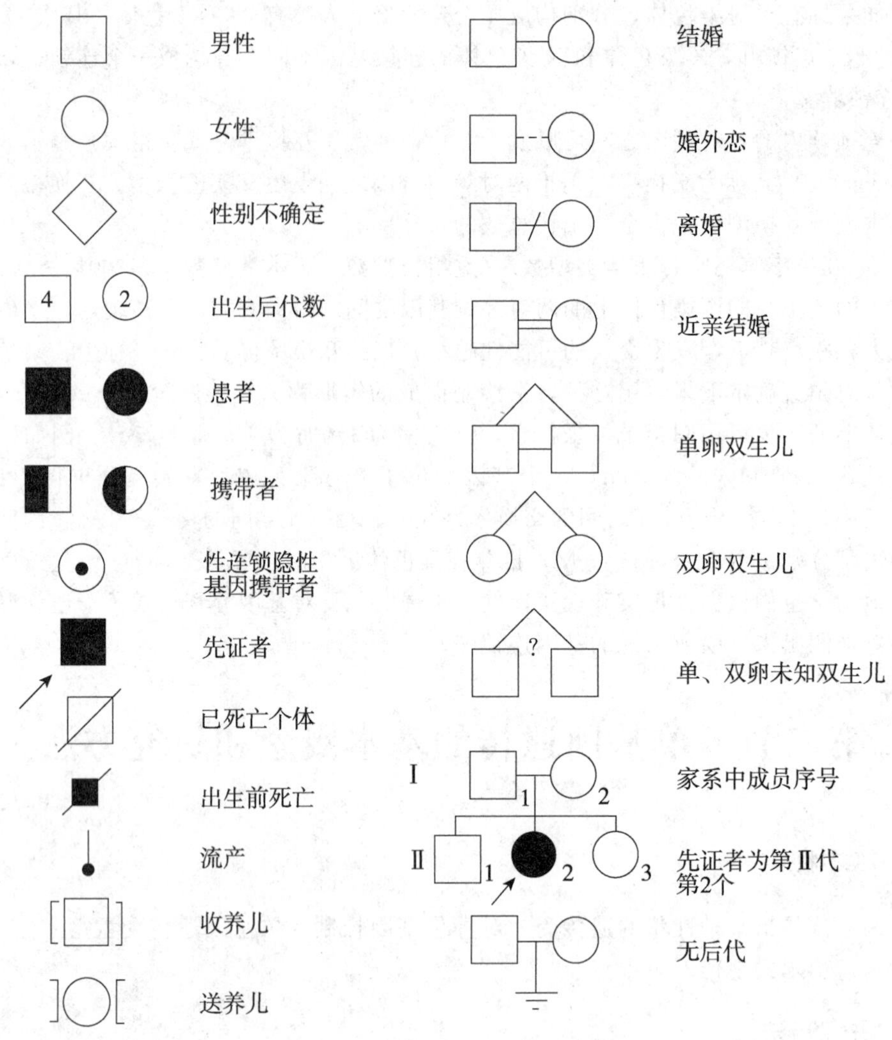

图 5-6 系谱中常用的符号

第三节 单基因病的遗传方式

由单基因突变所致的疾病称为单基因病。根据致病基因是在常染色体上还是性染色体上，是显性基因还是隐性基因，可将人类单基因病分为常染色体隐性遗传病、常染色体显性遗传病、X 连锁隐性遗传病、X 连锁显性遗传病和 Y 连锁遗传病五种。

一、常染色体隐性遗传病

（一）常染色体隐性遗传病的特点

控制一种遗传性状的基因是隐性基因，位于常染色体上，其遗传方式称为常染色体隐性遗传（autosomal recessive inheritance，AR）。由常染色体上隐性致病基因引起的疾病称为常染色体隐性遗传病。当个体处于杂合（Aa）状态时，由于有显性基因（A）的存在，致病基因（a）的作用不能表现，所以杂合子不发病。这种表型正常但带有致病基因的杂合子，称为携带者（carrier）。只有当隐性基因处于纯合状态（aa）时，隐性基因所控制的性状才能表现出来。因此，临床上所见到的常染色体隐性遗传病患者，往往是两个携带者婚配的后代。

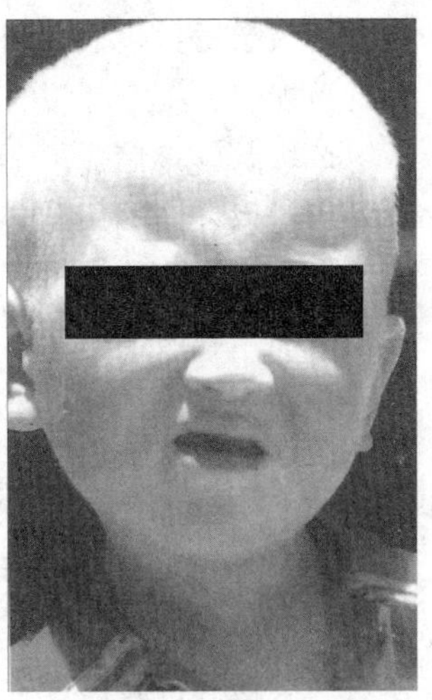

图 5-7 白化病

白化病（OMIM 203100）是一种常见的常染色体隐性遗传病，由于患者体内编码酪氨酸酶的基因发生突变，酪氨酸酶缺乏而导致黑色素的合成发生障碍，从而引起白化症状（图 5-7）。患者的虹膜、皮肤、毛发缺乏色素、羞明（图 5-7）。现以 a 表示该病的致病基因，与其等位的正常基因为 A，当一对夫妇均为携带者（Aa）时，他们的后代将有1/4的概率是白化病患儿，其余 3/4 的概率为表型正常的个体，在表型正常的个体中，2/3 的概率为白化病基因携带者，如图 5-8 所示。

常染色体隐性遗传病的典型系谱（图 5-9）有如下特点：

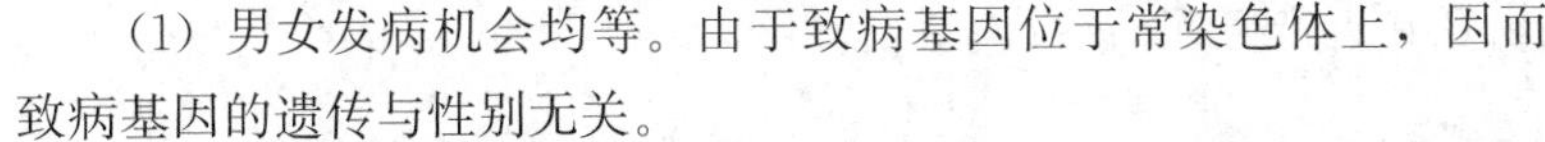

（1）男女发病机会均等。由于致病基因位于常染色体上，因而致病基因的遗传与性别无关。

（2）系谱中看不到连续遗传现象，常为散发病例，有时系谱中只有先证者一个患者。

（3）近亲婚配后代的发病率比非近亲婚配发病率高很多。这是因为近亲之间可能从共同的祖先传来某一相同的基因，所以他们基因相同的可能性较一般人要高。

（4）患者的双亲往往表型正常，但他们都是致病基因携带者。患者的同胞中约有 1/4 的概率患病，3/4 的概率为正常，在表型正常的同胞中有 2/3 的可能性是携带者。一般在小家系中有时看不到理论的发病比例，如果将相同婚配类型的小家系合并起来分析，就会看到近似的发病比例。

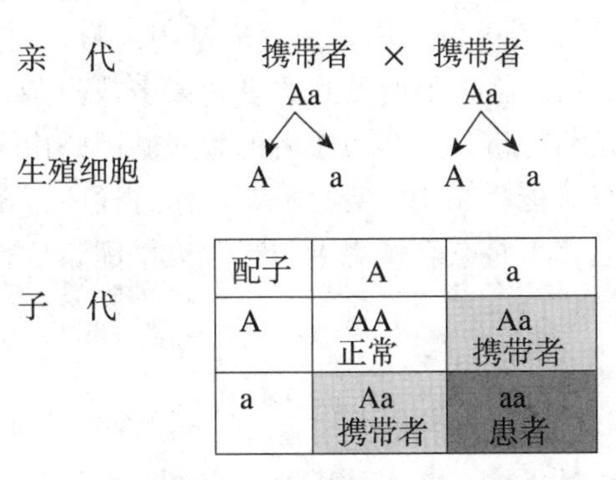

图 5-8 白化病婚配图解

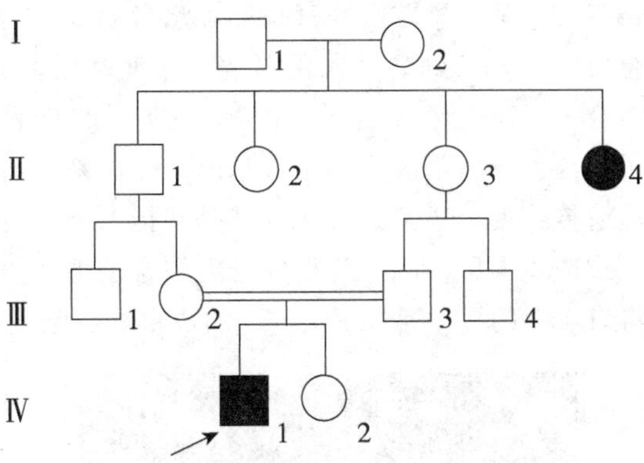

图 5-9 常染色体隐性遗传病的典型系谱

临床上常见的常染色体隐性遗传病有白化病、苯丙酮尿症、尿黑酸尿症、肝豆状核变性、镰状细胞贫血病等。

（二）近亲婚配后代隐性遗传病患病风险明显增高

3～4 代以内有共同祖先的个体间关系称近亲（close relatives）。近亲的个体间发生的婚配称为近亲婚配（consanguineous marriage）。由于遗传的原因，两个近亲个体可能携带有从共同祖先传来的相同基因，他们后代发生等位基因纯合的可能性明显提高，其中隐性致病基因的纯合将导致隐性遗传病的发生。两个近亲个体在某一基因座上具有相同基因的概率称为亲缘系数（coefficient of relationship）。根据亲缘系数，可将近亲分成不同的亲属级别关系。

一级亲属：包括亲子关系和同胞关系，他们之间的亲缘系数为 1/2，即他们之间基因相同的可能性为 1/2。

二级亲属：包括一个体的祖父母及外祖父母、孙子女及外孙子女、双亲的同胞和同胞的子女等与该个体的关系。他们之间的亲缘系数为 1/4，即他们之间基因相同的可能性为 1/4。

三级亲属：常见的有表兄妹、堂兄妹等一级表亲。他们之间的亲缘系数为 1/8，即他们之间基因相同的可能性为 1/8。

可见，亲缘系数可归纳为 $(1/2)^n$，n 代表亲属级别。

假设某种常染色体隐性遗传病的携带者（Aa）频率是 1/100。当一对夫妇均为携带者（Aa）时，他们每生一个孩子患此病（aa）的风险为 1/4。随机婚配所生后代的发病风险为 1/100×1/100×1/4=1/40 000；而表（堂）兄妹（三级亲属）婚配所生后代的发病风险为 1/100×1/8×1/4=3200，是随机婚配的 12.5 倍。同理推算，一种常染色体隐性遗传病的群体发病率越低，其携带者频率也越低，近亲婚配后代的发病风险相对越高。因此，某些罕见的常染色体隐性遗传病往往出现在近亲婚配的后代。

二、常染色体显性遗传病

控制一种遗传性状的基因是显性基因，位于常染色体上，其遗传方式称为常染色体显性遗传（autosomal dominant inheritance，AD）。由常染色体上显性致病基因引起的疾病称为常染色体显性遗传病。由于各种复杂的原因，杂合子有可能出现不同的表现形式，因此可将常染色体显性遗传分为如下几种不同的形式。

（一）完全显性（complete dominance）

是指杂合子患者表现出与显性纯合子患者完全相同的表型。例如并指Ⅰ型（OMIM 185900）是一种肢端发育畸形，患者第 3、4 指间有蹼，其末节指骨愈合，足的第 2、3 趾间有蹼（图 5-10）。如果用 B 表示致病基因，b 表示正常的等位基因，患者的基因型有两种，纯合子（BB）和杂合子（Bb），它们的临床表现无区别。临床上所见到的患者大多数为杂合子。因为致病基因可由正常基因突变而来，而突变是稀有事件，多数患者的致病基因是由父母遗传获得，通常只有父母都是并指Ⅰ型症时，才有可能生出 BB 型的子女，而这样的婚配方式毕竟少见，故一般很少见到纯合子患者。临床上大多是杂合子患者与正常人婚配，后代将有 1/2 的概率是患者；1/2 的概率是正常人（图 5-11）。

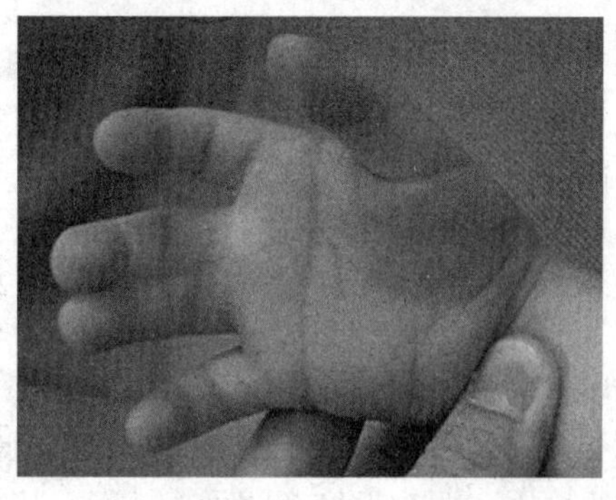

图 5-10　并指Ⅰ型

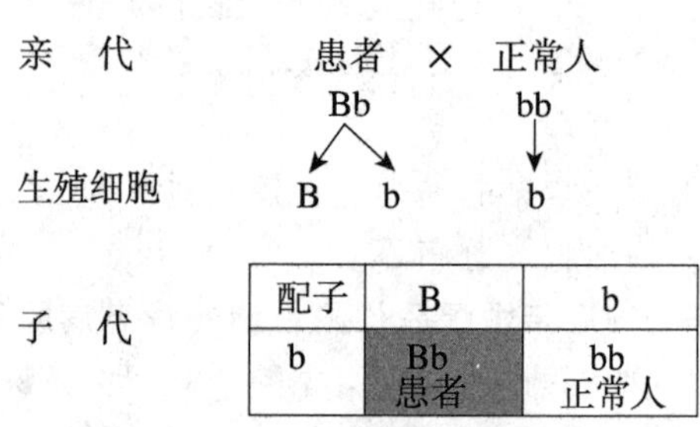

图 5-11　并指Ⅰ型症患者婚配图解

常染色体显性遗传病的典型系谱（图 5－12）有如下特点：

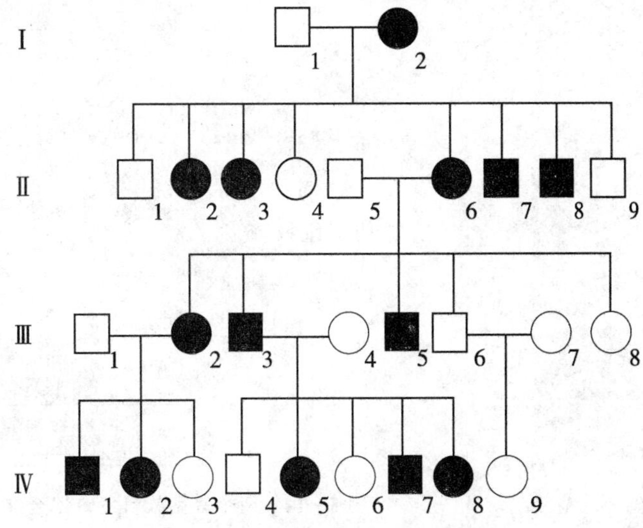

图 5－12　常染色体显性遗传病的典型系谱

（1）男女发病机会均等，这是因为致病基因位于常染色体上，遗传与性别无关。

（2）系谱中可看到本病的连续遗传现象，即连续几代都可出现患者。

（3）患者的双亲中必有一个为患者，但绝大多数为杂合子，患者的同胞中约有 1/2 的概率为患者。

（4）双亲无病时，子女一般不患病，只有在基因突变的情况下，才能看到双亲无病时子女患病的病例。

（二）不完全显性（incomplete dominance）

不完全显性也称为半显性，是指杂合子 Aa 的表型介于纯合显性 AA 和纯合隐性 aa 之间。由于在杂合子 Aa 中隐性基因 a 的作用也有一定程度的表达，所以在不完全显性遗传病中，杂合子 Aa 常为轻型患者，纯合子 AA 为重型患者。当两个轻型患者（Aa）婚配后，后代将有1/4的概率出现重型患者，2/4 的概率为轻型患者，1/4 的概率为正常人。

例如，软骨发育不全症（OMIM 100800）也是不完全显性遗传病。本病纯合子（AA）患者病情严重，多在胎儿期或新生儿期死亡，而杂合子（Aa）患者在出生时即有体态异常：四肢短粗，下肢向内弯曲，腰椎明显前突，头大等（图 5－13）。主要是由于长骨骨骺端软骨细胞形成及骨化障碍，影响了骨的生长所致。

一个软骨发育不全症患者（Aa）与正常人婚配，每生一个孩子有 1/2 的可能性是软骨发育不全性侏儒患者（Aa），1/2 的可能性是正常人（aa）。如果两个轻型软骨发育不全症患者婚配（图 5－14），后代中约 1/4 的概率为正常人（aa），2/4 的概率为杂合子患者（Aa），1/4 的概率为纯合子的重型患者（AA），后者多死于胚胎期或婴儿期。

（三）不规则显性（irregular dominance）

是指带有显性基因的杂合子由于某种原因不表现出相应的症状，因此在系谱中出现隔代遗传的现象。不规则显性也称外显不全，即在具有某一显性基因的杂合子中，并不是每个个体都能表现出该显性基因所控制的性状。带有显性基因的某些杂合子个体，虽然不表现出显

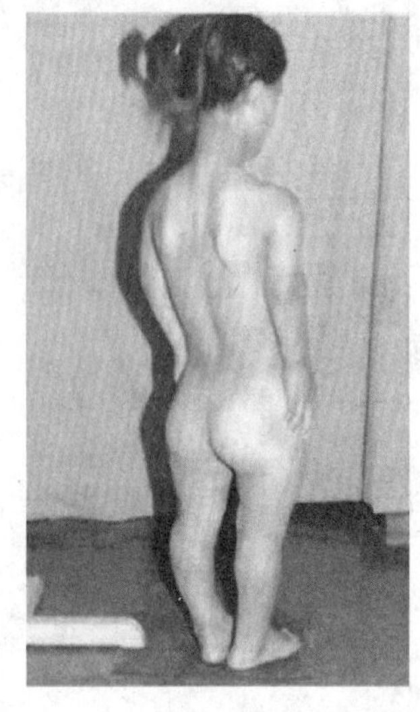

图 5-13　软骨发育不全患者

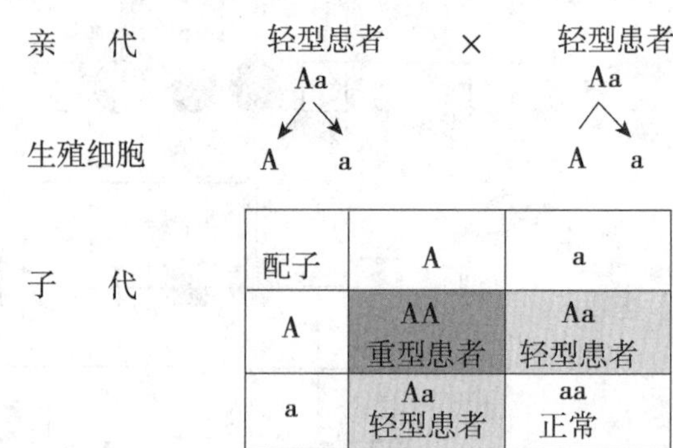

图 5-14　两个轻型软骨发育不全症患者婚配图解

性性状，但他们的显性基因可以传递给后代，使后代表现该基因所控制的性状，例如多指症。图 5-15 是一个多指（OMIM 174200）的系谱。先证者Ⅱ$_2$患多指症（图 5-16），其后代一个女儿和一个儿子是多指患者，Ⅱ$_2$的基因型一定是杂合子，Ⅱ$_2$的父母表型均正常，那么Ⅱ$_2$的致病基因到底来自父亲还是母亲？从系谱特点可知，Ⅱ$_2$的致病基因是来自其父亲（Ⅰ$_3$），这可从Ⅱ$_2$的二伯父为多指患者而得到旁证。Ⅰ$_3$带有的致病基因（A）由于某种原因未能得到表达，所以没有发病，但其致病基因有 1/2 的可能性传给后代。下一代 Aa 在适宜的条件下，可表现出多指症状。

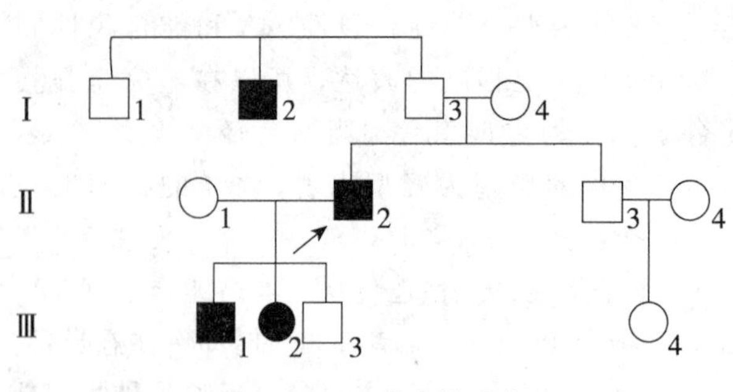

图 5-15　多指症的系谱

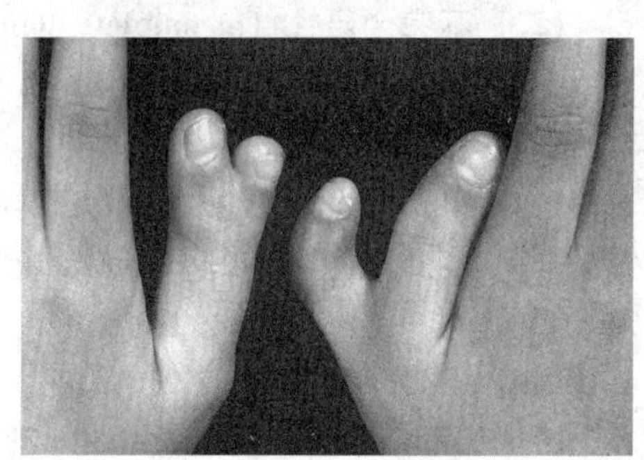

图 5-16　多指症

显性基因在杂合状态的不规则显性情况，常用外显率（penetrance）衡量。外显率是指一定基因型的个体在特定的环境中形成相应表型的百分率。例如，在 10 名杂合子（Aa）中，只有 8 名形成了与基因 A 相应的性状，那么 A 的外显率为 80%。

不规则显性产生的原因还不十分清楚。不同个体具有不同的遗传背景和不同的内外环境对基因表达所产生的影响，可能是引起不规则显性的重要原因。影响显性基因表达的遗传背景主要是由于细胞内存在修饰基因（modifier gene）。有的修饰基因能增强主基因的作用，使主基因所决定的性状表达完全；有的修饰基因能减弱主基因的作用，使主基因所决定的性状得不到表达或表达不完全。此外，各种影响性状发育的环境因素也可作为一种修饰因子影响主基因的表达，从而起到修饰的作用。

（四）共显性（codominance）

是指一对等位基因之间，没有显性和隐性的区别，在杂合状态下，两种基因的作用同时完全表现出来。人类 ABO 血型（OMIM 110300）决定于一组复等位基因（multiple alleles），它们是 I^A、I^B 和 i。这三种基因位于第 9 号染色体长臂的同一位点，互为等位基因，对每个人来讲只能具有其中两个基因。像这种位于一对同源染色体上某一特定位点有三种或三种以上的基因称为复等位基因。I^A 决定红细胞表面有抗原 A；I^B 决定红细胞表面有抗原 B；i 决定红细胞表面没有抗原 A 和抗原 B 而有 H 物质，I^A 和 I^B 对 i 是显性基因，基因 I^A 和 I^B 为共显性（表 5－2）。

表 5－2　ABO 血型的特点

血型	红细胞抗原	血清中天然抗体	基因型
A	A	β	I^AI^A；I^Ai
B	B	α	I^BI^B；I^Bi
AB	AB	—	I^AI^B
O	—	α，β	ii

ABO 血型的检测是法医学中进行亲子鉴定的常用手段之一。根据孟德尔分离定律的原理，已知双亲的血型便可推测子女中可能出现什么血型或不可能出现什么血型；已知母亲和孩子的血型就可判断父亲可能是什么血型或不可能是什么血型，反之亦然。如父母双方的血型分别为 AB 型和 O 型，他们子女的血型只能是 A 型或 B 型而不可能是 O 型或 AB 型（图5－17）。

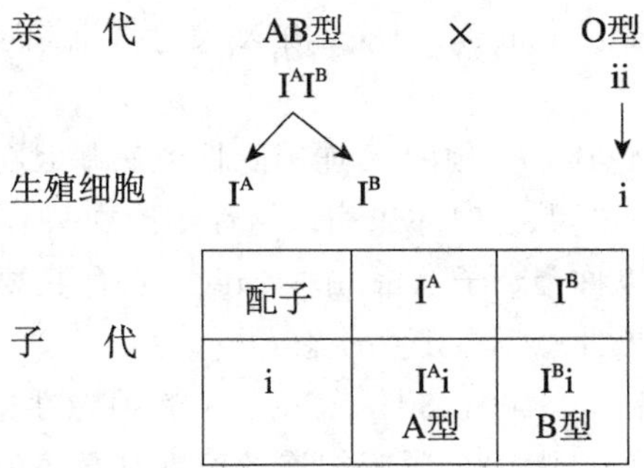

图 5－17　AB 血型和 O 血型者婚配图解

（五）延迟显性（delayed dominance）

是指某些带有显性致病基因的杂合子个体，并非出生后即表现出相应症状，而是发育到一定年龄时，致病基因的作用才表现出来。慢性进行性舞蹈病（OMIM 143100）是一种缓慢起病的神经系统疾病，属于延迟显性的遗传疾病。患者主要表现身体的不自主动作和精神衰退，最终导致痴呆。杂合子（Aa）在青春期无任何临床表现，而多在 40 岁以后才发病，多数以舞蹈动作为首发症状，一般在舞蹈动作发生后潜隐出现智能衰退。如果杂合子个体在发病前生育子女，此时由于本人尚健康，因此不知他（她）是否带有致病基因，这会给他（她）的子女的复发风险的估计带来复杂性。图 5－18 是一个慢性进行性舞蹈病的系谱，

I_1、II_1、II_3、III_3已发病，说明他们的基因型均为Aa。值得注意的是III_1、III_2、III_4和III_5，他们有可能为杂合子，虽未患病，可能还未到发病年龄。

本病的致病基因位于4p16.3，并已被克隆。这一基因的编码区内有一个CAG三核苷酸的串联重复序列。正常人重复9～34次，病人则重复37～100次。这种CAG重复次数增多的基因即致病基因。致病基因在世代的遗传过程中出现重复次数不断增多的倾向，而造成后代发病年龄逐渐提前且病情逐代严重。目前可采用PCR方法检测个体CAG重复次数，用于产前诊断和杂合子个体发病前的确认。

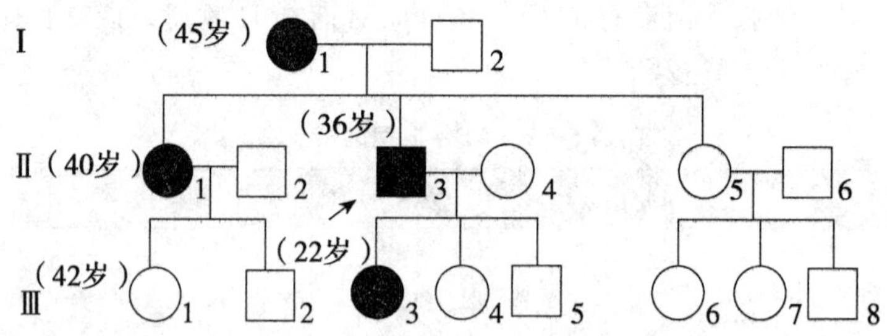

图5-18　慢性进行性舞蹈病的系谱

家族性多发性结肠息肉也是延迟显性遗传病。该病患者的结肠壁上有许多大小不等的息肉，临床的主要症状为便血并伴黏液。35岁前后，结肠息肉可恶化成结肠癌。

可见，某些显性致病基因所决定的相应性状，年龄可作为一种修饰因子，使显性致病基因所控制的性状出现延迟表达。

三、X连锁隐性遗传病

控制一种遗传性状的基因是隐性基因，位于X染色体上，其遗传方式称为X连锁隐性遗传（X-linked recessive inheritance，XR）。由X染色体上隐性致病基因引起的疾病称为X连锁隐性遗传病。

女性细胞中有两条X染色体，当她的X连锁隐性致病基因在杂合状态时（X^AX^a）是携带者，当她在纯合隐性（X^aX^a）状态时才患病。男性细胞中只有1条X染色体，而Y染色体缺少相应的等位基因，所以称半合子（hemizygote），男性只要X染色体上有隐性致病基因就会患病。因此，人群中男性患者多于女性患者。

人类的红绿色盲（OMIM 303800，303900）是X连锁隐性遗传病，患者不能正确区分红色和绿色。这决定于X染色体上两个紧密相连的隐性红色盲基因和绿色盲基因，一般将它们综合在一起来考虑，总称红绿色盲基因。在中国人中，男性色盲的发病率为7%，女性色盲的发病率为$(0.07)^2=0.49\%$。

设定用b代表红绿色盲的致病基因，用B代表相应的正常等位基因，在人群中的几种婚配形式见图5-19、图5-20、图5-21所示。

上述婚配形式说明了交叉遗传现象，即X连锁遗传中男性的致病基因只能从母亲传来，将来只能传给女儿，不存在从男性向男性的传递，称为交叉遗传（criss-cross inheritance）。

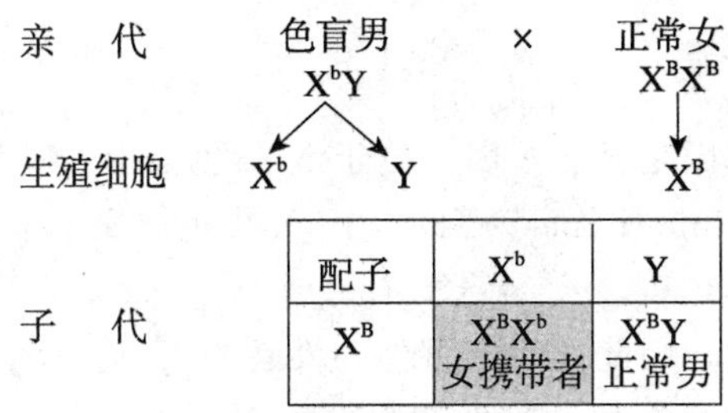

图 5-19 男性色盲患者与正常女性婚配图解

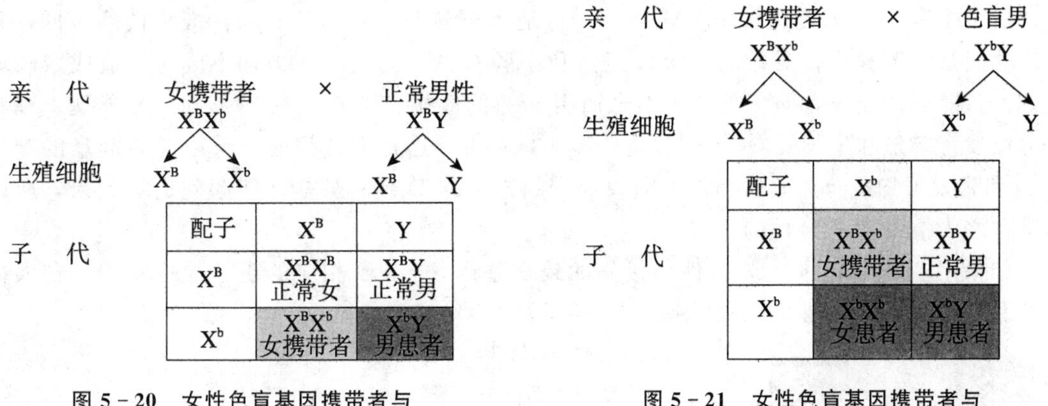

图 5-20 女性色盲基因携带者与正常男性婚配图解

图 5-21 女性色盲基因携带者与男性色盲患者婚配图解

X 连锁隐性遗传病的典型系谱如图 5-22 所示，其系谱特点如下：

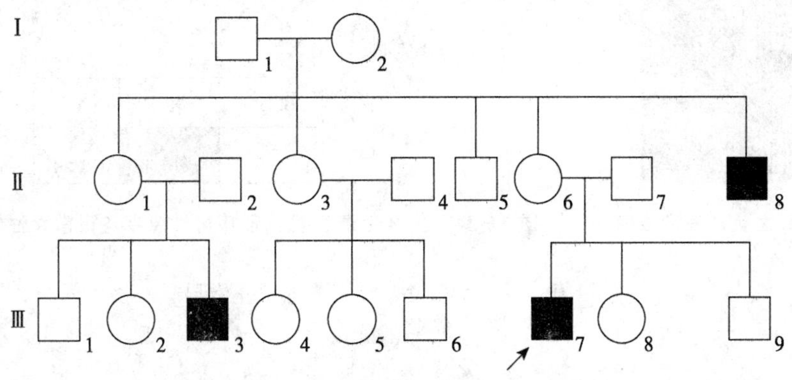

图 5-22 X 连锁隐性遗传病的典型系谱

（1）男性患者多于女性患者，系谱中往往只有男性患者，呈散发现象。

（2）双亲无病时，儿子可能发病，女儿则不会发病。儿子如果发病，其致病基因来自携带者母亲，而将来只可能传给其女儿，具有男传女、女传男的交叉遗传特点。

（3）如果女性是患者，其父亲一定是患者，母亲一定是携带者。

（4）由于交叉遗传，男性患者的兄弟、外祖父、舅父、姨表兄弟、外甥、外孙等可能是患者。

四、X 连锁显性遗传病

控制一种遗传性状的基因是显性基因，位于 X 染色体上，其遗传方式称为 X 连锁显性遗传（X－linked dominant inheritance，XD）。由 X 染色体上的显性致病基因引起的疾病称为 X 连锁显性遗传病。

由于致病基因是显性的，因此，不论男性和女性只要 X 染色体上有一个致病基因就会发病。女性细胞中有两条 X 染色体，男性细胞中只有一条 X 染色体，女性获得致病基因的几率约为男性的 2 倍，所以，群体中女性患者多于男性患者。

抗维生素 D 性佝偻病（OMIM 307800）是 X 连锁显性遗传病。与一般佝偻病不同，其发病原因是由于肾小管对磷的重吸收能力和小肠对钙磷的吸收能力均不健全，造成尿磷增加，血磷降低，使患者的骨质钙化不全而引起的佝偻病。患者可有 O 形腿、X 形腿、鸡胸等骨骼发育畸形和生长缓慢等症状（图 5－23）。治疗这种佝偻病时，采用普通剂量的维生素 D 和晒太阳均难有疗效，必须使用大剂量的维生素 D 和磷酸盐才能起到治疗效果，所以通常称之为抗维生素 D 性佝偻病。

如果用 A 表示抗维生素 D 性佝偻病的致病基因，a 表示相应的正常等位基因，在人群中的几种婚配形式见图 5－24、图 5－25 所示。

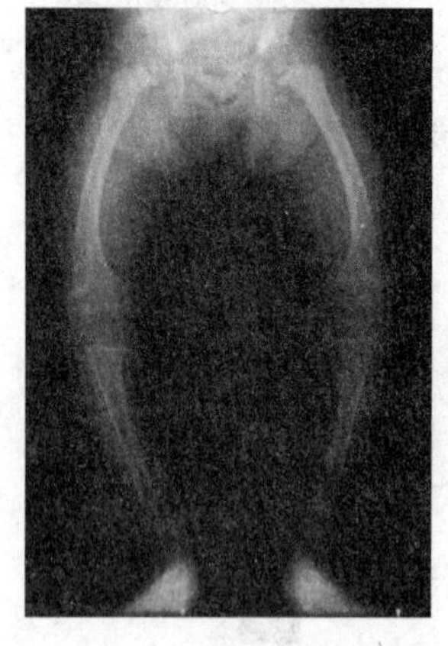

图 5－23　抗维生素 D 性佝偻病

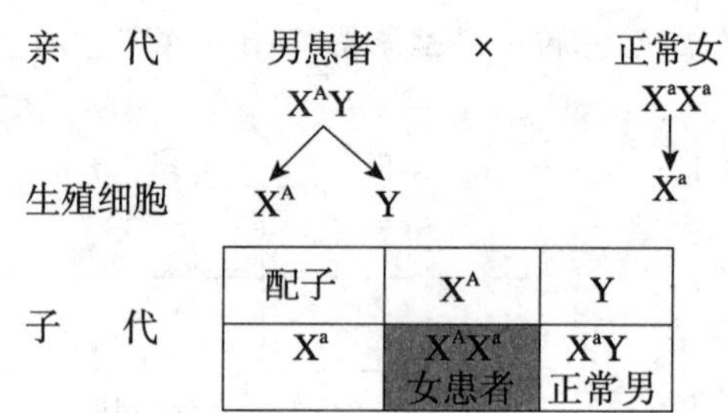

图 5－24　抗维生素 D 性佝偻病男性患者与正常女性婚配图解

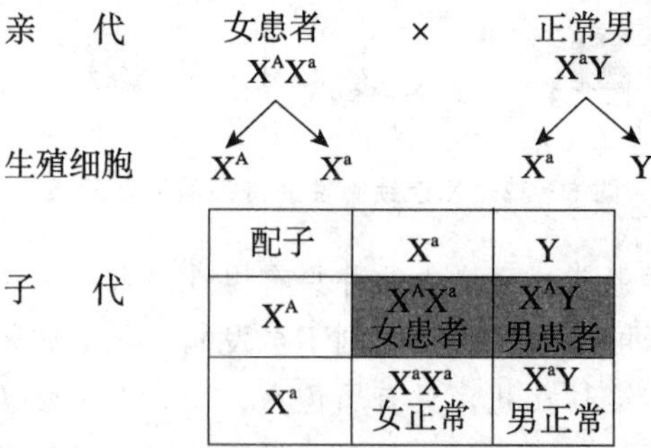

图 5－25　抗维生素 D 性佝偻病女性患者与正常男性婚配图解

X 连锁显性遗传病的典型系谱如图 5－26 所示，其系谱特点如下：

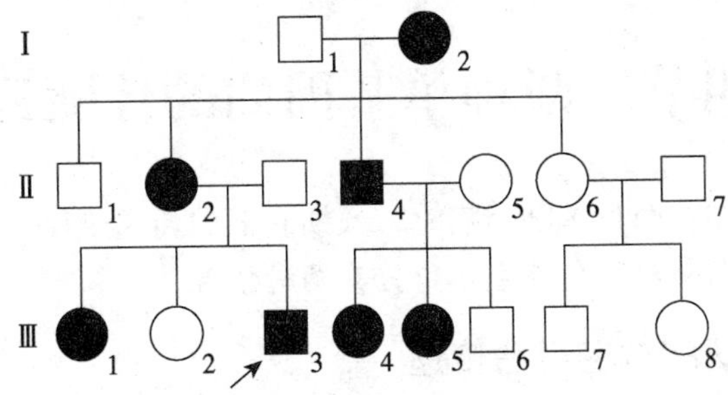

图 5-26 X 连锁显性遗传病的典型系谱

(1) 人群中女性患者多于男性患者，前者病情较轻。

(2) 系谱中可见连续传递现象，患者的双亲中必有一方是该病患者。

(3) 由于交叉遗传，男性患者的女儿全部都为患者，儿子全部正常。

(4) 在 X 连锁显性遗传病中，通常纯合子女性患者和男性患者表现为重型，而杂合子女性患者表现为轻型，这是因为杂合子女性患者中正常等位基因可进行功能补偿。由于出现纯合子女性患者的概率较小，总体来说，女性患者一般都是杂合子，所以，女性患者的病情比男性患者为轻。

五、Y 连锁遗传病

如果决定某种性状或疾病的基因位于 Y 染色体上，其遗传方式称为 Y 连锁遗传（Y-linked inheritance）。具有 Y 连锁基因者均为男性，这些基因将随 Y 染色体进行传递。因为女性没有 Y 染色体，既不传递有关基因，也不出现相应的遗传性状或遗传病。所以，在 Y 连锁遗传中，有关基因由男性向男性传递，父传子、子传孙，又称为全男性遗传。

Y 染色体是一条很小的染色体，其所携带的基因数量是所有染色体中最少的。只有 40 余个基因位于 Y 染色体。目前较肯定的 Y 连锁遗传性状或遗传病比较少，其中重要的是睾丸决定因子（TDF）（OMIM 480000）定位于 Yp11.2。它决定未分化性腺发育成睾丸，如果该基因突变或缺失，将导致性腺发育不全。另外，外耳道多毛基因是 Y 染色体上的基因。图 5-27 为一个外耳道多毛症（OMIM 425500）的系谱，系谱中祖孙三代患者全为男性，Y 染色体上具有外耳道多毛基因的男性，到了青春期，外耳道中可长出 2～3cm 的丛状黑色硬毛，常可伸出耳孔之外（图 5-28）。系谱中女性均无此症。

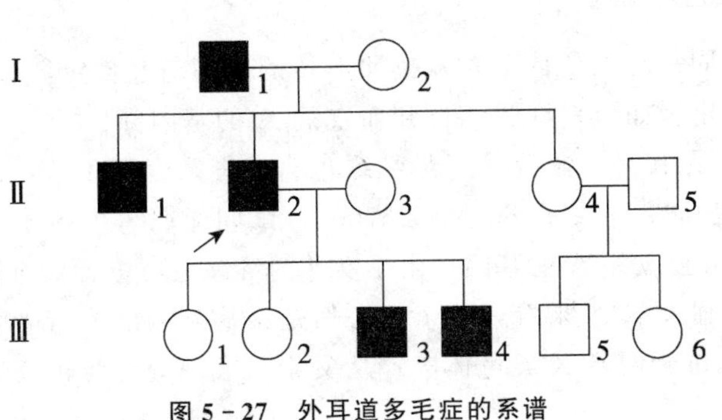

图 5-27 外耳道多毛症的系谱

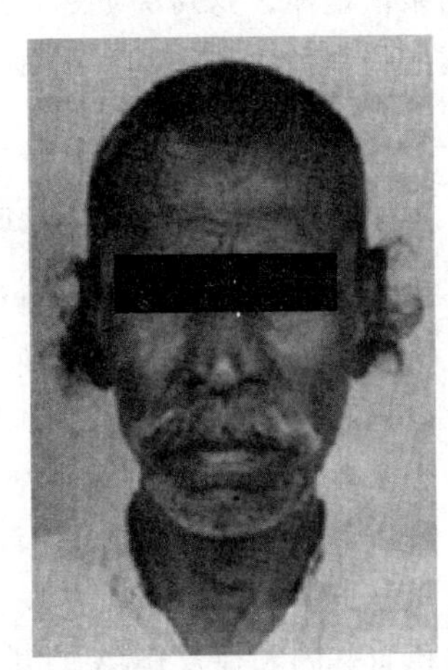

图 5-28 外耳道多毛症

第四节　两种单基因病的伴随遗传

当一个家系中同时存在两种单基因病时，预期它们的传递规律，关键问题是考虑控制它们的致病基因是否位于同一对染色体上，可分为两种情况。

一、两种单基因病的自由组合传递

在临床上，一个家系如果出现两种单基因病，并且两种单基因病的致病基因位于不同对的染色体上，那么它们按自由组合定律独立传递。如丈夫短指（OMIM 112500），妻子正常，婚后生了一个白化病的患儿，这对夫妇若再生第二胎，其子女发病情况如下：短指是常染色体显性遗传病，致病基因用 B 表示，白化病是常染色体隐性遗传病，致病基因用 a 表示。已知这两种致病基因位于不同对的染色体上，根据系谱的遗传特点，这对夫妇均为白化病基因携带者 Aa。这样，丈夫的基因型是 AaBb；妻子的基因型是 Aabb，再生孩子的发病情况见图 5-29。

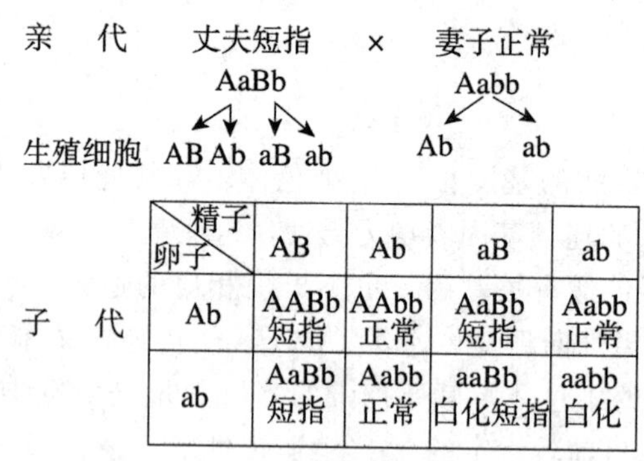

卵子＼精子	AB	Ab	aB	ab
Ab	AABb 短指	AAbb 正常	AaBb 短指	Aabb 正常
ab	AaBb 短指	Aabb 正常	aaBb 白化短指	aabb 白化

图 5-29　两种单基因病的独立传递

上述婚配形式用概率定律也可对后代发病风险作出估计。因为短指作为一种常染色体显性遗传病，子代患病的概率为 1/2，正常的概率也是 1/2；白化病作为一种常染色体隐性遗传病，子代中患者概率是 1/4，正常的概率是 3/4。如果把这两种病联合起来考虑，利用概率的乘法定律，这对夫妇若再生第二胎的情况如下：仅短指的概率为 $1/2\times3/4=3/8$；仅白化病的概率为 $1/4\times1/2=1/8$；既为短指又患白化病的概率为 $1/2\times1/4=1/8$；正常的概率为 $1/2\times3/4=3/8$。

二、两种单基因病的连锁与互换传递

当两种单基因病的致病基因位于同一对染色体上时，按照遗传的连锁与互换定律传递。子代中重组类型的比率由交换率来决定。如控制红绿色盲和血友病 A 的基因都位于 X 染色体上，而且均为隐性基因，其交换率是 10%。假设父亲是红绿色盲，母亲表型正常，已生出一个女儿是红绿色盲，一个儿子是血友病 A（OMIM 306700），试问他们再生孩子的情况？现以 b 代表红绿色盲基因，h 代表血友病 A 的基因。由于女儿为红绿色盲患者。所以母亲必然是该病的携带者，从其儿子患血友病 A 来看，母亲也必然是该病基因的携带者，且红绿色盲基因和血友病 A 的基因分别位于两条 X 染色体上；从父亲只表现为红绿色盲来分析，父亲具有红绿色盲基因但无血友病 A 基因。由于母亲生殖细胞形成时，X 染色体发生了 10%的交换，从而形成了四种不同比例的生殖细胞，父亲形成两种精子，精卵结合的情况如图 5-30 所示。

他们所生的女儿中，50%表型正常，50%几率患色盲；男孩中，45%几率患血友病 A，45%几率患红绿色盲，5%几率同时患两种病，5%几率是正常的。

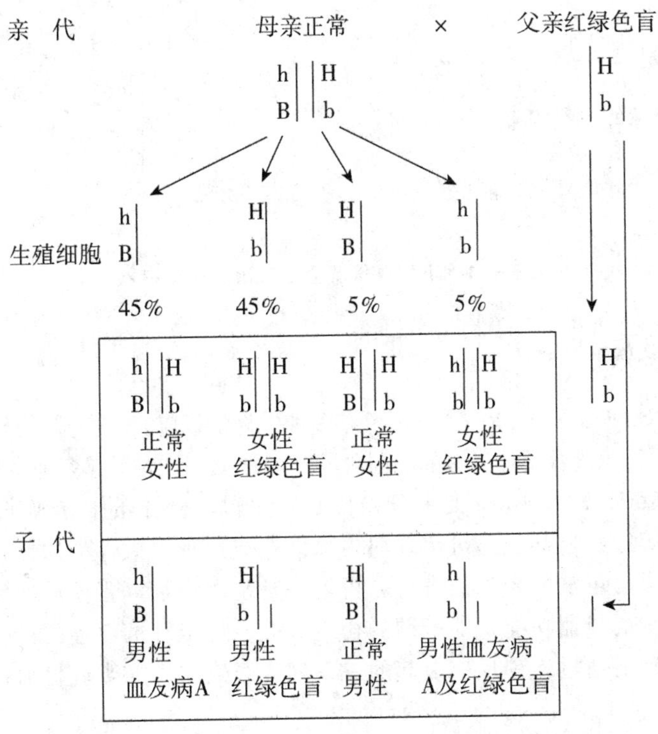

图 5-30 两种单基因病的联合传递

第五节 影响单基因病发病的因素

一、表现度

表现度（expressivity）是指在环境因素和遗传背景的影响下具有同一基因型的不同个体在性状或疾病的表现程度上产生的差异。表现度和外显率均受环境因素和遗传背景的影响，但两者所指的内容是不同的。外显率是指杂合子个体的发病比率；而表现度则是指不同个体表现出的疾病的严重程度。

多指（趾）症是一种常染色体显性遗传病，不同的杂合子患者表现出多指（趾）的数目不一，多出指（趾）的长短不一等，即表现度不同。前面所讲，多指（趾）症也呈现不规则显性，表现为外显不完全。

Ⅰ型成骨不全（OMIM 166200）呈常染色体显性遗传，是一种Ⅰ型胶原的 α 链异常所引起的疾病。患者的主要症状包括传导性耳聋、蓝色巩膜、骨质脆弱、易骨折等。不同的患者表现出这些症状的不同方面，轻症者只表现蓝色巩膜；严重者除了有频发骨折、耳聋、蓝色巩膜等外，还有牙本质发育不全和脊柱侧凸等。在一个家系中不同的患者可表现出不同的症状（图 5-31）。

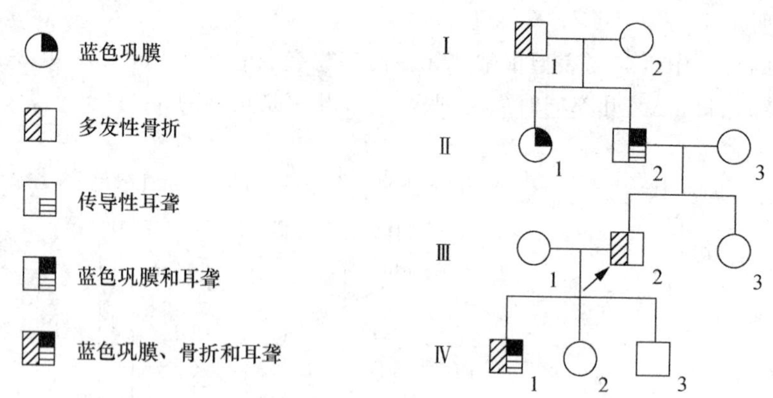

图 5-31　Ⅰ型成骨不全症系谱和患者症状

二、基因的多效性

基因的多效性（pleiotropy）指一个基因可有多种生物学效应。一个基因异常造成的基因产物缺乏常常会在不同的组织内及个体发育的不同阶段产生影响，从而引起多种性状的相应改变。

半乳糖血症（OMIM 230400）是一种糖代谢异常病，患者还伴有智能发育不全、黄疸、腹腔积液、肝硬化等症状，甚至还可出现白内障。造成这种多效性的原因，是基因产物在机体内复杂代谢的结果。可从两个方面进行分析，一是基因产物（蛋白质或酶）直接控制和影响了不同组织和器官的代谢功能，即所谓的初级效应，如半乳糖血症的糖代谢异常。二是在基因初级效应的基础上通过连锁反应引起的一系列次级效应，如半乳糖血症的神经系统异常和消化系统症状等。

镰状细胞贫血症（OMIM 603903）患者，由于存在异常血红蛋白，引起红细胞镰变，进而使血液黏滞度增加、局部血流停滞、各组织器官的血管梗塞、组织坏死等，导致各种临床表现。这些临床表现都是初级效应（镰变）后的次级效应，构成了基因的多效性。

三、遗传异质性

在遗传学中，表型通常是由基因型决定的，但相同的表型并不一定是一种基因型表达的结果，几种基因型可能表现为同一表型。这种表型相同而基因型不同的现象称为遗传异质性（genetic heterogeneity）。这种异质性在临床上是很常见的。遗传异质性又可进一步分为等位基因异质性（allelic heterogeneity）和基因座异质性（locus heterogeneity）两类。前者是指同一基因座上发生的不同突变，使同一疾病的不同发病家系带有不同的突变类型；后者是指发生在不同基因座上的突变所造成的表型效应相同或相似。

遗传异质性几乎成为遗传病的普遍现象。β 地中海贫血是由于血红蛋白的 β 珠蛋白链合成量下降、α 珠蛋白链相对过剩并沉积于红细胞所造成的溶血性贫血，呈不完全显性遗传。现已证明有 100 多种突变可以导致 β 地中海贫血。由于基因突变类型众多，病人的临床表现程度有较大的差异。实际上大多数重症患者是两种致病基因的杂合子，他们从父母那里分别继承了不同的致病等位基因，因此该病表现出等位基因异质性。

基因座位异质性可用先天性聋哑来说明。先天性聋哑（congenital deafness）的遗传方式有常染色体隐性遗传、常染色体显性遗传和X连锁隐性遗传三种方式，但主要是常染色体隐性遗传。属常染色体隐性遗传的先天性聋哑有Ⅰ型和Ⅱ型。先天性聋哑Ⅰ型（OMIM 220700）估计涉及35个基因座位，Ⅱ型涉及6个基因座位。其中每个座位纯合都可导致先天性聋哑。因此，常可见到两个先天性聋哑患者婚配后生出听觉正常的孩子，这是由于父母聋哑基因不在同一基因座所致，例如DDee（聋哑）×ddEE（聋哑）→DdEe（正常），由此可见，先天性聋哑具有高度的遗传异质性。又如智能发育不全这种异常性状，可由半乳糖血症的基因控制，也可由苯丙酮尿症的基因所决定。

四、从性遗传和限性遗传

从性遗传和性连锁遗传的表现形式都与性别有着密切的关系，但从性遗传的致病基因位于常染色体上，可能是显性或隐性基因。这种常染色体上的基因所控制的性状，在表型上受性别影响而显出男女分布比例或表现程度差异的现象，称为从性遗传（sex - influenced inheritance）。

秃顶（OMIM 109200）是常染色体显性遗传病，一般35岁左右开始出现秃顶，是一种从头顶中心向周围扩展的进行性对称性脱发。人群中男性秃顶明显多于女性，这是因为杂合子男性表现秃顶，杂合子女性则不会表现。杂合子女性秃顶基因可以传递给后代，她的儿子有可能秃顶。女性必须是秃顶基因纯合子才表现秃顶。这种表达上的差异受性别的影响，可能与雄激素的作用有关。经研究表明，秃顶基因能否表达还要受到雄性激素的影响。如果带有秃顶基因的女性，体内雄性激素水平升高也可出现秃顶。

某种性状或疾病的基因位于常染色体上，其性质可以是显性或隐性，但由于性别限制，只在一种性别中表现，另一性别则完全不能表达，但这些基因均可传给下一代，这种遗传方式称限性遗传（sex - limited inheritance）。这主要与两性生理构造的差异有关，例如，女性的子宫阴道积水（OMIM 236700）、男性的尿道下裂（OMIM 241750）等均由常染色体隐性基因决定。男性和女性的隐性纯合子中，虽都存在致病基因，但某一种性别因缺乏适宜的表达器官而不表达性状。

五、遗传早现

一些遗传病在连续世代传递过程中，其发病年龄一代比一代提前，且病情加重，这种现象称为早现（anticipation）。最典型的例子是强直性肌营养不良症（DMDⅠ型）（OMIM 160900），该病主要特征为肌无力，从面部开始逐渐遍及全身，并常伴有轻度智力低下。近年来对本病患者的*DMPK*（强直性肌营养不良蛋白激酶）基因的分析表明，在3′非翻译区存在CTG三核苷酸重复，正常变异拷贝数为5～35次，而患病的个体超过50次，有时达到1000个拷贝以上。该病的发病年龄、病情程度与其CTG三核苷酸重复次数相关，拷贝数越多，发病年龄越早，病情越重 。

六、遗传印记

越来越多的研究显示在一个个体中，同源染色体（或等位基因）因分别来自其父方或母方而表现出功能上的差异，因此当它们其中一个发生改变时，所形成的表型也有不同。这种由于基因来自父方或母方而产生表型差异的现象就称为遗传印记（genetic imprinting）。

在人类，由于印记效应，一些单基因遗传病的表现度和外显率也受到突变基因亲代来源的影响。例如慢性进行性舞蹈病是一种进行性神经病变，临床主要表现为进行性不自主的舞蹈样运动，平均发病年龄大约在 35 岁。本病致病基因定位于 4p16.31，由于发病年龄延迟，有时携带有致病基因的个体在还没有出现该病症状之前，就已经生育并且把致病基因传递给下一代。本病的致病基因如果是从父亲传来，患者发病早，可在 20 岁发病且病情严重；如果是从母亲传来，则患者发病晚，多在 40 岁以后发病且病情轻。

遗传印记是不同于孟德尔遗传规律的遗传现象。这种现象可能与基因在生殖细胞分化过程受到不同修饰（如 DNA 甲基化）相关。

第六节　单基因病再发风险的估计

再发风险又称复发风险，是指病人所患的遗传性疾病在家系亲属中再发生的风险率，一般用百分率（%）或比例（1/2，1/4…）来表示。

一、基因型确定者的后代发病风险的估计

对单基因遗传病基因型能确定的个体，发病风险的估计依据系谱特点并按照孟德尔遗传的基本规律进行推算。

（一）常染色体隐性遗传病

常染色体隐性遗传病患者的基因型一定是隐性纯合子，其父母往往是表型正常的携带者，因此，他们再生子女发病风险是 1/4，正常个体为 3/4，而在正常个体中有 2/3 是携带者。如果婚配的一方为患者（aa），另一方为携带者（Aa）时，子代发病风险为 1/2，携带者的几率也是 1/2。如果婚配的一方为患者，另一方是完全正常的个体，后代不会出现患者，但都是携带者。

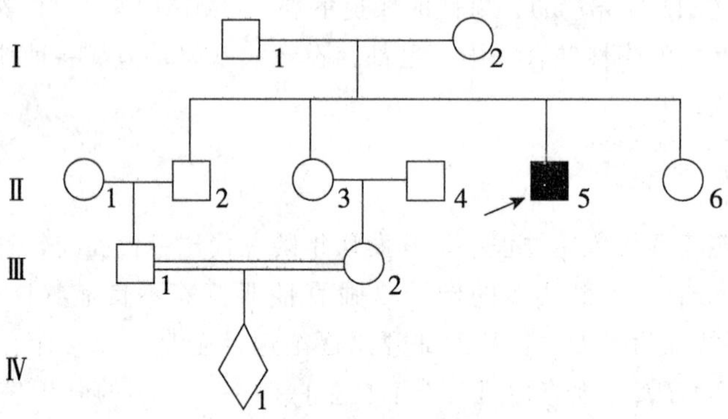

图 5－32　高度近视患者的系谱

常染色体隐性遗传病还表现出近亲婚配子女发病率明显升高的特点。高度近视（OMIM 255500）为常染色体隐性遗传病，图 5－32 是一个高度近视的系谱。$Ⅲ_1$、$Ⅲ_2$是姑表兄妹结婚，现来咨询，婚后生下患者的几率为多大？系谱中$Ⅱ_5$是患者，则其正常同胞$Ⅱ_2$、$Ⅱ_3$各有 2/3 的可能性为携带者，若$Ⅱ_2$、$Ⅱ_3$的配偶$Ⅱ_1$、$Ⅱ_4$均为正常（AA），那么$Ⅲ_1$、$Ⅲ_2$是携带者的几率各为 2/3 ×1/2＝1/3，他们婚后生患儿的风险为 1/3×1/3×1/4＝1/36。假如高度近视在人群中携带者的频率为 1/70，$Ⅲ_1$、$Ⅲ_2$都分别随机婚配，后代发病风险将大大降低，均为 1/3×1/70×1/4＝1/840。如果$Ⅱ_6$随机婚配，生下患者的风险为：2/3×1/70×1/4＝1/420。

（二）常染色体显性遗传病

在一般情况下，常染色体显性遗传病子女的再发风险是 1/2；夫妇双方都是杂合子患者时，子女发病风险为 3/4；患者正常同胞的子女一般不会患病。在具体评估工作中常遇到如下两个问题。

1. 不规则显性　如视网膜母细胞瘤（OMIM 180200）的外显率为 70%，图 5－33 是一个视网膜母细胞瘤的系谱。$Ⅱ_3$表型正常，婚后生了一个患病的女儿，说明她一定是致病基因携带者，她再生孩子的患病风险为 1/2×70%＝35%，系谱中所有患者生患儿的风险也是 1/2×70%＝35%。如果系谱中正常同胞的基因型不能肯定，他们婚后生患儿的风险要用逆概率定律进行估计（见后面介绍）。

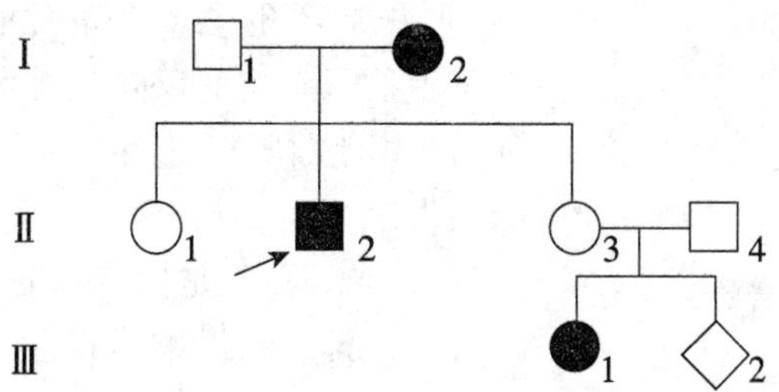

图 5－33　视网膜母细胞瘤患者的系谱

2. 新突变　在一个世代正常的系谱中，突然出现一个新的完全外显的常染色体显性遗传病患者，该患者很可能是新的基因突变的结果。此患者的子代再发风险为 1/2。但其弟妹再发风险率并不高于群体中一般的发病率。

（三）X 连锁显性遗传病

当父亲是患者，母亲正常时，其儿子全部正常，女儿全部患病。如母亲为杂合子患者，而父亲正常，其儿女各有 1/2 发病风险（图 5－24，图 5－25）。

（四）X 连锁隐性遗传病

X 连锁隐性遗传病比较少见，男患者与正常女性婚配，其儿子全部正常，女儿都是携带者。女携带者与正常男性婚配，男孩患病风险为 1/2，女孩将有 1/2 的几率为携带者（图 5－19，图 5－20）。

二、基因型不确定者的后代发病风险的估计

如果夫妇双方或一方的基因型根据系谱所提供的信息不能肯定，而系谱中又提供有其他信息，例如正常孩子数、实验室检查的有关数据、年龄等，这些信息都可否定或确定带有某种基因的可能性，这时估计子代发病风险要运用 Bayes 逆概率定律，计算出后代的发病风险。

1963 年，Bayes 提出一种确认两种相互排斥事件概率的理论。1975 年以后，这一理论逐渐被应用于遗传咨询中，借助该理论能较准确地计算遗传病的再发风险率。应用时首先要确定前概率和条件概率，在此基础上计算出联合概率和后概率，从而得出子代发病的风险率，在特定的遗传情况下，要把基因型不能确定者的各种可能基因型均考虑在内。

前概率：在已知有关成员可能的基因型基础上，按照有关遗传理论或遗传方式推算的某成员具有某基因型的理论概率。

条件概率：某种假设特定条件下，决定某个体是某种基因型的概率。特定条件包括正常子女数、患儿数、发病年龄、实验检查结果等。

联合概率：是某一种基因型前提下前概率和条件概率所说明的两个事件同时出现的概率，即前概率和条件概率之积。

后概率：即联合概率的相对概率，是每一事件（每一基因型）的联合概率除以各事件（各基因型）联合概率之和。

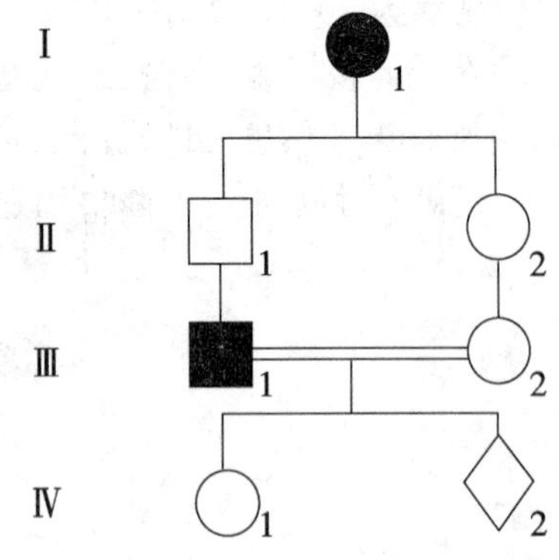

图 5－34　先天性聋哑患者的系谱

后概率的计算考虑了家系中已知的各种特定信息，因此，它比前概率更切合实际，借此可更准确地估算遗传病的再发风险。

1. 常染色体隐性遗传　先天性聋哑大多数表现为常染色体隐性遗传。图 5－34 是一个先天性聋哑的系谱，$Ⅲ_1$和$Ⅲ_2$婚后已生了一个正常的孩子，现$Ⅲ_2$前来咨询，他们再生孩子患病的风险是多大？由系谱资料可知，由于$Ⅲ_1$是患者，所以$Ⅱ_1$肯定是携带者，$Ⅱ_2$是携带者的可能性为 1/2（兄妹之间），$Ⅲ_2$是携带者的前概率为 1/2×1/2＝1/4，$Ⅲ_2$不是携带者的前概率为 3/4。从系谱中寻找信息，$Ⅲ_1$和$Ⅲ_2$婚后已生下一个并不聋哑的女儿，如果$Ⅲ_2$是携带者，生出正常女儿的条件概率为 1/2；如果$Ⅲ_2$不是携带者，其生出正常女儿的条件概率为 1，依此求出$Ⅲ_2$是携带者的后概率是 1/7，如表 5－3 所列。

表 5－3　先天性聋哑系谱中$Ⅲ_2$为携带者的概率

概率	$Ⅲ_2$是杂合子（Aa）	$Ⅲ_2$是纯合子（AA）
前概率	1/4	3/4
条件概率	1/2	1
联合概率	1/4×1/2＝1/8	3/4×1＝3/4
后概率	（1/8）/（1/8＋3/4）＝1/7	（3/4）/（1/8＋3/4）＝6/7

由于纯合子（aa）与携带者（Aa）婚后生出隐性患者（aa）的风险为 1/2，所以$Ⅲ_2$和$Ⅲ_1$再生孩子是先天性聋哑的风险为 1/2×1/7＝1/14，随着陆续生出健康孩子的增多，则$Ⅲ_2$是携带者的风险越来越小，但最终不能断定她不是携带者。如果$Ⅲ_1$和$Ⅲ_2$一旦生出患儿，即可确定$Ⅲ_2$是携带者，此时$Ⅲ_2$和$Ⅲ_1$生患儿的风险就上升到 1/2。

2. 常染色体显性遗传

（1）不规则显性　视网膜母细胞瘤为常染色体不规则显性遗传病，外显率为 70％。系谱（图 5－35）显示，妇女$Ⅱ_1$表型正常，其父为该病患者。她前来咨询，婚后孩子是否会患视网膜母细胞瘤。

由系谱可知，$Ⅱ_1$的基因型不能肯定，可按 Bayes 定律来计算后代的发病风险。$Ⅱ_1$的父亲患病，因此$Ⅱ_1$是 Aa 的前概率为 1/2，$Ⅱ_1$是 aa 的前概率也是 1/2。由于视网膜母细胞瘤的外显率为 70％，$Ⅱ_1$是 Aa 尚未发病的条件概率是 30％，$Ⅱ_1$是 aa 时目前不发病的条件概率为 1，因此，可计算出$Ⅱ_1$在两种假设情况下的联合概率和后概率（表 5－4）。$Ⅱ_1$是杂合子的概率是 0.23，所以她婚后生患儿的风险为 $0.23\times\frac{1}{2}\times 70\%=0.0805=8.05\%$。由上例可知，在这个不规则遗传病家系发病风险的估计中，外显率为一个特定条件。

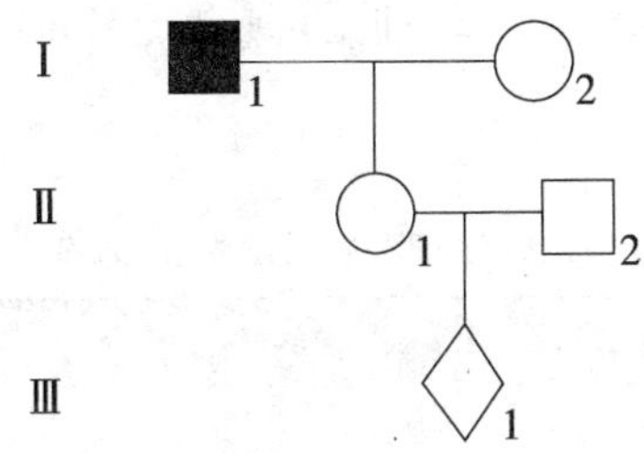

图 5-35 视网膜母细胞瘤患者的系谱

表 5-4 视网膜母细胞瘤系谱中Ⅱ$_1$是杂合子的概率

概率	Ⅱ$_1$是杂合子（Aa）	Ⅱ$_1$是纯合子（aa）
前概率	1/2	1/2
条件概率	0.3	1
联合概率	0.5×0.3=0.15	0.5×1=0.5
后概率	0.15/（0.15+0.5）=0.23	0.5/（0.15+0.5）=0.77

（2）延迟显性 延迟显性遗传病患者一般为杂合子，出生时一般表型正常，常发育到一定年龄时才发病，因此，估计基因型不能确定者的发病风险时，发病年龄可作为一个特定的条件。

例如，慢性进行性舞蹈病为常染色体延迟显性遗传病，据调查杂合子个体在 20 岁以前发病者占 8%，43 岁发病者占 64%。系谱图 5-36 中，Ⅱ$_2$的父亲患慢性进行性舞蹈病，Ⅱ$_2$已 45 岁，尚未发病，Ⅲ$_1$已 20 岁，表型正常，Ⅱ$_2$前来咨询，她的独子Ⅲ$_1$是否会患此病？患病的风险有多大？已知该病的发生与年龄有一定关系，所以Ⅱ$_2$和Ⅲ$_1$是否为杂合子不能肯定，需根据 Bayes 定律先计算Ⅱ$_2$是杂合子的概率（表 5-5）。由于Ⅰ$_1$的基因型已知为杂合子，根据遗传规律可知，Ⅱ$_2$为 Aa 和 aa 的前概率均为 0.5 ，当Ⅱ$_2$是杂合子时，她 45 岁时未发病的条件概率为 1－0.64＝0.36；Ⅱ$_2$基因型为 aa 时，她在 45 岁未发病的条件概率为 1。由此，可估算出两种假设条件下Ⅱ$_2$基因型的联合概率和后概率（表 5-7）。

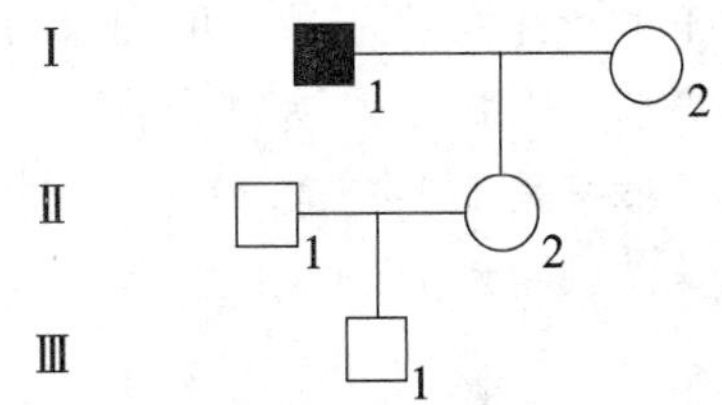

图 5-36 慢性进行性舞蹈病患者的系谱

表 5-5 慢性进行性舞蹈病系谱中Ⅱ$_2$为杂合子的概率

概率	Ⅱ$_2$是杂合子（Aa）	Ⅱ$_2$是纯合子（aa）
前概率	0.5	0.5
条件概率	1－0.64＝0.36	1
联合概率	0.5×0.36＝0.18	0.5×1＝0.5
后概率	0.18/（0.18+0.5）＝0.26	0.5/（0.18+0.5）＝0.74

因Ⅱ$_2$为杂合子的概率为 0.26，所以根据遗传规律，Ⅲ$_1$是杂合子（Aa）的前概率是 1/2×0.26＝0.13，Ⅲ$_1$是纯合子（aa）的前概率是 1－0.13＝0.87。Ⅲ$_1$是杂合子（Aa）在 20

岁时未发病的条件概率是1－0.08＝0.92，Ⅲ$_1$是纯合子（aa）时未发病的条件概率为1。由此，求出联合概率和后概率（表5-6）。

表5-6　慢性进行性舞蹈病系谱中Ⅲ$_1$为杂合子的概率

概率	Ⅲ$_1$是杂合子（Aa）	Ⅲ$_1$是纯合子（aa）
前概率	0.26×1/2＝0.13	1－0.13＝0.87
条件概率	1－0.08＝0.92	1
联合概率	0.13×0.92＝0.12	1×0.87＝0.87
后概率	0.12/（0.12＋0.87）＝0.12	0.87/（0.12＋0.87）＝0.88

从上述计算可知Ⅲ$_1$为Aa的概率为0.12，所以Ⅲ$_1$目前的发病风险为0.12×8%＝0.96%，其43岁时的发病风险为0.12×64%＝7.68%。

3. X连锁隐性遗传　血友病A是X连锁隐性遗传病。图5-37是一个血友病A患者的系谱。妇女Ⅲ$_6$的两个舅舅患血友病A，他前来咨询她的后代是否会患此病？根据系谱，Ⅰ$_2$肯定是携带者，Ⅱ$_5$可能是携带者，也可能是正常纯合子。因此，Ⅱ$_5$的基因型不能肯定，Ⅲ$_6$的基因型更不能肯定。为了回答咨询者的问题，先计算Ⅱ$_5$是携带者的概率，然后再算出Ⅲ$_6$是携带者的概率。根据遗传规律，Ⅱ$_5$是正常纯合子的概率为1/2，是携带者的概率也是1/2。当Ⅱ$_5$的基因型是正常纯合子时，则所生子女都正常，现已有4个正常男孩，所以这种情况下的条件概率为1^4。Ⅱ$_5$如果是携带者，则每生一个正常男孩的概率为1/2，现有4个正常男孩，因此在Ⅱ$_5$为携带者时，4个儿子都正常的条件概率为$(1/2)^4$＝1/16。Ⅱ$_5$为杂合子的后概率是1/17（表5-7），她的女儿Ⅲ$_6$是携带者的概率为1/17×1/2＝1/34。Ⅲ$_6$生男性患儿的风险是1/34×1/2＝1/68，女儿都正常。

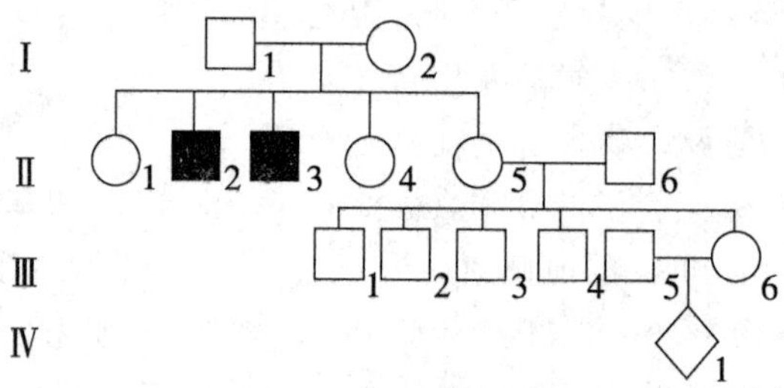

图5-37　血友病A患者的系谱

表5-7　血友病A系谱中Ⅱ$_5$为携带者的概率

概率	Ⅱ$_5$为正常纯合子（X^HX^H）	Ⅱ$_5$是杂合子（X^HX^h）
前概率	1/2	1/2
条件概率	1^4＝1	$(1/2)^4$＝1/16
联合概率	1/2×1＝1/2＝16/32	1/2×1/16＝1/32
后概率	（16/32）/（16/32＋1/32）＝16/17	（1/32）/（16/32＋1/32）＝1/17

计算表明，由于Ⅱ$_5$有4个正常儿子，所以她是杂合子的概率从1/2降到1/17，使Ⅲ$_6$婚后所生子女的发病风险也相应降低，更接近真实情况。

知识链接

皇家病

在19世纪及20世纪初，欧洲的许多皇室里出现了一种奇怪的疾病，患者稍有碰伤便出血不止，往往短命早夭。当时的医学界对此毫无办法，后来经研究证实这是一种遗传病——血友病。

1840年2月，21岁的维多利亚女王和她的表哥阿尔伯特结婚，婚后生下了四男五女，当时谁也没有想到，这场婚姻会给她的家庭生活带来巨大的不幸。由于维多利亚本人是血友病基因携带者，女王把这种致病基因遗传给了她的3个子女。幼子利奥波德亲王是血友病患者，次女艾丽斯公主和幼女贝亚特丽丝公主是血友病基因携带者。公主们表面上健康美丽，她们先后嫁到了西班牙、俄国和欧洲的其他皇室后，使这一可怕的疾病在欧洲皇室中蔓延，所生的小王子及其后代不少患上了血友病，把欧洲许多皇室都搅得惶恐不安，当时称之为“皇家病”。

为了弄清该疾病的确切性质，科学家从俄国Romanov家族的遗骸中提取DNA样本，其中包括维多利亚患血友病的曾孙Alexei王储的DNA样本。研究证实皇家血友病是X染色体上编码凝血因子IX的基因突变所致，它归属B型血友病，呈现X连锁隐性遗传方式。

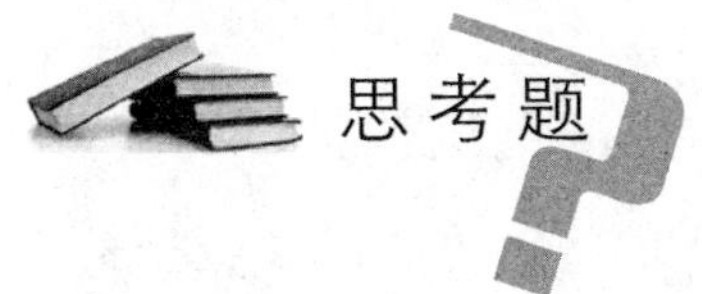

思考题

1. 如何理解分离律、自由组合律和连锁互换律及其细胞学基础？
2. 单基因病有哪几种遗传方式？各有何特点？如何判断及区别？
3. 如何估算单基因病的再发风险？
4. 为什么近亲婚配所生后代隐性遗传病的再发风险会明显增高？
5. 如何理解交叉遗传？
6. 如何理解单基因病发病涉及的影响因素？

（李秀梅　张　涛）

第六章

多基因病

学习目标

1. 掌握质量性状、数量性状、易感性、易患性、发病阈值、遗传度等概念。
2. 熟悉多基因遗传的概念和特点；常见多基因病研究进展。多基因病的特征和再发风险估计。

人类某些遗传性状或遗传病的遗传基础不是一对基因，而是多对基因，这些性状称为多基因性状。决定多基因性状的每个基因对表型的影响较小，称之为微效基因（minor gene），多对微效基因累加起来可以形成明显的表型效应。多基因性状除受遗传基础的控制外，还易受多种环境因素的影响，其遗传方式称为多基因遗传（polygenic inheritance），又叫多因子遗传（multifactorial inheritance）。

第一节　多基因遗传

一、质量性状和数量性状

生物的遗传性状可分为两大类：质量性状和数量性状。质量性状（qualitative character）间的差别明显，一般中间没有过渡类型，呈不连续变异，具有质的差异。质量性状遗传的基础是一对等位基因。如果是完全显性性状，则群体被明显地分为两群；若为不完全显性性状，则群体被明显地分为三群（图 6-1）。在人类性状中，如单眼皮和双眼皮、卷发和直发等正常性状及短指症、白化病、血友病、红绿色盲等遗传病都是单基因决定的质量性状。

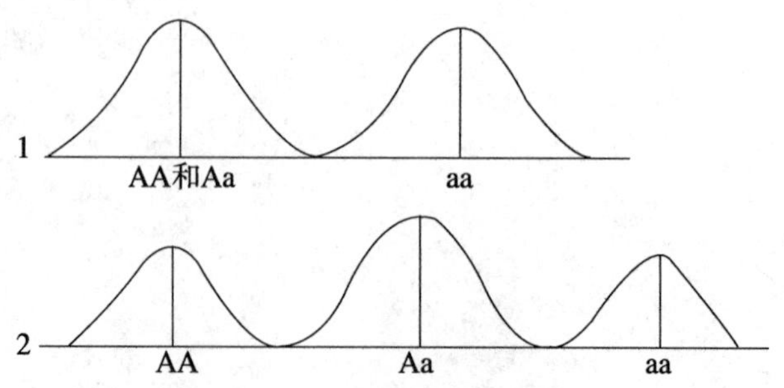

图 6-1　质量性状变异分布图

1. 完全显性；2. 不完全显性

多基因性状与单基因性状不同，其变异在群体中呈连续分布，变异有一系列的过渡类型，彼此间没有明显质的界限，只有数量的差别，因此，多基因性状也称为数量性状(quantitative character)。数量性状的遗传基础是多对基因。人类的性状多数是数量性状，如智力、体重、身高、肤色等正常性状以及某些先天畸形、高血压、精神分裂症、糖尿病、哮喘、冠心病、消化性溃疡等遗传病。

数量性状的变异在群体中的分布是连续的，只有一个峰，峰值代表平均值。如果随机取样任何一个大的人类群体，测量身高，就形成许多大小不同的测量值。如把测量值按数值大小排列，可以发现每两个相邻的数值差异很小，界限不清，很难进行高低分类，说明身高呈连续变异。如把身高相同的数值分别归类分组，并以各组的人数为纵坐标，以各组身高数值为横坐标，制作成分布曲线，就可以看到变异呈正态分布（图 6 - 2）。从图中看到极端变异的人（很高和很矮）占少数，大部分人的身高接近于平均值。

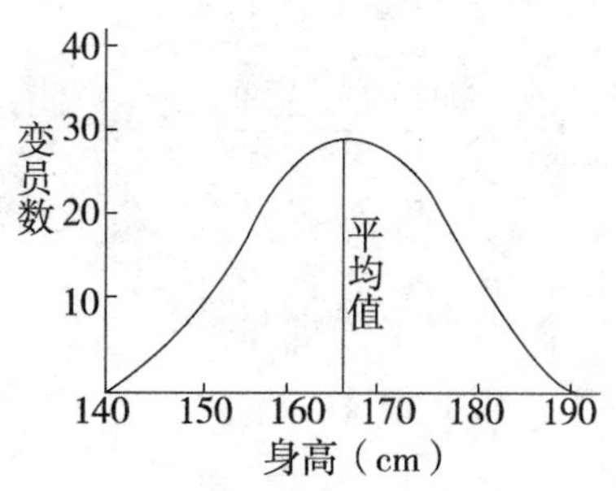

图 6 - 2 正常人群身高的变异分布图

质量性状属于孟德尔式遗传。数量性状的遗传虽然较为复杂，但其遗传也受孟德尔遗传规律支配，决定数量性状的基因仍然是按分离定律、自由组合定律及连锁互换定律传递。

二、多基因假说

1909 年，Nilsson-Ehle 通过对小麦粒色的研究，对数量性状的遗传进行了解释。提出了数量性状的多基因假说，其主要内容为：①数量性状的遗传基础是两对或两对以上的等位基因，而不是一对等位基因；②每对等位基因间没有显、隐性区别，呈共显性；③每个基因对性状产生的影响是微小的，称为微效基因。但是若干对微效基因累加起来可以形成明显的表型效应，称为加性效应；④这些微效基因也是按照孟德尔定律遗传；⑤性状除受微效基因影响外，也受环境因素的影响。

三、多基因遗传的特点

1910 年和 1913 年分别有学者对人的肤色的遗传进行了研究，黑种人的皮肤中色素沉着和白种人皮肤中的色素沉着有着明显的差异。因此，皮肤的颜色黑白分明。对纯种黑人和纯种白人婚配后子女的皮肤表型及混血儿所生子女的资料分析，发现在肤色上存在不同的差异，可将不同的肤色分成五类。根据自由组合定律可知，出现 5 个等级（即 5 种表型）可能是两对非等位基因作用的结果，即肤色的遗传可能涉及两对基因（Aa、Bb）。设 A 和 B 决定黑肤色，a 和 b 决定白肤色。如果一个纯合子黑人（AABB）和一个纯合子白人（aabb）婚配，他们子女的肤色为中间型（AaBb）。若两个中间型（AaBb）的人婚配，据分离定律和自由组合定律，则子女的基因型就可能出现纯黑（AABB）、稍黑（AABb、AaBB）、中间型（AaBb）、稍白（Aabb、aaBb）和纯白（aabb）5 种不同肤色的类型。其比例是 1∶4∶6∶4∶1（图 6 - 3）。极端类型少，中间类型多，变异呈正态分布曲线，因此认为肤色是多基因决定的数量性状。

至今，控制肤色的基因数目仍未定论。有人通过对不同婚姻组合的上百个子代的分析，认为肤色是由 3～5 对等位基因控制的。

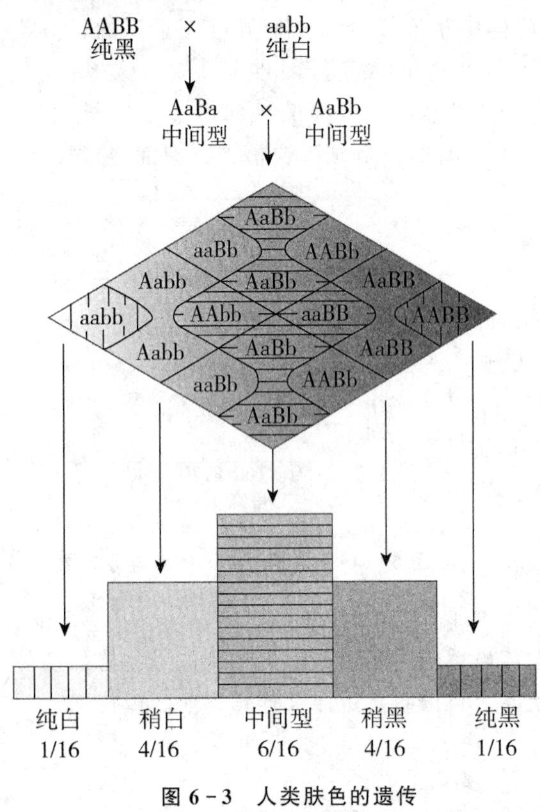

图 6-3　人类肤色的遗传

通过对数量性状的遗传分析，可以归纳出多基因遗传的特点：

（1）两个极端变异（纯种）的个体杂交后，子一代大多是中间型，但有一定范围的变异，这是环境因素影响的结果。

（2）两个中间型的个体杂交，子代大部分是中间型，但由于多对基因分离和自由组合以及环境因素的影响，变异范围更加广泛，有时会出现极端变异的个体。

（3）在随机交配的群体中，变异范围很广泛，大多数个体接近中间型，极端个体很少。多基因的遗传基础和环境因素都对个体的表型起作用。

（4）超亲遗传　当双亲不是极端类型时，其子女可分离出高于高亲值或低于低亲值的类型，这种超越双亲表型值的现象称超亲遗传。

英国科学家 Francis Galton 提出，既然数量性状的表型取决于多对共显性微效基因的随机组合，数量性状的遗传就会表现出回归现象（regression），即数量性状在遗传过程中子代将向人群的平均值靠拢。因此，当双亲不是极端类型时，高智商或高身材的父母所生子女的智商或身材的平均值虽然仍会偏高，但可能比其父母的平均值略为降低，比父母更接近于人群的平均值；同样，智商较低或身材较矮的父母所生子女的智商或身材的平均值比一般人群的平均值低，但可能比其父母的平均值要高。如果进一步考虑他们的二级亲属（祖父母、孙子女等）和三级亲属（表兄妹等），会发现随着亲属级别的降低，智商或身材等数量性状会逐渐地趋向于人群的平均值。这个回归定律对理解多基因病的易患性在患者亲属中的分布是有指导意义的。

第二节　多基因病

常见的多基因病可分成两大类：一类是由遗传因素和环境因素共同影响形成的先天畸形，如脊柱裂、唇裂、腭裂、先天性幽门狭窄、无脑儿、先天性髋关节脱位等。另一类是多基因遗传的常见病和慢性病，如冠心病、动脉粥样硬化、原发性高血压、哮喘、精神分裂症、糖尿病等。这些常见病、慢性病及先天畸形发病率一般都超过 1/1 000，有一定的遗传基础，常表现有家族倾向，但不是单基因病，患者同胞的发病率不是 1/2（AD）或 1/4（AR），仅为 1%～10%。近亲婚配时，子女患病风险增高，但不如常染色体隐性遗传病显著。经大量研究表明，这些病属于数量性状，具有多基因遗传基础，称为多基因病（polygenic disease）。

一、易感性、易患性与发病阈值

（一）易感性

在多基因病中，若干微效致病基因的累加作用，使带有致病基因的个体有患病的遗传基础。这种由多基因遗传基础决定的患某种多基因病的风险称为易感性（susceptibility）。易感性仅指个体的遗传基础；在一定的环境条件下，易感性高低可代表易患性高低。

（二）易患性与发病阈值

在多基因病中遗传基础和环境因素的共同作用下，决定了一个个体是否容易患病，称为易患性（liability）。易患性是多基因遗传中使用的一个特定概念，易患性高，患病的可能性就大；易患性低，患病的可能性就小。易患性的变异和多基因遗传性状一样在群体中呈正态分布，即群体中大多数个体的易患性接近平均值，而易患性很低和很高的个体相对比较少。当一个个体的易患性达到一定限度时，这个个体就要患病，这个易患性的限度或指标就称为阈值（threshold）。这样，连续分布的易患性变异就被阈值区分为两部分，即正常个体和患者，使连续变异的数量性状在阈值部位起了质的变化，低于阈值的为正常个体，高于阈值的为患者。患者与群体总人数的比率即为群体发病率。在一定的环境条件下，阈值代表发病所必需的致病基因的最低数值（图 6－4）。上述内容即为阈值假说（threshold hypothesis）。

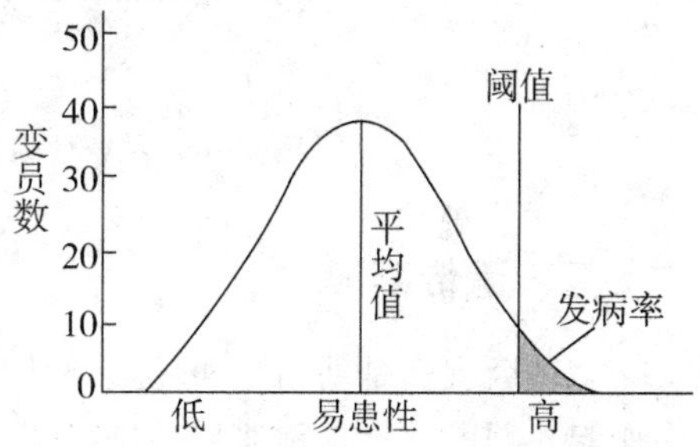

图 6－4　群体中易患性变异与阈值图解

（三）易患性变异与群体的发病率

一个个体的易患性高低是无法测量的，但一个群体的易患性平均值可从该群体的发病率做出估计。利用正态分布平均值与标准差的已知关系，可由发病率估计群体的阈值与易患性平均值之间的距离，此距离即以正态分布的标准差作为衡量单位。已知正态分布曲线下的总面积为 1（即 100%），可推算得到均数加减任何数量标准差的范围内，曲线与横轴之间所包括面积占曲线下全面积的比例。正态分布数据均数（μ）和标准差（σ）与正态分布曲线下面积（S）的关系如下（图 6－5）：

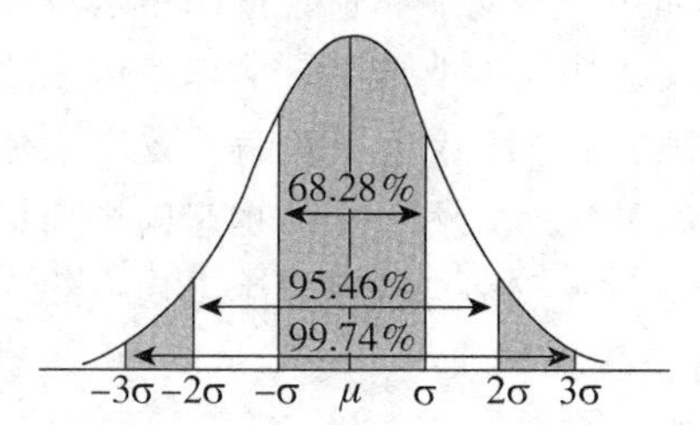

图 6－5　正态分布曲线中标准差的界限

在 $\mu\pm\sigma$ 范围内，面积占正态分布曲线范围内面积的 68.28%，此范围以外的面积占 31.72%，左侧和右侧各占约 16%。

在 $\mu\pm2\sigma$ 范围内，面积占正态分布曲线范围内面积的 95.46%，此范围以外的面积占 4.54%，左侧和右侧各占约 2.3%。

在 $\mu\pm3\sigma$ 范围内，面积占正态分布曲线范围内面积的 99.74%，此范围以外的面积占 0.26%，左侧和右侧各占约 0.13%。

多基因病的易患性阈值与平均值距离越近，反映其群体易患性的阈值越低，或平均值越高，则群体发病率也越高。反之，两者距离越远，其群体易患性的阈值越高，平均值越低，则群体发病率越低（表 6－1）。因此，可从群体发病率的高低计算出阈值与平均值之间的距离，估计群体易患性的高低（图 6－6）。

表 6-1 易患性阈值和平均值距离与发病率的关系

易患性阈值和平均值距离	阈值	平均值	发病率
越近	越低	越高	越高
越远	越高	越低	越低

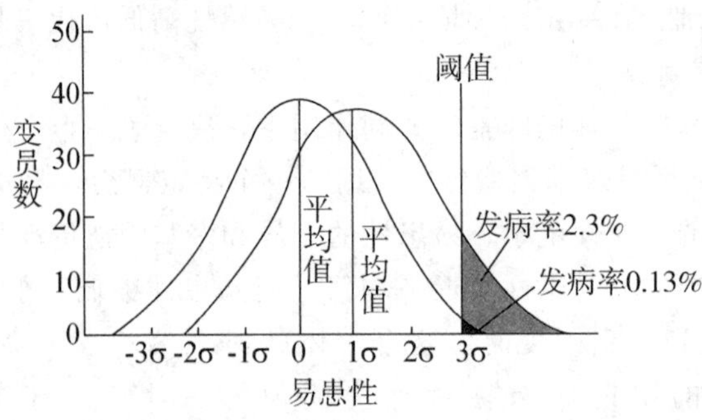

图 6-6 易患性阈值、平均值之间的距离与发病率的关系

二、遗传度

多基因疾病是基因型和环境条件相互作用的结果，其中遗传基础即致病基因在多基因病中所起作用的大小，称遗传度或遗传率（heritability），一般用百分率（%）来表示。一种遗传病如果完全由遗传因素决定，遗传度就是100%，这种情况是非常少见的。在遗传度高的疾病中，遗传度可高达70%～80%，这表明遗传因素在决定易患性变异和发病上有重要作用，环境因素的作用较小；在遗传度低的疾病中，遗传度可为30%～40%，这表明环境因素在决定易患性变异和发病上有重要作用，遗传因素的作用较不明显。遗传度的表示符号是h^2，计算多基因病遗传度的高低在临床实践上有重要意义。在人类遗传中，估算遗传度的方法有两种，即Falconer公式和Holgiger公式，在此介绍一种利用双生子发病一致率来估算遗传度的方法。所谓发病一致率是指双生子中一个体患某种疾病，另一个体也患同样疾病的频率。这种方法是根据遗传度越高的疾病，单卵双生的患病一致率与双卵双生患病一致率相差越大的原理而建立的。这种方法可用下面的Holgiger公式计算：

$$h^2=\frac{\text{单卵双生发病一致率（\%）}-\text{双卵双生发病一致率（\%）}}{100-\text{双卵双生发病一致率（\%）}}$$

例如，在25对单卵双生中，共同患精神分裂症的有20对，即单卵双生的发病一致率为20/25＝0.8，即80%；在20对双卵双生中，共同发病的有2对，即双卵双生发病一致率为2/20＝0.1，即10%。代入公式：

$$h^2=\frac{80-10}{100-10}=0.78=78\%$$

以上计算结果表明，精神分裂症的遗传度为78%。

应当指出，遗传度估计值是由特定环境中特定人群的患病率估算出来的，不易外推到其他人群和其他环境；同时，遗传度是群体统计量，对个体无意义。如果某种疾病的遗传度为50%，不能认为某个患者的发病一半由遗传因素决定，一半由环境因素决定，而应该理解为在这种疾病的总变异中，一半与遗传变异有关，一半与环境变异有关。遗传度的估算仅适合于没有遗传异质性，而且也没有主基因效应的疾病。表6-2是一些多基因病的遗传度、群体发病率和患者一级家属发病率的举例。

表 6-2 一些常见多基因病和先天畸形的发病率和遗传度

疾病名称	群体发病率（%）	患者一级亲属发病率（%）	男：女	遗传度（%）
唇裂±腭裂	0.17	4	1.6	76
精神分裂症	0.5～1.0	10～15	1	80
先天性髋关节脱位	0.1～0.2	男性先证者 4；女性先证者 1	0.2	70
先天性幽门狭窄	0.3	男性先证者 2；女性先证者 10	5.0	75
先天性畸形足	0.1	3	2.0	68
先天性巨结肠	0.02	男性先证者 2；女性先证者 8	4.0	80
腭裂	0.04	2	0.7	76
脊柱裂	0.3	4	0.8	60
先天性心脏病（各型）	0.5	2.8	—	35
无脑儿	0.5	4	0.5	60
糖尿病（青少年型）	0.2	2～5	1	75
原发性高血压	4～10	15～30	1	62
冠心病	2.5	7	1.5	65
消化性溃疡	4	8	1	37
哮喘	4	20	0.8	80
原发肝癌	0.05	5.45	3.5	52
原发性癫痫	0.36	3.9	0.8	55
强直性脊椎炎	0.2	男性先证者 7；女性先证者 2	0.2	70

三、多基因病特点

虽然多基因病的致病基因在家系中没有单基因病那么明显的传递特征，但符合数量性状遗传，具有如下特点：

1. 发病率均高于 0.1%。

2. 家庭患者越多，病情越重，再发风险越大，这说明遗传因素起着重要作用。

3. 有明显的家族聚集倾向。患者亲属的发病率为 1%～10%，高于群体的发病率，但无明显的遗传方式，不符合单基因遗传的所有方式，患者同胞的发病率远远低于 1/2 或 1/4。

4. 随着亲属级别的降低，患者亲属的发病风险迅速降低。群体发病率越低的多基因病，这种特征越明显。这表明随着一代一代的遗传，后代从亲代得到的致病基因越来越少，发病可能性也越小（图 6-7）。

5. 近亲婚配时，子女患病风险也增高，但不如常染色体隐性遗传病那样明显，这可能是致病基因或易患性基因的积累造成的。

6. 发病率有种族（或民族）差异，这表明不同种族（民族）的基因库是不同的。

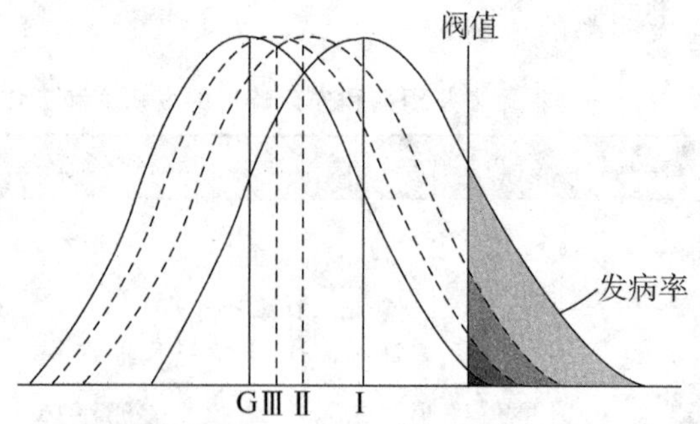

图 6-7 一般群体和患者一、二、三级亲属多基因病发病率的比较

G：一般群体易患性平均值；Ⅰ：一级亲属易患性平均值；
Ⅱ：二级亲属易患性平均值；Ⅲ：三级亲属易患性平均值

四、多基因病发病风险的估计

多基因病涉及多种遗传和环境因素，发病机制比较复杂，难以像单基因病那样准确推算其发病风险。在估计多基因病的发病风险时，应综合考虑以下几个方面：

(一) 群体发病率和遗传度与发病风险的关系

在相当多的多基因病中，一般群体发病率为 0.1%～1%，遗传度为 70%～80%，患者一级亲属的发病率约等于群体发病率的平方根，即可用 Edward 公式 $f=\sqrt{P}$来计算，f 为患者一级亲属发病率，P 为群体发病率。例如我国唇裂的群体发病率为 0.17%，其遗传度为 76%，患者一级亲属发病率 $f=\sqrt{0.17/100}\approx4\%$。如果群体发病率和遗传度高于或低于此范围，则患者一级亲属发病率将高于或低于群体发病率的平方根，上述公式即不适用。要了解一般群体发病率、遗传度和患者一级亲属发病率的关系，需要查看由这三者组成的关系图（图 6-8）。

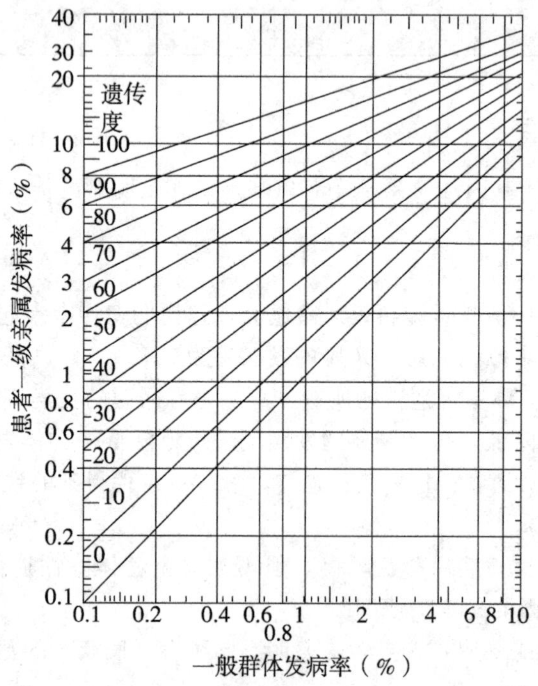

图 6-8 一般群体发病率、遗传度与患者一级亲属发病率关系图解

图 6-8 中，横坐标为群体发病率，斜线为遗传度，纵坐标为患者一级亲属发病率。当已知群体发病率和遗传度时，从此图很容易查出患者一级亲属的发病率。唇裂的群体发病率为 0.17%，遗传度为 76%，从纵坐标上看，患者一级亲属发病率约为 4%。消化性溃疡的群体发病率为 4%，遗传度仅为 35%，如果按照 Edward 公式来计算，患者一级亲属的发病率应为 20%，但实际上远比这个发病率要低，从图 6-8 查知，一级亲属发病率仅约为 8%。

（二）家庭中患病人数与发病风险的关系

一个家庭中患病人数越多，则发病风险也越高。例如，当一对表型正常的夫妇已生出一个唇裂患儿后，再次生育后代的复发风险为 4%，如果他们生过两个该病患儿，再次生育后代的复发风险就增高 2～3 倍，即近于 10%。生育患儿越多，说明这对夫妇带有更多导致唇裂的致病基因，虽然他们都未发病，但其易患性更接近发病阈值，后代再发风险相应增高，这是多基因病中基因累加效应所致。

（三）病情严重程度与发病风险的关系

多基因病中，基因的累加效应还表现在病情的严重程度上。因为病情严重的患者必定带有更多的易感基因，其父母也会带有较多的易感基因，使易患性更接近阈值。所以，再次生育时其同胞的再发风险也增高。例如，只有一侧唇裂的患者，其同胞的再发风险为 2.46%，若一侧唇裂并发腭裂的患者，其同胞的再发风险为 4.21%，而两侧唇裂并发腭裂的患者，其同胞的再发风险则高达 5.74%。

（四）发病率有性别差异时的再发风险

某些多基因病发病率有性别差异，这表明不同性别的发病阈值（发病所需最少的致病基因数量）不同（图 6-9）。发病率低的性别其阈值高，该性别个体一般不易患病，一旦发病就表明这个患者一定携带有较多的致病基因，才能超过较高的阈值而发病，因此，其后代将会得到较多的致病基因，导致发病风险增高（尤其是与其性别相反的后代）。相反，发病率高的性别其阈值低，该性别个体携带较少的致病基因时，易患性就可能超过阈值而发病，所以后代的发病风险将会较低（尤其是与其性别相反的后代）。例如，先天性幽门狭窄的男性发病率为 0.5%，女性发病率为 0.1%，男性发病率高于女性 5 倍。男性患者的儿子发病率为 5.5%，女儿的发病率为 1.4%；女性患者的儿子发病率为 20%，女儿的发病率为 7%。以上说明女性患者比男性患者有更多的易感基因（致病基因）。

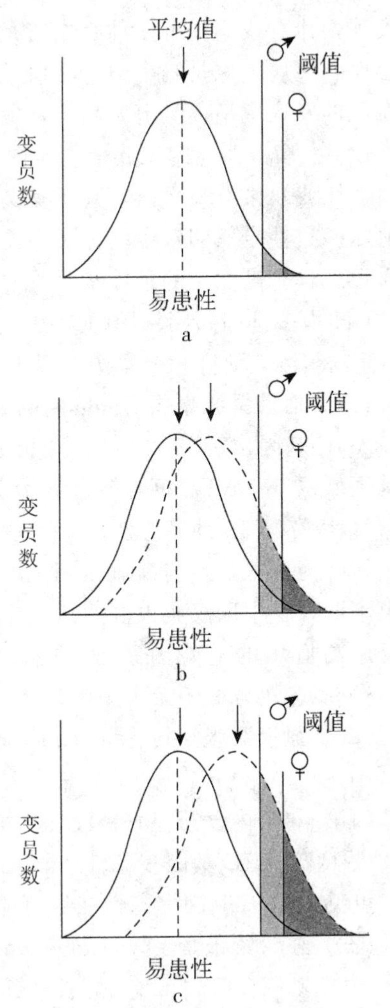

图 6-9 阈值有性别差异的易患性分布（先天性幽门狭窄）

a. 群体；b. 男性患者一级亲属；c. 女性患者一级亲属

第三节 多基因病的研究进展

多基因病是微效基因加性效应与环境因素的相互作用导致，由于病因复杂，这类疾病常称为复杂性疾病（complex disease）。多基因病是一类患病率较高、发病较为复杂的疾病，因此危害更加严重。对一些常见的多基因病，如高血压、糖尿病、冠心病、哮喘、精神分裂症、阿尔茨海默病等的研究进入了基因水平。目前绝大多数多基因病的致病基因尚不明确，众多候选基因正在筛查研究中。

一、原发性高血压

原发性高血压（essential hypertension，EH）（OMIM 145500）是以血压升高为主要临床表现，伴有或不伴有多种心血管危害因素的综合征，占高血压病的90%～95%，是常见的心血管疾病，也是脑卒中、心肌梗死和晚期肾衰竭等致死性疾病的独立危险因素。近年，高血压的发病率呈逐年上升趋势，成为危害人们身体健康最严重的疾病之一。

EH发病有明显的家族聚集倾向，患者的一级亲属更易患高血压。双亲无高血压、一方有高血压或双亲有高血压，其子女高血压发生概率分别为3%、28%、46%。单卵双生的同胞血压一致性较双卵双生同胞更为明显。EH发病亦有种族差异性。研究显示，黑人更易患高血压，具有高血压的种族素质。

EH为多基因共同作用的产物，这一观点已得到广泛认同。目前，国内外研究涉及多种EH候选基因，研究主要集中在以下几个方面：

（一）血管紧张素原（angiotensinogen，AGT）基因

*AGT*基因位于1q42-q43，全长12kb，由5个外显子和4个内含子组成。*AGT*基因核心启动区域位于TATA框与转录起始点之间，对该基因转录表达起重要调控作用。目前发现*AGT*基因存在15种多态性，尤其是M235T变异体（基因突变导致第235号氨基酸由甲硫氨酸转变为苏氨酸）与高血压相关联。然而，M235T多态性与高血压的关系在不同人群的结果不同，在中国汉族人群的研究中发现TT基因型和EH明显相关，M235T多态性是中国汉族高血压的危险因素。但是，对欧洲人群、新加坡人群和墨西哥人群的研究发现，M235T多态性与EH无明显相关性。

（二）血管紧张素转化酶（angiontensin converting enzyme，ACE）基因

*ACE*基因位于17q23，全长21kb，由26个外显子和25个内含子组成。近年研究证实该基因第16个内含子上有一段287bp的缺失/插入（D/I）多态性与EH的发生有关。血清ACE浓度与*ACE*基因多态性密切相关，DD型血浆ACE的水平和活性明显高于Ⅱ型和ID型。可见，*ACE*基因多态性变异可能是高血压的危险因子。

（三）血管紧张素受体（angiotensin receptor，ATR）基因

*ATR*基因位于3q22，全长1kb，只有1个外显子，无内含子结构。血管紧张素Ⅱ（AngⅡ）必须通过与靶细胞表面的受体结合才能起作用。目前已知的人类ATR有1型（ATR1）和2型（ATR2）两种亚型。现已发现的*ATR1*基因多态性有50多种。多数研究集中于该基因3’端的A1166C多态性。Bonnardeaux等发现在高血压患者中，*ATR1*基因C1166突变频率明显高于正常者。对高加索人群和中国人群的研究中发现，*ATR1*基因A1166C多态性和高血压相关。也有人进行*ATR2*基因与EH相关性的研究。

二、糖尿病

糖尿病（diabites mellitus，DM）是以长期高血糖为主要特征而导致各种组织，特别是眼、肾、心脏、血管、神经的慢性损害、功能障碍的一组代谢综合症。分为 1 型糖尿病（type 1 diabetes，T1DM）和 2 型糖尿病（type 2 diabetes，T2DM），其中 T2DM 约占 90%。2013 年国际糖尿病联盟（International Diabetes Federation，IDF）公布，全球 20～79 岁成年人的糖尿病患病率为 8.3%，患者人数已达 3.82 亿。目前，我国糖尿病的患病人数为 9800 万，居全球首位。糖尿病已成为威胁人类健康的第三大杀手。

（一）1 型糖尿病

T1DM（OMIM 222100）是由于机体免疫系统破坏胰岛β细胞，导致胰岛素产生受阻所引起的一种疾病。研究显示，T1DM 的发病率存在地域差异、种族差异以及家庭聚集性等现象，揭示了遗传因素和环境因素在其发病过程中的重要作用。T1DM 患者一级亲属的平均患病率为 6%，明显高于普通人群的 0.4%，单卵双生子 T1DM 的一致率最高可达 70%。

T1DM 是一种严重危害人类健康的多基因病，其防治主要通过饮食干预、自身抗原疫苗接种及单克隆抗体治疗等措施来诱导自身免疫耐受，改善免疫调节，减少胰岛β细胞凋亡。目前研究发现 10 多个基因的变异可增加 T1DM 的易感性，除定位于 6p21 的人类白细胞抗原基因（*IDDM*1）和位于 11p15 的胰岛素基因（*IDDM*2）为 T1DM 的主要易感基因外，又新发现 *SH2B*3、*TC-PTP*（*PTPN*2）和 *RGS*1 等基因与 T1DM 明确相关，这 3 个基因分别定位于 12q24、18p11 和 1q31。

（二）2 型糖尿病

T2DM（OMIM 125853）主要是由于胰岛素抵抗或胰岛素分泌不足引起的以高血糖为特征的代谢性疾病。T2DM 的病因较为复杂，受不可调因素（遗传因素、年龄、先前的妊娠期 DM）和可调因素（肥胖、体力活动、营养因素、吸烟、饮酒等）的双重影响。

尽管 T2DM 的发病机制复杂多样，但其发病的家族聚集性及民族差异性均提示除环境因素外，遗传因素也起了重要的作用。T2DM 患者一级亲属糖尿病发病风险是一般人群的 3.5 倍；双生子分析显示，单卵双生子同病率为 41%～55%，双卵双生子同病率为 10%～15%。此外，T2DM 的发病情况还存在较大的种族差异，研究显示美国亚利桑那州印第安人的 T2DM 的患病率可高达 60%，相对而言，中国人该型糖尿病患病率明显低得多（9.7%）。

2007—2010 年，国际上关于 T2DM 的 GWAS 的研究显示，在欧洲裔、亚洲裔等不同种族人群累计共发现了四十多个基因（区域）的单核苷酸多态性与 T2DM 相关（表 6-3）。这些 T2DM 易感基因及易感位点的确定，对 T2DM 高危人群的筛查、早期预警、阐明发病机制，甚至开发新药以及个体化防治等均具有重要意义。

表 6-3 T2DM 相关基因（区域）

年份	研究人群	基因/区域
2007	高加索人	*KCNJ11*、*PPARG*、*TCF7L2*、*CDKN2A/2B*、*FTO*、*HHEX/IDE*、*IGF2BP2*、*CDKAL1*、*SLC30A8*
2008	欧洲人	*NOTCH2*、*ADAMTS9*、*THADA*、*JAZF1*、*CDC123/CAMK1D*、*TSPAN8/LGR5*
2008	日本人、欧洲人	*KCNQ1*
2009	欧洲人	*IRS1*
2010	中国人	*PTPRD*、*SRR*、*SPRY2*、*C2CD4B*
2010	欧洲人	*RBMS1/ITGB6*（*2q24*）
2010	欧洲人	*BCL11A*、*HNF1A*、*HMGA2*、*CENTD2*、*KAF14*、*PRC1*、*TP53INP1*、*ZBED3*、*ZFAND6*、*CHCHD9*、*DUSP9*、*KCNQ1*

知识链接

冠心病——威胁人类生命健康的头号杀手

心脏疾病是威胁人类生命健康的头号杀手，世界心脏联盟把每年 9 月的最后一个星期日定为“世界心脏日”。《2012 世界卫生统计报告》显示，全球每年约有 1750 万人死于心脏病，占总死亡人数的 30%。中国心血管疾病患者人数则已高达 2.9 亿，每年死亡约 350 万人，死亡人数位列世界第二。心脏猝死 80% 由冠心病及其并发症引起。

冠心病（coronary artery disease，CAD）即冠状动脉粥样硬化性心脏病，是由于冠状动脉循环改变引起冠状血流对心肌供给不足而导致的心肌损害。症状表现为胸腔中央发生一种压榨性的疼痛，并可迁延至颈部、下颌、手臂、后背及胃部。休息或舌下含服硝酸甘油可缓解。

CAD 是一种复杂性疾病，受不可调因素（遗传因素、年龄、性别等）和可调因素（高血压、糖尿病、肥胖、体力活动、营养因素、吸烟、饮酒等）的共同作用。针对 CAD 易感基因的研究一直备受重视。目前已发现的 CAD 相关基因从功能上可分为：脂代谢相关基因、炎症相关基因、内皮细胞功能相关基因和血栓形成相关基因。这些基因的相继发现加深了人们对 CAD 发病机制的认识。

近年来，心脏疾病年轻化趋势严峻，在过去 15 年里，中国 35～44 岁年龄组患冠心病的人数增长了 150%。预防心血管疾病的最佳方案是保持健康的生活方式，如科学膳食、适度锻炼、良好心态。

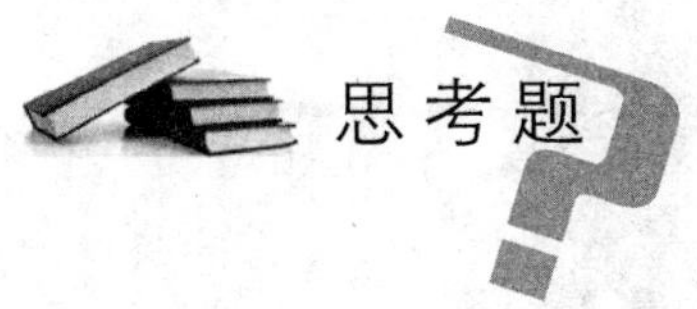

思考题

1. 质量性状与数量性状有何异同?

2. 在估计多基因病的发病风险时，应考虑哪些情况?

3. 与单基因病相比，多基因病有哪些不同的特点?

4. 有一种多基因病的遗传度为80%，群体发病率为0.49%，如果一对表型正常的夫妇已生过一个该病的患儿，生第二个孩子的发病风险是多少?

(赵春艳)

第七章

分子病与遗传性酶病

学习目标

1. 掌握分子病和遗传性酶病的概念及分类；血红蛋白病的概念及分类；镰状细胞贫血症的发病机制；苯丙酮尿症的发病机制。
2. 熟悉血红蛋白病的分子机制；遗传性酶病的分子机制。
3. 了解半乳糖血症、白化病、血友病、假肥大型肌营养不良症、家族性高胆固醇血症等病的主要临床表现与遗传基础。

根据“中心法则”等分子生物学基本原理，人类 DNA 上的遗传信息必须先转录到 mRNA，再由 mRNA 翻译成特定的蛋白质（或酶），最终表达为特定的生理、生化特征或性状。生命过程中，如果受到某些诱变因素的影响，DNA 的脱氧核苷酸组成或序列会发生变化，造成基因突变，进而引起其编码的蛋白质或酶发生相应的改变。若是轻微而无害的改变，会造成不同人体生理、生化特征的遗传差异，在群体中表现为多态现象。蛋白质或酶的严重异常，可引起一系列病理变化，表现为分子病或遗传性酶病。

第一节　分 子 病

分子病（molecular disease）是指由于基因突变导致的蛋白质分子结构或合成量异常所引起的疾病。

随着研究的不断深入，迄今已发现了许多分子病，如血红蛋白病、血浆蛋白病、结构蛋白病、胶原蛋白病、免疫球蛋白病、受体蛋白病和膜转运载体蛋白病等等。

一、血红蛋白病

血红蛋白病（hemoglobinopathy）是指珠蛋白分子结构异常或合成量异常所引起的疾病。血红蛋白病是人类研究最早、也是认识最为清楚的一种运输性蛋白病。

研究推测，目前全人类有 3 亿多人携带血红蛋白病致病基因。血红蛋白病曾经被世界卫生组织（WHO）列为严重危害人类健康的疾病之一，在我国多见于南方。

（一）正常血红蛋白分子的结构及发育变化

血红蛋白是红细胞的主要成分，是血液中红细胞携带、运输氧气和二氧化碳的载体。血红蛋白分子是由两对单体（亚单位）组成的球形四聚体（图 7－1），其中一对由两条类 α 珠蛋白链（α 链或 ζ 链）各结合一个血红素组成；另一对由两条类 β 珠蛋白链（β、ε、γ 或 δ 链）各结合一个血红素组成。α 链长度为 141 个氨基酸，β 链则由 146 个氨基酸组成。在人类个体发育的不同阶段，类α链和类β链的不同组合所形成的四聚体，构成了人类常见的几种血红蛋白（表 7－1）。

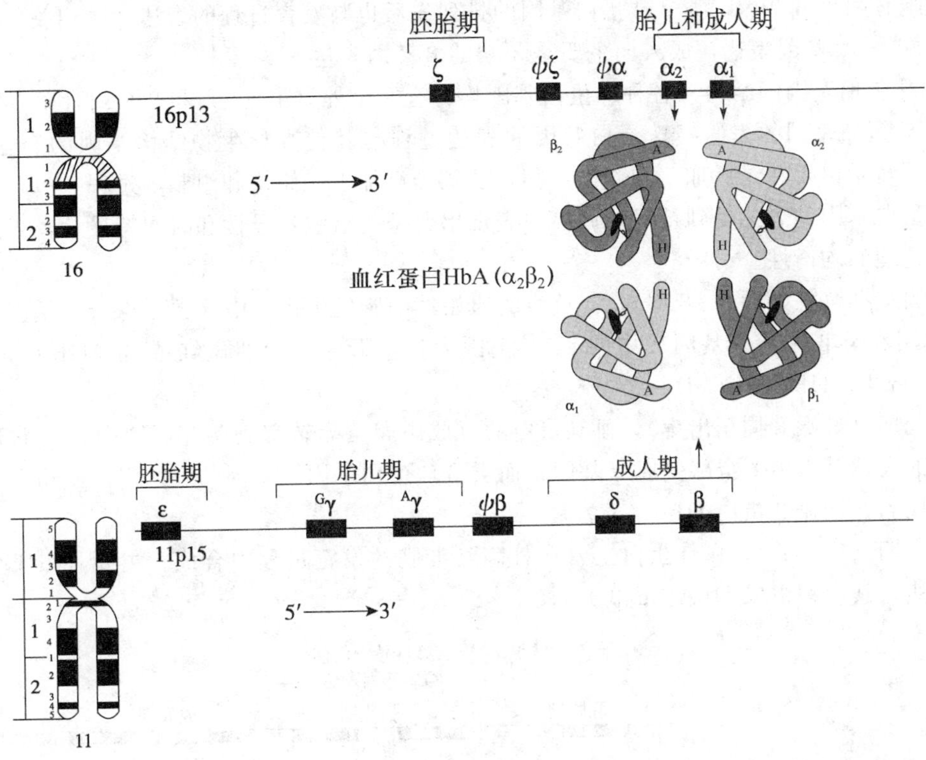

图 7－1 珠蛋白基因簇和血红蛋白

表 7－1 正常人体血红蛋白

发育阶段	血红蛋白种类	分子结构
胚胎	Hb Gower Ⅰ	$\zeta_2\varepsilon_2$
	Hb Gower Ⅱ	$\alpha_2\varepsilon_2$
	Hb Portland	$\zeta_2{}^G\gamma_2$，$\zeta_2{}^A\gamma_2$
胎儿（8 周至出生）	Hb F	$\alpha_2{}^G\gamma_2$，$\alpha_2{}^A\gamma_2$
成年人	Hb A（95%）	$\alpha_2\beta_2$
	Hb A_2（3%）	$\alpha_2\delta_2$

（二）人类珠蛋白基因及其表达

人类珠蛋白基因包括类α珠蛋白基因和类β珠蛋白基因两大类，各含数个相同或相似的基因，紧密排列在 DNA 的特定区段，构成了基因簇。在人类珠蛋白基因簇中存在着一些假基因，它们与正常的珠蛋白基因结构相似，但却没有正常功能，如ψα、ψζ、ψβ。

1. 类α珠蛋白基因簇　人类α珠蛋白基因簇定位于 16p13，在 DNA 中按 5′→3′方向排列顺序为5′ ζ-ψζ－ψα－α_2－α_1 3′（图 7－1）。每条 16 号染色体有两个α基因，正常的二倍体细胞有 4 个α基因。类α珠蛋白基因的排列顺序与发育过程中的表达顺序相一致，即发育早期是 5′端ζ表达，正常成人主要是 3′端的α基因表达。

2. 类β珠蛋白基因簇　人类β珠蛋白基因簇定位于 11p15，在 DNA 中按 5′→3′方向排列顺序为5′ε-$^{G}\gamma$-$^{A}\gamma$-ψβ-δ-β 3′（图 7-1）。每条 11 号染色体只有一个 β 基因，正常的二倍体细胞有两个 β 基因，类 β 珠蛋白基因的排列先后也与发育过程的表达顺序相关。发育早期是 5′端 ε、γ 基因表达，成人期主要是 3′端的 β 基因表达。

3. 珠蛋白基因的结构　各种珠蛋白基因均含有 3 个外显子（E）和 2 个内含子（I）。

4. 珠蛋白基因的表达　珠蛋白基因的表达过程与其他真核生物结构基因的表达类似，也要经历转录以及转录后加工和修饰、翻译及翻译后加工、修饰和组装等过程。

珠蛋白基因的表达受到精确的调控，表现出典型的组织特异性和时间特异性，表达的数量呈现合理的均衡性。

胚胎早期（妊娠后 3～8 周），卵黄囊的原始红细胞发生系统中，类 α 珠蛋白基因簇中的 ζ、α 基因和类 β 珠蛋白基因簇中的 ε、γ 基因表达，形成胚胎期血红蛋白（Hb GowerⅠ、Hb GowerⅡ、Hb Portland）。

胎儿期（妊娠 8 周至出生），血红蛋白的合成由卵黄囊转移到胎儿肝脾中，类 α 珠蛋白基因簇的表达基因由 ζ 全部变成 α 基因；而类 β 珠蛋白基因簇基因的表达由 ε 全部变成 γ 基因，形成胎儿期血红蛋白 HbF（$\alpha_2\gamma_2$）。

成人期（出生后），血红蛋白主要在骨髓红细胞的发育过程中合成。主要是 α 基因和 β 基因表达，其产物组成 HbA（$\alpha_2\beta_2$）（图 7-2）。

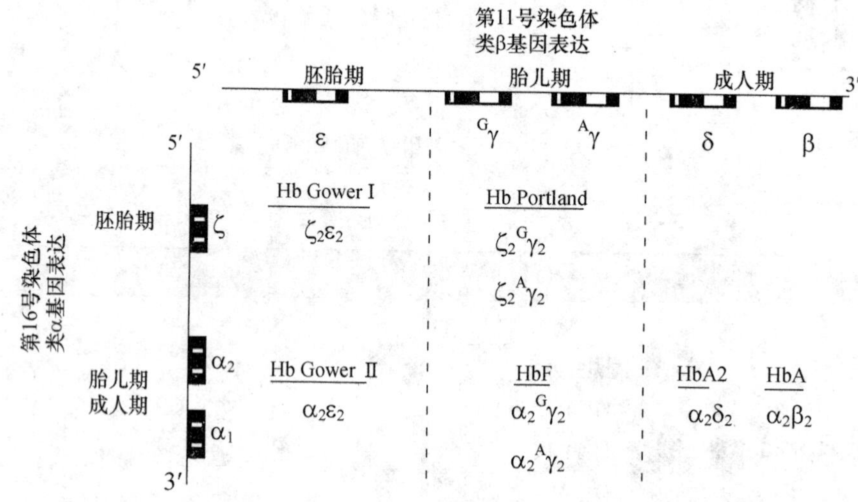

图 7-2　正常人体发育过程中的血红蛋分子类型

从类 α 和类 β 珠蛋白基因簇的组成可知，每个二倍体个体带有 4 个 α 基因和 2 个 β 基因，但通过特殊的调控机制，正常人体中 α 珠蛋白和 β 珠蛋白的分子数量相当，正好构成 HbA（$\alpha_2\beta_2$），表明 β 基因表达效率约是 α 基因的两倍。类 α 和类 β 珠蛋白数量的平衡是保证人体血红蛋白正常生理功能的需要。

（三）血红蛋白病及其分子机制

血红蛋白病分两类：一类是由于珠蛋白结构异常引起的异常血红蛋白病；另一类是由于珠蛋白链合成量异常导致的地中海贫血。

1. 异常血红蛋白病　异常血红蛋白病又称异常血红蛋白综合征（abnormal hemoglobin syndrome）（OMIM 141800～142000），是一类由于珠蛋白基因突变导致珠蛋白结构异常而引起的血红蛋白分子病。珠蛋白结构异常可能发生在类 α 链，也可能发生在类 β 链。并非所有的异常血红蛋白都会引起人体的功能障碍。当珠蛋白的结构改变发生在关键部位，便会影响血红蛋白对氧气、二氧化碳的结合特性及其稳定性，导致各种异常血红蛋白病。

（1）异常血红蛋白病的种类 目前全世界已发现异常血红蛋白近 1 000 种，其中有近一半异常血红蛋白可造成人体不同程度的功能障碍，导致异常血红蛋白病。常见的有镰状细胞贫血症、血红蛋白 M 病（HbM）、不稳定血红蛋白病、氧亲和力异常的血红蛋白病，等等。

镰状细胞贫血症（sickle cell anemia）（OMIM 603903）是由 β 珠蛋白基因缺陷所引起的一种疾病，呈现常染色体隐性遗传。患者 β 珠蛋白基因的第 6 位密码子由正常的 GAG 变成了 GTG（A→T），使其编码的 β 珠蛋白 N 端第 6 位氨基酸由正常的谷氨酸（Glu）变成了缬氨酸（Val），形成 HbS（$\alpha_2\beta_2^{6谷\rightarrow缬}$）。这种血红蛋白分子表面电荷改变，出现一个疏水区域，导致溶解度下降，在氧分压低的毛细血管中，溶解度低的 HbS 聚合形成凝胶化的棒状结构，使红细胞变成镰刀状（图 7－3）。镰状细胞引起血液黏性增加，易阻塞毛细血管，造成散发性的组织局部缺氧、甚至坏死，产生肌肉骨骼疼痛、腹痛等痛性危象。同时镰状细胞的变形能力降低，通过狭窄的毛细血管时，不易变形通过，挤压时易破裂，导致溶血性贫血（图 7－4）。HbS 纯合子（$Hb^S Hb^S$）个体表现为镰状细胞溶血性贫血；杂合子（$Hb^A Hb^S$）不表现临床症状，但在氧分压低时可引起部分细胞镰变。

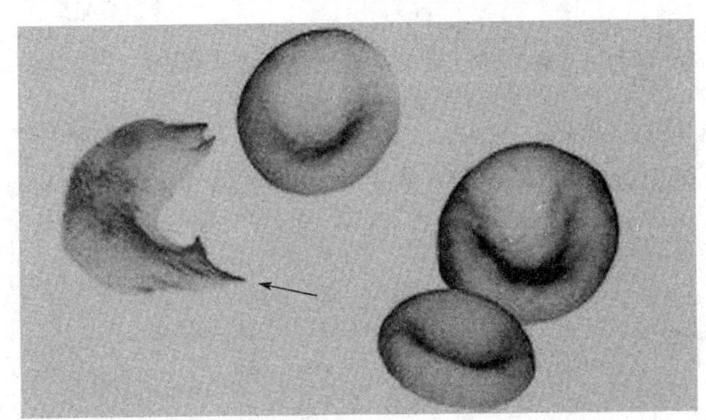

图 7－3 正常红细胞和镰形红细胞（箭头示）

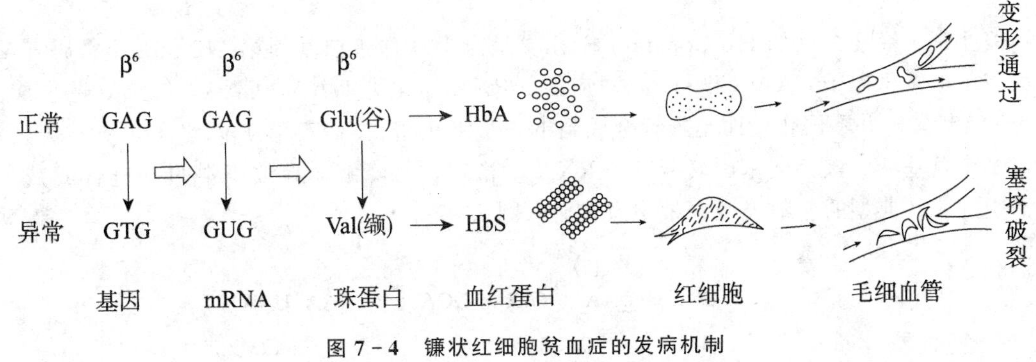

图 7－4 镰状红细胞贫血症的发病机制

（2）异常血红蛋白病的分子机制 异常血红蛋白病以珠蛋白结构异常为特征，由珠蛋白基因突变所致，包括置换突变、移码突变、整码突变、融合突变等常见类型。

①置换突变：目前发现大多数的异常血红蛋白是由于珠蛋白基因的某个密码子发生单个碱基置换所致。

错义突变：这是一种最为常见的类型。例如镰状细胞贫血症的 HbS，与正常 HbA 比较，两者 α 链相同，只是 β 链第 6 位氨基酸由正常的谷氨酸变成了缬氨酸（$\beta^{6\text{谷}\rightarrow\text{缬}}$）。这是由于 β 珠蛋白基因第 6 位密码子由正常的 GAG 变成了 GTG（A→T），转录出的 mRNA 密码则由 GAG 变成 GUG，结果翻译出的氨基酸由正常的谷氨酸变成了缬氨酸。又如中国人常见的 HbE，其变化为 $\beta^{26\text{GAA(谷)}\rightarrow\text{AAA(赖)}}$（图 7－5）。

β链氨基酸序号………	6 ——	7………	26………	129………
正常的氨基酸………	谷 ——	谷………	谷………	丙………
正常的密码子………	GAG —	GAA……	GAA……	GCU…
HbS	（缬） GUG			
HbC	（赖） AAG			
Hb Siriraj		（赖） AAA		
HbE			（赖） AAA	
Hbj 台中				（天冬） GAU

图 7－5　错义突变致异常血红蛋白

无义突变：例如 Hb Mckees－Rock，其 α 链正常，β 链缩短为 144 个氨基酸。原因是 β 珠蛋白基因第 145 位酪氨酸密码子 TAT 变成为终止密码 TAA（T→A），对应的 mRNA 变化为 UAU→UAA，使肽链合成提前终止（图 7－6）。

β^{A}	赖	酪	组	（终止）
	AAG	UAU	CAC	UAA
	144	145	146	
$\beta^{\text{Mckees-Rock}}$	AAG	UAA		
	赖	（终止）		

图 7－6　无义突变致 Hb Mckees－Rock

终止密码突变：例如 Hb Constant Spring 是由于 α 珠蛋白基因第 142 位终止密码 TAA 变为谷氨酰胺密码子 CAA（T→C），对应的 mRNA 变化为 UAA→CAA，结果 α 链合成完 141 个氨基酸时并不停止，而是继续合成到下一个终止密码（173 位）才终止，使 α 链延长为 172 个氨基酸。该突变基因转录的 mRNA 不稳定，易降解，导致正常的 α 链合成减少，从而引起一种典型的非缺失型 α 地中海贫血（图 7－7）。

α^{A}	精	（终止）					
	CGU	UAA	GCU	GGA	……	GAA	UAA
	141		143				173
α^{CS}	CGU	CAA	GCU	GGA	……	GAA	UAA
	精	谷胺	丙	甘		谷	（终止）

图 7－7　终止密码突变致 Hb Constant Spring

②移码突变：例如 Hb Wayne 是由于 α 珠蛋白基因 138 位丝氨酸密码子 TCC（mRNA

为 UCC）丢失一个 C，导致其后的 3′端碱基向 5′端依次位移，重新组合及编码，结果使原来 142 位终止密码 UAA 变成可读密码 AAG（编码赖氨酸），翻译继续进行至下一个终止密码（147 位）才终止，α 链延长为 146 个氨基酸（图 7－8）。

α^{A}　　苏　丝　赖　精（终止）
ACC UCC AAA …… CGU UAA GCU …… UCG GUA GC ……
137 ↓　　141　　147

α^{Wayne}　ACC UCA AA …… GUU AAG CU …… CGG UAG C ……
苏　丝　缬　赖　精（终止）

图 7－8　移码突变致 Hb Wayne（缺失一个碱基 C）

③整码突变：Hb Gum Hiu 的 β 链 91～95 位 5 个氨基酸缺失，而 Hb Grady 则是 α 链 116 位脯氨酸后嵌入 3 个氨基酸（苯丙-苏-脯）。前者由于 β 基因丢失了 5 个相应密码子，后者则由于 α 基因插入了 3 个相应密码子所致。密码子的缺失或插入与减数分裂中同源染色体的错误配对和不等交换有关（图 7－9）。

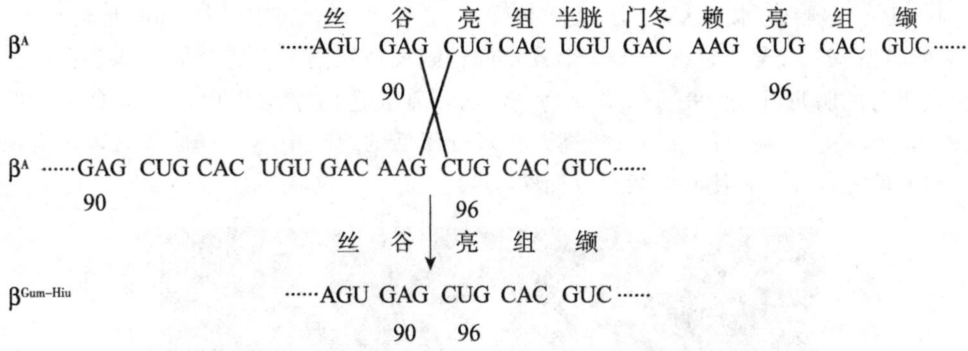

图 7－9　整码突变致 Hb Gum Hiu（错配和不等交换致 β 91～95 缺失）

④融合突变：融合突变的实质是两种不同基因局部片段的拼接。这种由两种不同基因局部片段拼接而成的 DNA 片段称融合基因（fusion gene），它们可编码融合蛋白。例如 Hb Lepore 的类 β 珠蛋白链由 δ 链氨基端（N 端）的部分片段和 β 链羧基端（C 端）的部分片段融合而成，称为 δβ 链，它由融合基因 δβ 编码；相反，Hb 反-Lepore 的类 β 珠蛋白链为 βδ 链，其编码基因是 βδ。融合基因 δβ 和 βδ 的形成机制涉及减数分裂中同源染色体错误配对引发的不等交换（图 7－10）。融合蛋白 δβ 链和 βδ 链若不含有关键的功能性氨基酸序列，将丧失类 β 珠蛋白链功能，导致异常血红蛋白病。

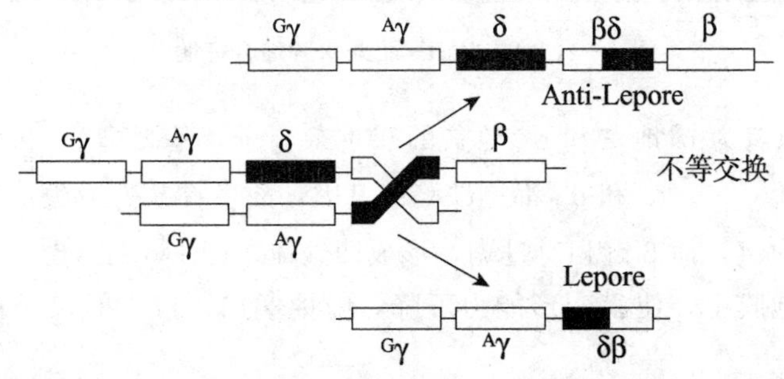

图 7－10　血红蛋白融合基因形成机制

2. 地中海贫血　地中海贫血（thalassemia）（OMIM 187550）是由于某种珠蛋白基因突变或缺失，使相应的珠蛋白链合成障碍，导致类 α 链和类 β 链合成不平衡，结果相对“过剩”的珠蛋白链自身聚集。一方面它们影响正常的携氧功能；另一方面它们会沉降在红细胞膜上，使膜的变形能力降低、脆性增加。当这些红细胞通过狭窄的毛细血管时，易挤压破裂，引发溶血性贫血。地中海贫血分为 α 地中海贫血和 β 地中海贫血两大类型。

（1）α 地中海贫血　α 地中海贫血（α－thalassemia，简称 α 地贫）（OMIM 141800）是由于 α 珠蛋白基因异常或缺失，使 α 珠蛋白链的合成受到抑制而引起的溶血性贫血。对一条 16 号染色体而言，两个 α 基因都缺失者为 α^0 地贫（或称 α 地贫$_1$），以（－－）表示。缺失 1 个 α 基因者称 α^+ 地贫（或称 α 地贫$_2$），以（－α）表示。α^0 地贫纯合子（α^0/α^0）的基因型为（－－/－－）。α^+ 地贫杂合子（α^+/α^A）的基因型为（－α/αα）。α^+ 地贫和 α^0 地贫的杂合子（α^+/α^0）称双重杂合子，基因型为（－α/－－）。我国 α 地贫多见于南方。

α 地中海贫血的种类　根据临床表现，α 地中海贫血可分成不同的类型。不同类型的 α 地贫患者，体内缺失（或缺陷）的 α 珠蛋白基因数目各不相同，缺失（或缺陷）的 α 基因越多，病情越重。常见有下列几种类型（表 7－2）。

①Hb Bart's 胎儿水肿综合征：患儿发病于胎儿期，基因型为 α^0 地贫的纯合子（－－/－－），即两条 16 号染色体上的 4 个 α 基因都缺失或缺陷，不能合成 α 珠蛋白链。结果不能生成正常的胎儿血红蛋白 HbF（$\alpha_2\gamma_2$），而正常表达的 γ 珠蛋白链会自身形成四聚体 γ_4，称 Hb Bart's。γ_4 对氧的亲和力极高，在氧分压低的组织中不易释放氧气，使组织严重缺氧，引发胎儿水肿，致使胎儿死亡（图 7－11）。

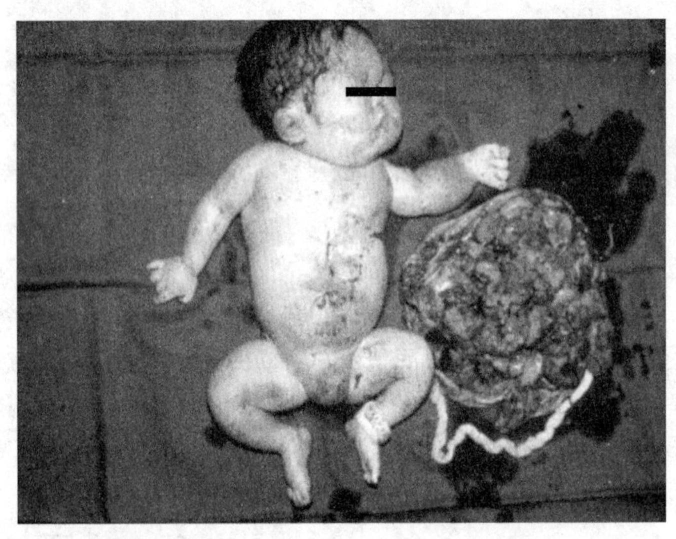

图 7－11　Hb Bart's 胎儿水肿综合征胎儿

②Hb H 病：患者为 α^0 地贫和 α^+ 地贫的双重杂合子，基因型为（－－/－α），也可能为（$\alpha\alpha^T$/－－）或（$\alpha\alpha^{CS}$/－－）。α^T 和 α^{CS} 都是缺陷的基因，故患者缺失或失活三个 α 基因，只能合成少量的 α 珠蛋白链，而 β 链相对过剩，形成四聚体，即 Hb H（β_4）。β_4 易氧化解离成 β 单链，沉积于红细胞膜上，使膜变形能力下降，脆性增加，挤压时易破裂，致中度溶血性贫血。

③轻型（标准型）α 地中海贫血：患者可能是 α^+ 地贫的纯合子（－α/－α）或 α^0 地贫的

杂合子（--/αα），均缺失两个α基因。由于能合成相当量的α珠蛋白链，所以仅表现出轻度溶血性贫血或无症状。轻型α地贫患者（--/αα）间婚配，其后代为Hb Bart's胎儿水肿综合征的几率为1/4。

④静止型α地中海贫血：该类型为α^+地贫的杂合子（-α/αα），缺失一个α基因，患者无明显的临床症状。静止型α地贫个体间的婚配，子女中有1/4机会为轻型患者。静止型α地贫个体与轻型α地贫个体（--/αα）婚配，有1/4的机会生出Hb H病患儿。

表7-2 常见的α地中海贫血

临床类型	基因型	缺失或失活的α基因数目	临床表现
Hb Bart's胎儿水肿综合征	--/--	4	胎儿缺氧，水肿致死
Hb H病	--/-α		
	$\alpha\alpha^{T}$/--	3	中度溶血
	$\alpha\alpha^{CS}$/--		
标准型（轻型）	--/αα	2	轻度溶血或溶血不明显
	-α/-α		
静止型	-α/αα	1	无溶血等临床症状

α地中海贫血的分子机制 根据α珠蛋白基因缺陷的情况，α地中海贫血可分为缺失型α地贫和非缺失型α地贫。缺失型α地贫由基因缺失引起，非缺失型α地贫涉及基因突变。

①基因缺失：大多数α地贫属于缺失型。它们是由于α珠蛋白基因缺失所致。α基因的缺失可能是一条16号染色体上的α_1和α_2所在片段的缺失，表现为α^0（--）；或只是其中一个α基因的缺失，即α^+（-α）。有时缺失只涉及α基因的部分关键片段，残余的α基因片段大多是无功能的（图7-12）。

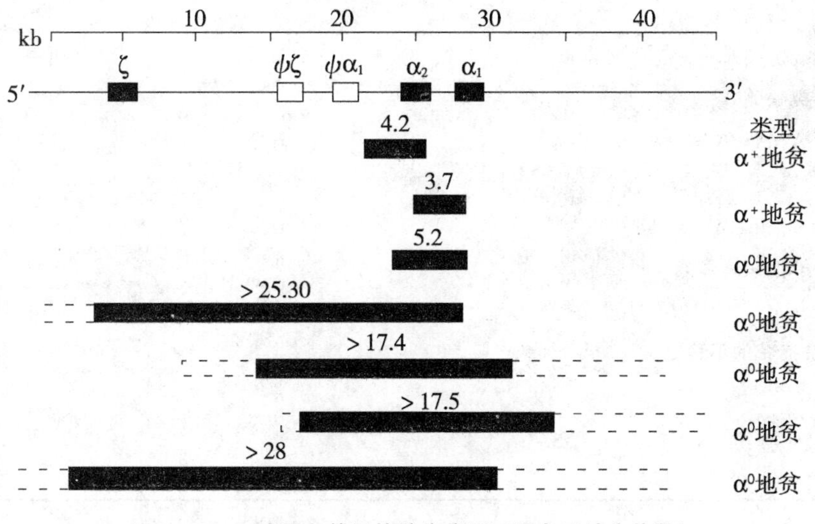

图7-12 α珠蛋白基因簇缺失类型（黑条示缺失片段）

造成α基因缺失的主要原因是减数分裂中，16号染色体的类α基因间发生错误配对和不等交换，结果一条16号染色体缺失了α基因，另一条16号染色体增加了α基因（图

7-13）。不等交换后的两条16染色体最终要分配到不同的配子。缺失了α基因的配子与另一种配子结合，会组合成不同基因型的个体。α基因缺失的数目决定了该个体的临床表现属于哪种α地贫（表7-2）。

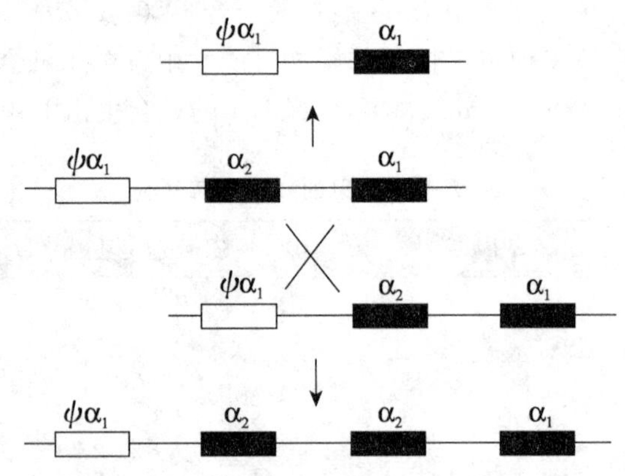

图7-13　错配和不等交换致α珠蛋白基因缺失

②基因突变：某些α地贫属于非缺失型，其分子基础以基因突变为特征。α珠蛋白基因突变后失去正常的功能，不能合成正常的α珠蛋白链，结果相当于缺失了一个α珠蛋白基因，最终造成α地中海贫血。基因突变引起的α地中海贫血见表7-3。

表7-3　突变引起的α地中海贫血

分子缺陷类型	α地贫类型	来源
Ⅰ. **生成无功能** mRNA		
$α_1$ 基因密码子$_{14}$移码突变	$α^0$	沙特阿拉伯人
$α_2$ 起始密码子 ATG→ACG	$α^0$	地中海地区人
Ⅱ. RNA **加工缺陷**		
$α_2$ IVS-1 5′端拼接处缺失5个核苷酸	$α^0$	地中海地区人
Ⅲ. RNA **断裂缺陷**		
$α_2$ 基因 AATAAA→AATAAG	$α^+$	沙特阿拉伯人
Ⅳ. **终止密码突变（α链延长）**		
Hb Constant Spring $α^{142终止(TAA)→谷胺(CAA)}$	$α^+$	东南亚人
Ⅴ. **阻碍α，β二聚体形成**		
Hb Quong Sze $α^{125亮(CTC)→脯(CCC)}$	$α^+$	中国人
Ⅵ. **产生地贫症状的不稳定** Hb		
Hb Queens $α^{34亮(CTG)→精(CGG)}$	$α^+$	中国人
Hb Suan-Dok $α^{109亮(CTG)→精(CGG)}$	$α^+$	东南亚人
Hb Petah-Tikva $α^{110丙(GCC)→冬(GAC)}$	$α^+$	犹太人

（2）β地中海贫血　β地中海贫血（β-thalassemia，简称β地贫）（OMIM 141900）是由于β珠蛋白基因突变或缺失，使β珠蛋白合成受到抑制或缺失而导致的溶血性贫血。11号染色体上的β基因缺失或失活，不能合成β珠蛋白链称$β^0$地贫；β基因异常，但能部分合

成β链称β^+地贫。β^0、β^+以及与β^A（正常的β基因）的不同组合，能形成β^0/β^0、β^0/β^+、β^+/β^+、β^0/β^A、β^+/β^A等不同基因型的个体，表现为程度不同的β地中海贫血。

β地中海贫血的种类 根据临床表现的不同，β地贫主要分成3种常见类型（表7－4）。

①重型β地中海贫血：患者可能是β^0/β^0、β^+/β^+或$\delta\beta^0/\delta\beta^0$（$\delta\beta^0$为融合基因）等纯合子，也可能是$\beta^0$和$\beta^+$地贫的复合杂合子（$\beta^0/\beta^+$）。其共同点是患者不能合成β链，或合成量很少，结果α链便大大“过剩”，进而沉降到红细胞膜上、改变膜的性能，引发严重的溶血反应。同时，α链可与代偿性表达的γ链组合成HbF（$\alpha_2\gamma_2$）。患儿出生后几个月便可出现溶血性贫血，影响正常发育，肝、脾肿大致腹部隆起。由于组织缺氧，促进红细胞生成素分泌，刺激骨髓增生，骨质受损变得疏松，可出现鼻塌眼肿、上颌前突、头大额隆等特殊的“地中海贫血面容”（图7－14）。

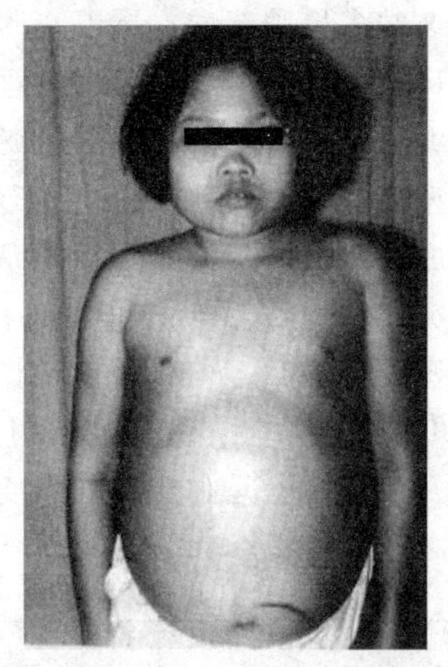

图7－14 典型的β地中海贫血患者

表7－4 常见的β地中海贫血

临床类型	基因型	β链	Hb	临床表现
重型	β^0/β^0、$\delta\beta^0/\delta\beta^0$ β^0/β^+、β^+/β^+	无或很少	HbA无或很少 HbF增多	严重溶血性贫血 地中海贫血面容
中间型	β^+（高F）/β^+（高F） $\beta^+/\delta\beta^+$	少 较少	HbA少量，HbF明显增多 HbA较少	中度溶血性贫血
轻型	β^0/β^A、$\delta\beta^0/\delta\beta^A$ β^+/β^A	较多	HbA较多 HbF，HbA_2增多	轻度溶血性贫血 或贫血不明显

②轻型β地中海贫血：患者主要是β^+/β^A或β^0/β^A等杂合子，都带有一个正常的β基因β^A，所以可以合成相当量的β珠蛋白链，临床症状较轻，可见轻度贫血或贫血不明显。患者的HbA_2（$\alpha_2\delta_2$）和HbF（$\alpha_2\gamma_2$）可代偿性增高。

③中间型β地中海贫血：患者是β地贫变异型的纯合子，基因型通常为β^+（高F）/β^+（高F），患者能合成一定量的β珠蛋白链，伴有HbF（$\alpha_2\gamma_2$）的明显升高。病人的症状介于重型和轻型之间，故称中间型。

β地中海贫血的分子机制 绝大多数的β地中海贫血是由于β基因突变所造成（表7－5）。迄今只发现十几种缺失型的β地中海贫血。β珠蛋白基因的突变可能发生在基因中的编码序列，也可能发生在基因5′端转录调控序列、内含子剪接信号序列、3′端多聚腺苷酸附加信号序列等非编码序列。

①基因突变

转录调节序列突变：这类突变主要发生在转录起点上游的启动子TATA框，如中国人中出现的β基因转录起点上游－28位A→G和－29位A→G都属于这种类型。TATA框突变后产生的βmRNA减少至正常量的1/3，患者只能合成少量β链，导致β^+地贫。

RNA加工和修饰信号序列突变：转录初始产物mRNA前体。需经过剪接、戴“帽”、加“尾”后才能形成功能性mRNA。如果与上述过程有关的信号序列突变，便不能产生正常成熟的 mRNA。正常内含子和外显子接头是 GT－AG，它是 mRNA 的剪接信号。地中海居民中有因 GT→AT、印度人和中国人中有因 GT→TT 而影响正常剪接，导致 β^0 地贫。β基因 3′端多聚腺苷酸（尾巴）附加信号 AATAAA→AACAAA 后，影响“加尾”过程，降低 mRNA 稳定性，可导致 β^+ 地贫。

编码序列突变：编码序列突变涉及错义突变、无义突变、移码突变、起始密码突变等多种类型。编码序列突变后往往形成无功能的 mRNA 或降低了 mRNA 的稳定性，从而不能正常合成β珠蛋白链，导致 β^0 地贫或 β^+ 地贫。例如在中国人常见的β地贫中，有人因β基因无义突变 $\beta^{17AAG\rightarrow TAG}$ 使终止密码提前出现，合成的肽链变短，导致 β^0 地贫；中国人中还有因起始密码子 ATG→AGG 导致 β^0 地贫。

②β基因缺失：基因缺失引起的β地贫不多，现已发现的主要有 β^0、δβ、γδβ 地中海贫血以及遗传性胎儿血红蛋白持续增多症等。

表 7－5　基因突变引起的β地中海贫血

分子缺陷类型	β地贫类型	来源	分子缺陷类型	β地贫类型	来源
Ⅰ. **无功能** mRNA			IVS－2 1 位（G→A）	β^0	地中海地区人
1. 无义突变			2. IVS 内部改变		
密码子 17（A→T）	β^0	中国人	IVS－1 110 位（G→A）	β^+	地中海地区人
密码子 43（G→T）	β^0	中国人	IVS－2 654 位（C→T）	β^0	中国人
2. 移码突变			3. 编码区置换影响加工		
密码子 41/42－4（TCTT）	β^0	印度人、中国人	密码子 24（T→A）	β^+	美国黑人、日本人
密码子 71/72 ＋1（A）	β^0	中国人	Ⅲ. **转录突变型**		
3. 起始密码突变			－87C→G	β^+	地中海地区人
起始密码子 ATG→AGG	β^0	中国人	－29A→G	β^+	美国黑人、中国人
Ⅱ. RNA **加工突变型**			－28A→G	β^+	中国人
1. 拼接处改变			Ⅳ. RNA **断裂缺陷**		
IVS－1 1 位（G→T）	β^0	印度人、中国人	AATAAA→AACAAA	β^+	美国黑人

二、血浆蛋白病

血浆蛋白是存在于血液中的多种功能蛋白的总称。血浆蛋白在体内起着凝血、止血、免疫防御和物质运输等重要作用。人类血浆蛋白基因突变会导致相应的血浆蛋白病。

血友病（hemophilia）是一组凝血因子缺乏症，表现为遗传性的凝血障碍。血友病包括 A、B、C 三型，其中以血友病 A 较为常见。

血友病 A（hemophilia A）（OMIM 306700）又称凝血因子Ⅷ缺乏症或抗血友病球蛋白（antihemophilic globin，AHG）缺乏症。因过去曾在欧洲某些皇族中遗传，故又称“皇家病”。该病以凝血障碍为特征，表现为特殊的出血倾向：①轻微创伤后流血不止或反复自发性的缓慢持续出血。②出血部位广泛，可涉及皮肤、黏膜、肌肉、关节腔等各组织、器官，可形成血肿。

研究表明凝血因子Ⅷ是一个复合分子，由 3 种成分构成：①抗血友病球蛋白(ⅧAHG)；

②Ⅷ因子相关抗原（ⅧAgn）；③促血小板黏附血管因子（ⅧVWF）。血友病 A 是由于Ⅷ AHG 遗传性缺乏所致。

该病为 X 连锁隐性遗传，故多是男性发病，女性杂合子为携带者。*AHG* 基因定位于 Xq28，长度为 186kb，含有 26 个外显子和 25 个内含子，编码 2 332 个氨基酸。该基因的缺陷既有缺失型、又有突变型，共几十种。

目前，该病可通过测定 AHG 水平检出杂合子，可应用分子生物学技术进行产前诊断，可使用 AHG 制剂进行替代治疗，此病的基因治疗研究正在进行之中。

三、结构蛋白病

结构蛋白是构成组织细胞结构和人体架构的一类功能蛋白。结构蛋白基因突变会导致结构蛋白病。

假肥大型肌营养不良症，又称 Duchenne 型肌营养不良症（Duchenne muscular dystrophy，DMD）（OMIM 300377），是一种肌膜蛋白病。该病是由于附在肌膜上的抗肌萎缩蛋白（dystrophin）或称肌营养不良蛋白遗传性缺陷所致。患者常发病于幼年（3～5 岁），多为男性。此病以进行性加重的肌萎缩和肌无力为主要临床特征。先发症状为走路困难，呈鸭行步态，难以仰卧起立。患儿大多伴有腓肠肌假性肥大和心肌损害，部分患儿伴有智力障碍，往往在少年（12 岁左右）便不能行走，死于青年（20 岁前后）。生化检查，患者血清磷酸肌酸激酶活性升高。

DMD 是一种严重的 X 连锁隐性遗传病。*DMD* 基因定位于 Xp21，全长约 2 300kb，至少含有 79 个外显子，编码 3 685 个氨基酸，是人类的一个较大的基因。研究证实，*DMD* 基因缺陷主要表现为缺失型（～60%），其中缺失关键片段或缺失引起移码突变者，会导致典型的 DMD；微小缺失而无移码改变者，会引起良性假肥大型肌营养不良症（Beeker 型肌营养不良症，BMD）。BMD 症状与 DMD 相似，但发病较晚，病情较轻、存活期较长。

四、受体蛋白病

受体是存在于细胞膜、质或核里的一类能接受和传递外界信息的特殊蛋白质。信号分子与相应的受体结合后，会引起细胞一系列反应，影响机体组织的生理过程。现已发现许多种受体，如肽类激素受体、固醇类激素受体、神经递质受体、脂蛋白受体等。受体蛋白的基因突变会引起受体蛋白结构或数量异常而导致受体蛋白病。

家族性高胆固醇血症（familial hypercholesterolemia，FH）（OMIM 143890）是一种受体蛋白病，是常见的高脂蛋白血症之一。FH 患者的血浆中，胆固醇和甘油三酯含量特异增高，其中以低密度脂蛋白（LDL，胆固醇和蛋白质复合体）增高最为明显。其中增高的胆固醇可沉积在血管壁上造成动脉粥样硬化，引发冠心病；沉积在皮肤、肌腱等组织，则形成黄色瘤。

FH 是由于患者低密度脂蛋白受体蛋白 LDLR 遗传性缺陷所致。正常情况下，细胞可从血浆中的低密度脂蛋白获得胆固醇或自身合成胆固醇，以供生理需要。其中，血浆中的 LDL 通过与细胞膜上的受体（LDLR）结合而运转入细胞内，被溶酶体酶水解，释放出游离胆固醇。游离胆固醇抑制内质网 β-羟基-β-甲基戊二酰辅酶 A（HMG-CoA）还原酶活性，使内源性胆固醇合成减少；同时，游离胆固醇激活内质网脂酰辅酶 A：胆固醇脂酰转移酶（ACAT）活性，促使胆固醇酯化成胆固醇酯而贮存，以协调细胞内的胆固醇水平。

FH 患者的 LDLR 缺陷，一方面使 LDL 不易进入细胞而在血浆中积累；另一方面使细胞内胆固醇减少，减弱了胆固醇合成的反馈抑制作用，细胞内胆固醇合成增加，结果使胆固醇在血浆及组织细胞中积累而致病（图 7－15）。

LDLR 基因位于 19p13，长度 45kb，由 18 个外显子组成。已知的突变类型各种各样，包括缺失（主要）、错义突变、无义突变、移码突变及整码突变等。本病为常染色体显性遗传病，表现为不完全显性，显性纯合子受害较严重，青少年甚至童年便表现心绞痛和心肌梗死症状，可能猝死。杂合子则发病较晚，病情较轻。

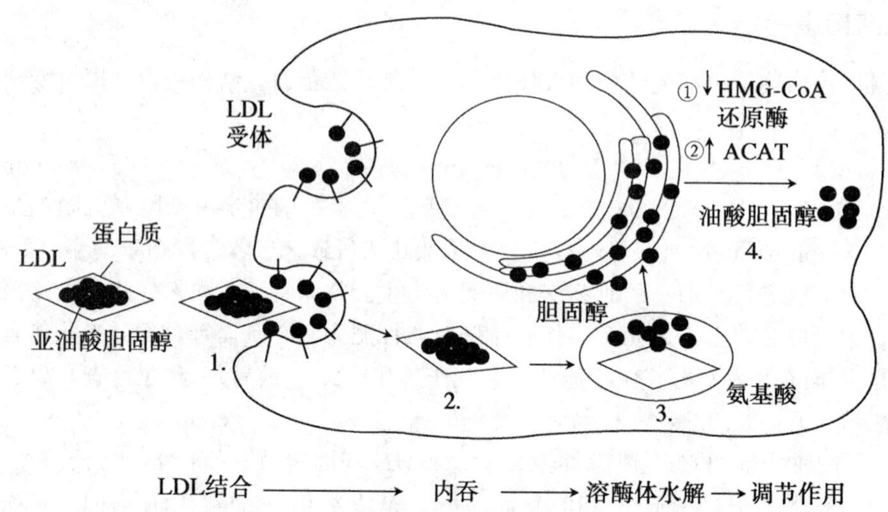

图 7－15　低密度脂蛋白受体的作用示意图

1. LDL 与受体结合；2. 内吞；3. 溶酶体水解；4. 调节作用

第二节　遗传性酶病

酶是一种能催化代谢反应的特异蛋白质分子。由于基因突变导致酶蛋白缺失或酶活性异常所引起的遗传性代谢紊乱，称遗传性酶病（hereditary enzymopathy）或先天性代谢缺陷。遗传性酶病和分子病本质相同，均由基因突变引起蛋白质结构或数量异常所致。

1908 年，英国医生 Garrod 研究了尿黑酸尿症、白化病、戊糖尿症和胱氨酸尿症，首先提出了先天性代谢缺陷，即现在的遗传性酶病的概念。绝大多数酶病由酶活性失活或降低而引起。决定酶的基因通常表现为不完全显性，它们有明显的剂量效应，即杂合子产生的酶量往往介于正常纯合子和突变基因纯合子之间，约为正常纯合子的 1/2。迄今已发现先天性代谢缺陷有 2 000 多种，其中明确缺陷酶的遗传性酶病有 200 多种，大多表现为常染色体隐性遗传方式。

一、遗传性酶病的发病机制

人体正常代谢是由许多代谢反应交织成网而形成的平衡体系，每步反应都需要酶参与调节。如果基因突变引起酶缺乏或活性异常，便会影响相应的生化过程，进而引起一系列连锁反应的异常，打破正常的平衡，造成代谢紊乱而致病。

人体某代谢过程如图 7－16 所示，A 物质在一系列酶（$酶_{AB}$、$酶_{BC}$、$酶_{CD}$）的催化下，经中间产物（B、C），最终变成产物 D。同时终产物 D 可能对相关酶（如$酶_{AB}$）起反馈抑制作用。如果编码$酶_{CD}$的基因突变，造成$酶_{CD}$活性降低或丧失，会引起一系列不良后果；如果基因突变引起酶活性升高，也会引起异常反应。酶基因突变导致的酶活性异常可通过不同方式引起疾病。

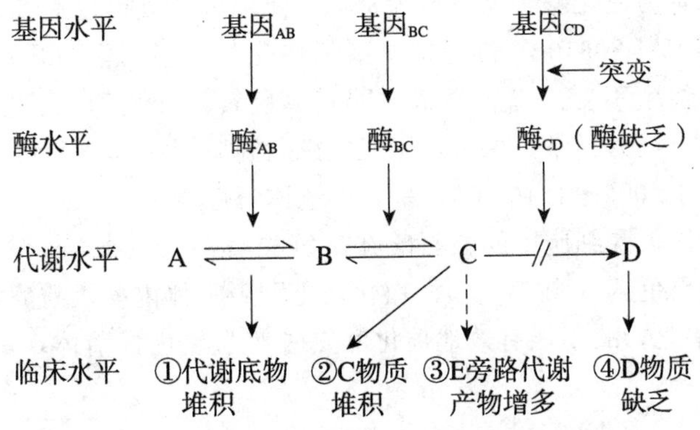

图 7－16　先天性代谢缺陷发病过程示意图

（一）代谢终产物缺乏

用 $A \longrightarrow B \longrightarrow C \not\longrightarrow D\downarrow$ 表示。基因突变致酶活性降低或缺失，使其催化的代谢途径受阻，导致终产物（D）缺乏，如白化病等。

（二）代谢中间产物积累

用 $A \longrightarrow B\uparrow \longrightarrow C\uparrow \not\longrightarrow D$ 表示。酶缺陷使中间产物（B、C）堆积在体内，出现某某血症，或随尿排出产生某某尿症，如半乳糖血症、尿黑酸尿症等。

（三）代谢底物积累

用 $A\uparrow \rightleftharpoons B \rightleftharpoons C \not\longrightarrow D$ 表示。当一系列生化反应可逆时，某步反应因酶异常而受阻，会导致底物不能有效地变成产物而积累在血液或组织中，引起贮积性疾病，如糖原贮积症、黏多糖贮积症等。

（四）代谢副产物积累

用 $\begin{array}{l} A \longrightarrow B \longrightarrow C \not\longrightarrow D \\ \qquad\qquad\quad \downarrow \\ \qquad\qquad\quad E\uparrow \longrightarrow F\uparrow \end{array}$ 表示。某代谢反应因酶异常受阻后，前体物质积累而进入旁路代谢，产生正常代谢中不该出现的副产物，造成危害，如苯丙酮尿症等。

（五）代谢产物增加

用 $A \longrightarrow B \longrightarrow C \xrightarrow{(+)} D\uparrow$ 表示。基因突变使酶蛋白结构变化，导致酶活性异常增高，酶促生成的产物增加，引起不良后果，如痛风等。

（六）反馈抑制减弱

用 $A \xrightarrow{(-)} B \longrightarrow C \longrightarrow D\uparrow$（D 对 A→B 的反馈抑制虚线被阻断 //）表示。一些代谢过程，其代谢产物对整个反应过程有反馈抑制作用。相关酶的遗传缺陷，可引起反馈调控失调，造成代谢紊乱，导致疾病，如自毁容貌综合征等。

二、常见的遗传性酶病

(一) 氨基酸代谢病

氨基酸代谢病是氨基酸代谢过程中的酶遗传性缺陷所致。

1. 白化病(albinism) 是一种较为常见的皮肤及其附属器官黑色素缺乏所引起的疾病。完全不能合成黑色素者为白化病Ⅰ型，最为常见。能部分合成黑色素者为白化病Ⅱ型。

白化病Ⅰ型(OMIM 203100)即通常所指的白化病，患者全身皮肤、毛发、眼睛缺乏黑色素，全身白化，终生不变。患者眼睛视网膜无色素，虹膜和瞳孔呈现淡红色，羞明怕光，眼球震颤，常伴有视力异常。患者对阳光敏感，曝晒可引起皮肤角化增厚，易诱发皮肤癌。该病发病率为1/12 000～1/10 000，呈常染色体隐性遗传。

正常情况下，人体黑素细胞中的酪氨酸在酪氨酸酶(tryosinase，TYR)催化下，经一系列反应，最终生成黑色素(图7-17)。白化病Ⅰ型患者体内酪氨酸酶基因 *TYR*(11q14→q21)缺陷，使该酶缺乏，故不能有效地催化酪氨酸变为黑色素前体，最终导致代谢终产物黑色素缺乏而呈白化。

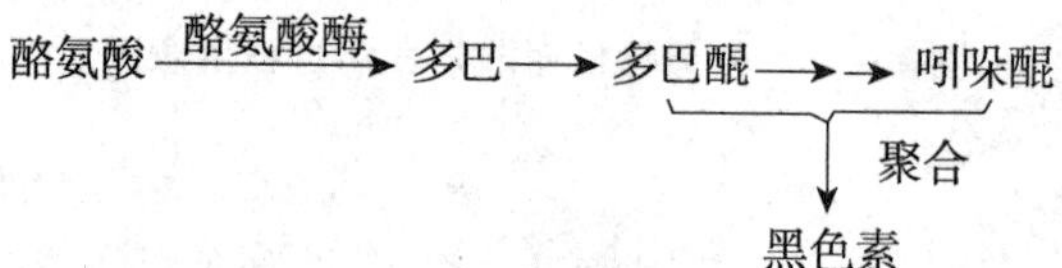

图7-17 黑色素合成过程

白化病存在遗传异质性，即白化现象可由不同的基因缺陷所引起。如白化病Ⅱ型(OMIM 203200)患者本身酪氨酸酶基因正常，却表现轻度白化，毛发呈赤黄或淡黄，黑色素合成随年龄增大而有所增加。此型白化病患者缺乏透过酶，导致黑素细胞中的酪氨酸不易进入黑素体进行正常代谢，进而影响黑色素的生成而呈白化。

2. 苯丙酮尿症 苯丙酮尿症(phenylketonuria，PKU)(OMIM 261600)是一种以智力障碍为主要特征的遗传性酶病，呈常染色体隐性遗传。本病由苯丙氨酸羟化酶(phenylalanine hydroxylase，PAH)遗传性缺陷所引起。*PAH* 基因定位于12q24，全长约90kb，含13个外显子。现已发现了该基因的许多突变类型和一些缺失类型，它们均可引起PAH异常而致病。我国该病的群体发病率约为1/16 500。

典型的PKU患者，婴儿期便可发现。患儿尿、汗液有一种特殊的鼠尿样腐臭味，出生后几个月渐显智力发育迟缓、体态异常、形似猿猴。患儿肌张力高、易激动甚至惊厥。大多数患儿有不同程度的白化现象(肤白、黄发、眼色异常)。

苯丙氨酸是人体必需氨基酸，它一方面参与蛋白质的合成；另一方面可通过苯丙氨酸羟化酶(PAH)的催化作用，转变为酪氨酸，继续代谢生成黑色素(图7-18)。PAH主要存在于肝脏中，其作用的发挥需辅助因子四氢生物蝶呤(BH_4)协助。如果PAH缺乏或缺陷，使苯丙氨酸不能转化为酪氨酸，会引发旁路代谢，产生旁路代谢副产物，进而引起典型的苯丙酮尿症。如果BH_4缺乏，涉及BH_2(二氢生物蝶呤)还原酶缺陷，会导致非典型的苯丙酮尿症。

典型的PKU患者，由于体内 *PAH* 基因发生突变，致肝内苯丙氨酸羟化酶缺乏或缺陷，苯丙氨酸不能有效地转化为酪氨酸，结果在血清中积累。过多的苯丙氨酸进入旁路代谢，经转氨酶催化生成苯丙酮酸，再经氧化、脱羧产生苯乳酸、苯乙酸等异常旁路产物，这些旁路代谢产物随尿和汗排出，使患儿的尿、汗液呈鼠尿样腐臭味。上述旁路产物还可抑制脑组织内L-谷氨酸脱羧酶，使谷氨酸不能有效地脱羧生成γ-氨基丁酸；同时旁路产物也可抑制5-羟色氨酸脱羧酶，影响5-羟色胺的生成。γ-氨基丁酸和5-羟色胺的缺乏会影响大脑的发育和功能，导致患儿智力低下。另外，旁路产物可抑制酪氨酸酶的活性，使黑色素合成减少，导致患儿呈白化现象（图7-18）。可对本症进行基因的产前诊断，也可通过新生儿筛查发现患者，及早给该症患儿以低苯丙氨酸饮食可使其智力发育正常。

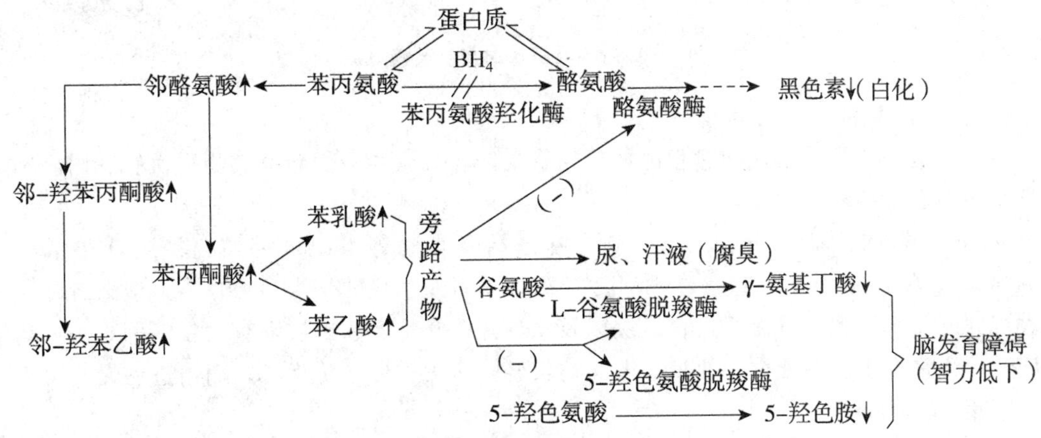

图7-18 苯丙氨酸代谢与PKU

（二）糖代谢病

糖代谢病由糖代谢过程中的酶遗传性缺陷所引起。

半乳糖血症（galactosemia）主要表现为患儿对乳糖不耐受，婴儿哺乳后呕吐、腹泻，继而出现白内障、肝硬化、黄疸、腹腔积液、智力发育不全等。发病率为1/50 000。

乳类含乳糖，乳糖经消化道乳糖酶分解产生葡萄糖和半乳糖。半乳糖经半乳糖激酶催化生成1-磷酸半乳糖，后者经半乳糖-1-磷酸尿苷转移酶催化生成1-磷酸葡萄糖，后者进一步代谢供组织利用。

半乳糖血症Ⅰ型（经典型）（OMIM 230400）患者由于半乳糖-1-磷酸尿苷转移酶基因缺陷，使该酶缺乏，导致半乳糖和1-磷酸半乳糖在血中积累，部分随尿排出。1-磷酸半乳糖在脑组织积累可引起智力障碍；在肝积累可引起肝损害，甚至肝硬化；在肾积累可致肾功能损害而呈蛋白尿和氨基酸尿。半乳糖在醛糖还原酶作用下生成半乳糖醇，可使晶状体渗透压改变，使水分进入晶状体，影响晶状体代谢而致白内障。血中半乳糖升高会抑制糖原分解成葡萄糖，出现低血糖（图7-19）。

本病表现为常染色体隐性遗传。半乳糖-1-磷酸尿苷转移酶（galactose-1-phosphate uridyltransferase，GALT）基因定位于9p13。隐性纯合子（gg）为患者，杂合子（Gg）的酶活性约为正常人（GG）的50%，表型正常，酶活性低于10%者可表现典型症状。

半乳糖血症Ⅱ型（OMIM 230200）由半乳糖激酶基因（*GALK*，17q21～q22）缺陷引起，症状较轻，无肝、脑损害，主要表现为血中半乳糖升高和青年性白内障，也属常染色体隐性遗传方式。

可通过新生儿筛查发现本症患者。若能及时禁用乳类喂养，限制婴儿饮食中的乳糖和半乳糖，病情可以控制。

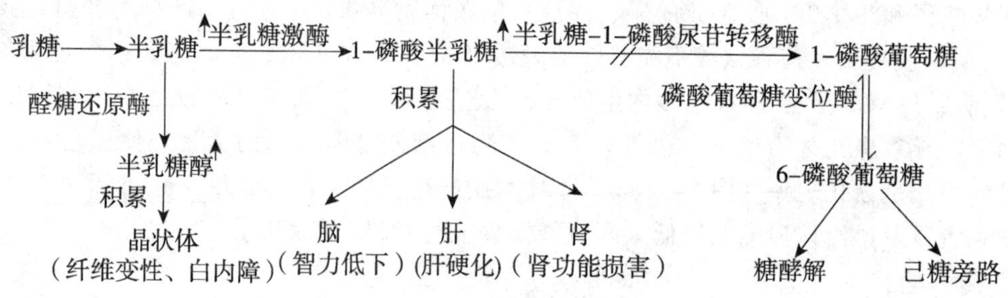

图 7-19 半乳糖代谢与半乳糖血症

（三）脂代谢病

脂代谢病是脂类分解代谢过程的特异性酶缺陷，导致相应的脂类底物在血管、内脏和大脑累积而引起的疾病。

Gaucher 病的特征是患者的肝、脾、淋巴结及骨髓等组织可见葡萄糖脑苷脂蓄积的 Gaucher 细胞。主要分为Ⅰ型（OMIM 230800）和Ⅱ型（OMIM 230900）。Ⅰ型患者临床主要表现为肝、脾肿大，贫血、发育迟缓以及意识障碍、惊厥、四肢强直、吞咽困难等。病情进展快，通常在 1 岁前死亡。Ⅱ型患者病情较轻，多无神经系统症状，病情进展慢，可生存至中青年。

本病是由于溶酶体内的葡萄糖脑苷脂酶（glucocerebrosidase）基因缺陷，使该酶缺乏或活性低下，导致葡萄糖脑苷脂在组织细胞中累积而引起疾病。

该病呈常染色体隐性遗传，致病基因定位于 1q21，可通过羊水细胞酶活性检测或基因检测来进行产前诊断。

（四）核酸代谢病

核酸代谢病是核酸代谢有关的酶遗传性缺陷，引起核酸代谢紊乱所致。

Lesch－Nyhan 综合征（OMIM 300322）是人体内嘌呤代谢中的酶遗传性缺陷所致的嘌呤代谢病，属于核酸代谢病。

本病的临床特征表现为高尿酸血症、尿酸尿和尿道结石、痛风和痛风性关节炎，伴有智障、舞蹈样动作和强迫性自残行为。因此，该病又称自毁容貌综合征（self－mutilation syndrome）。

该综合征是次黄嘌呤鸟嘌呤磷酸核糖转移酶（hypoxanthine guanine phosphoribosyl transferase，HGPRT）遗传性缺陷，使嘌呤代谢中的一种反馈抑制作用消失或减弱，引起嘌呤合成加快，导致尿酸生成增加而致病。

该病遗传方式是 X 连锁隐性遗传，致病基因定位于 Xq26～q27。可进行基因水平的产前诊断。

三、遗传性酶病的类型

遗传性酶病常按代谢类型分成糖代谢病、脂代谢病、氨基酸代谢病、核酸代谢病、卟啉代谢病、金属代谢病等，择其主要类型列表简介如下（表 7－6～表 7－9）。

表 7-6 糖代谢病

病名	缺陷酶	遗传方式	主要临床症状
半乳糖血症	半乳糖-1-磷酸尿苷转移酶	AR	发育迟缓、智力低下、肝脾肿大、黄疸、白内障
葡萄糖-6-磷酸脱氢酶缺乏症	葡萄糖-6-磷酸脱氢酶	XD	蚕豆、氧化性药物诱发溶血性贫血，黄疸
糖原贮积症Ⅰ型（von Gierke 病）	葡萄糖-6-磷酸酶	AR	发育迟缓、肝肾肿大、低血糖、酸中毒
糖原贮积症Ⅱ型（Pompe 病）	α-1，4-葡萄糖苷酶（溶酶体）	AR	发育迟缓、大舌、心脏扩大、心肺衰竭
黏多糖贮积症Ⅰ-H 型（Hurler 综合征）	α-L-艾杜糖醛酸酶	AR	骨骼异常、角膜混浊、矮小弱智，儿童期死亡
黏多糖贮积症Ⅱ-A 型（重型 Hurter 综合征）	艾杜糖醛酸硫酸酯酶	XR	智力低下、肝脾肿大、骨骼异常，常 15 岁前死亡

表 7-7 氨基酸代谢病

病名	缺陷酶	遗传方式	主要临床症状
白化病（Ⅰ型）	酪氨酸酶	AR	皮肤、毛发缺乏黑色素，羞明怕光
苯丙酮尿症	苯丙氨酸羟化酶	AR	尿、汗腐臭，发育迟缓，智力低下，毛发、肤色较浅
尿黑酸尿症	尿黑酸氧化酶	AR	尿液放置后变黑，关节炎，易发心脏病
精氨酸尿症	精氨酸酶	AR	发育缓慢、癫痫、呕吐、肝肿大、痉挛致瘫
同型胱氨酸尿症	胱硫醚合成酶	AR	发育缓慢、智力差、骨骼异常、晶体脱位，易发生癫痫
枫糖尿症	α-酮酸脱羧酶	AR	尿呈枫糖味、含大量支链氨基酸及其酮酸，惊厥、呕吐、弱智

表 7-8 脂代谢病

病名	缺陷酶	遗传方式	主要临床症状
黑朦性白痴（Tay-Sach 病）	氨基己糖苷酶 A	AR	失明、瘫痪、痴呆
Fabry 病	α-半乳糖苷酶	XD	角膜混浊、肢端感觉异常、血管角化瘤、肾及心血管功能不全
脑苷脂病（Gaucher 病）	β-葡萄糖脑苷脂酶	AR	骨痛、骨髓有 Gaucher 细胞、肝脾肿大
神经鞘磷脂病（Niemann-Pick 病）	神经鞘磷脂酶	AR	重度神经障碍、肝脾肿大、骨髓有泡沫细胞、眼底有樱桃红斑

表 7－9　核酸代谢病

病名	缺陷酶	遗传方式	主要临床症状
痛风	磷酸核糖焦磷酸合成酶	AD	痛风性关节炎，高尿酸血症、尿酸肾结石
自毁容貌综合征（Lesch－Nyhan 综合征）	次黄嘌呤鸟嘌呤磷酸核糖转移酶	XR	弱智、痉挛、强迫性自残行为、高尿酸血症
着色性干皮病	内切核酸酶	AR	皮肤对紫外光敏感，易诱发皮癌
腺苷酸激酶缺乏症	腺苷酸激酶	AR	溶血性贫血

知识链接

大师鲍林与分子病

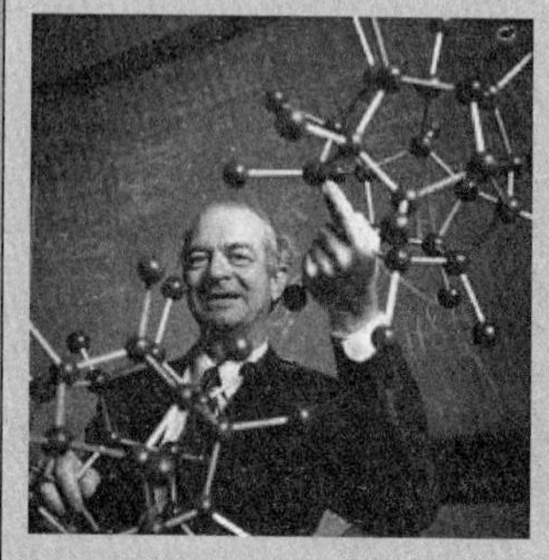
图 7-20　鲍林

莱纳斯·卡尔·鲍林（Linus C Pauling，1901—1994），美国著名的化学家，1901 年 2 月 28 日生于俄勒冈州波特兰市。1925 年获加州理工学院历史上唯一的优秀博士学位。1931 年成为加州理工学院最年轻的教授，1933 年当选美国科学院历史上最年轻的院士。从 1948 年起还担任麻省理工学院、斯坦福大学、牛津大学、哈佛大学等多所著名大学的特聘教授。

鲍林对化学最大的贡献是关于化学键本质的研究及其在物质结构方面的应用。

1934 年开始，他把结构化学应用于生物学和医学研究。在 20 世纪 40 年代，鲍林在生物学上作出了两项重大的贡献：一是阐明了蛋白质的 α 螺旋结构；二是证明镰状细胞贫血是由于血红蛋白的变异所致，首先提出了分子病的概念。后来，英格拉姆（V. Ingram）证实镰状细胞血红蛋白（HbS）的分子基础是血红蛋白中 β 链 N 端第 6 位的谷氨酸被缬氨酸替代。1954 年鲍林获诺贝尔化学奖。

鲍林爱好和平，1958 年 1 月，他向联合国秘书长递交了由他起草并征得 49 个国家的 11000 多位科学家签名的《科学家反对核武器试验宣言》，要求缔结一项停止核武器试验的国际协定。1963 年获得诺贝尔和平奖。鲍林曾两度来中国交流讲学，受到中国人民的欢迎。

思考题

1. 何谓血红蛋白病？它分几大类型？
2. 以镰状细胞贫血症为例，阐述分子病的发病机制。

3. 简述α地中海贫血的临床症状、分类及分子机制。
4. 试述β地中海贫血的临床症状、分类及分子机制。
5. 酶基因缺陷如何引起各种代谢紊乱并导致疾病?
6. 苯丙酮尿症有哪些主要的临床特征?简述其分子机制。

（张　涛）

第八章

线粒体遗传病

学习目标

1. 掌握线粒体 DNA 的结构与遗传特点；线粒体病、同质性、异质性、母系遗传、阈值效应等基本概念。
2. 熟悉线粒体 DNA 突变类型；线粒体基因组与核基因组的关系。
3. 了解几种主要的线粒体病。

线粒体普遍存在于真核细胞的细胞质中，它是细胞物质氧化的主要场所和能量供给中心，其遗传特点表现为母系遗传。1963 年，Nass 首次发现在鸡卵母细胞线粒体中存在 DNA，Schatz 于同年分离到完整的线粒体 DNA。1981 年，Anderson 等人完成了人类线粒体基因组的全部核苷酸序列的测定。1987 年，Wallace 等通过对线粒体 DNA 突变和 Leber 视神经病关系的研究，明确地提出线粒体 DNA 突变可引起人类的疾病。近年来，人们发现线粒体不仅在细胞的生长代谢中起重要作用，而且线粒体 DNA 突变是许多人类疾病的重要病因。

第一节　线粒体 DNA 的结构与遗传特性

线粒体 DNA（mitochondrial DNA，mtDNA）构成线粒体基因组，亦称为人类“第 25 号染色体”。线粒体是细胞核外含有遗传信息和表达系统的细胞器。mtDNA 编码线粒体中部分蛋白质和全部 tRNA、rRNA（22 种 tRNA、2 种 rRNA），能够独立进行复制、转录和翻译，但所含信息量小，呼吸链-氧化磷酸化系统的 80 多种蛋白质亚基中，mtDNA 仅编码 13 种，绝大部分蛋白质亚基和其他维持线粒体结构和功能的蛋白质都依赖于核 DNA（nuclear DNA，nDNA）编码，这些蛋白质在细胞质中合成后，经特定转运方式进入线粒体。此外，mtDNA 基因的表达受 nDNA 的制约，线粒体氧化磷酸化系统的组装和维护需要 nDNA 和 mtDNA 的协调，两者共同作用参与机体代谢调节，因此线粒体是一种半自主细胞器，受线粒体基因组和核基因组两套遗传系统共同控制，nDNA 和 mtDNA 基因突变均可导致线粒体中蛋白质合成受阻，细胞能量代谢缺陷。

一、线粒体 DNA 的结构特点

人类的 mtDNA 是一个 16569bp 的双链闭合环状分子，外环为重（H）链，内环为轻（L）链，重链（H 链）富含鸟嘌呤（G），轻链（L 链）富含胞嘧啶（C）。mtDNA 分为编码区和非编码区，编码区包括 37 个基因，其中 H 链主要编码 2 种 rRNA（16S，12S）、12 种多肽链及 14 种 tRNA，L 链仅编码 1 种多肽链和 8 种 tRNA；其中 13 个结构基因编码与线粒体氧化磷酸化有关的蛋白质。非编码区也叫 D 环区（displacement loop region，D-loop），该区有约 1000bp，包括 mtDNA 重链复制的起始点、轻链和重链转录的启动子、四个高度保守序列和终止区。mtDNA 具有两个复制起始点，分别起始复制 H 链、L 链。它的转录则是由位于 D 环区的两个启动子同时开始的（图 8-1）。

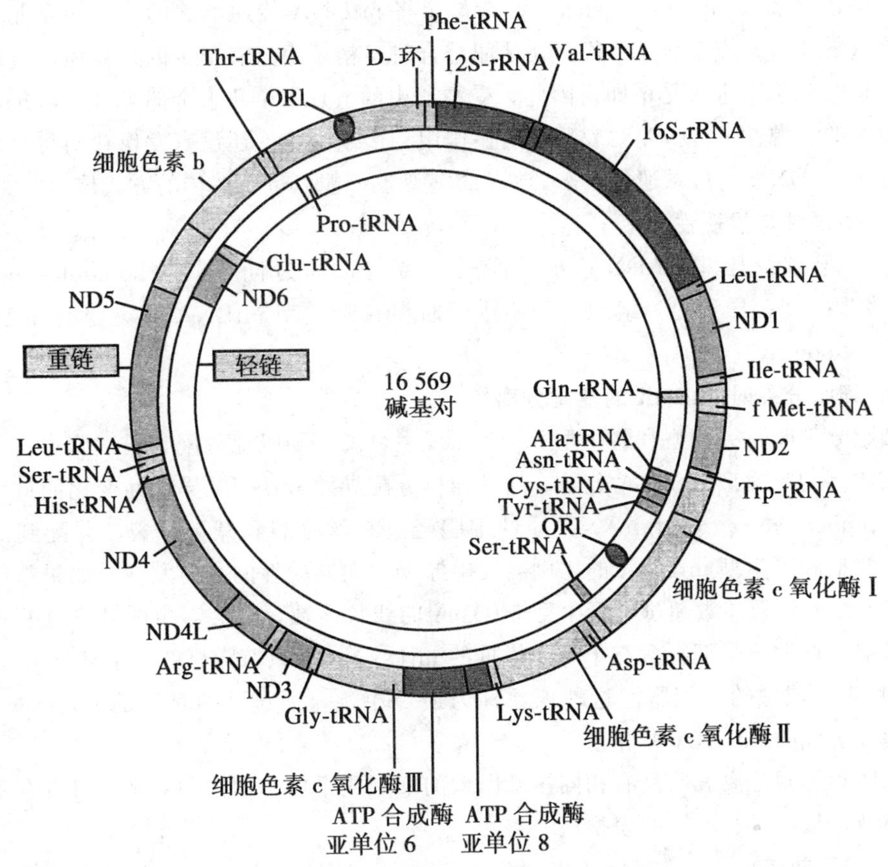

图 8-1　人类 mtDNA 结构图

mtDNA 结构紧凑，两条链都有编码功能，且部分区域出现基因的重叠，没有内含子，惟一的非编码区是 D 环区，因此具有高度简洁性。mtDNA 分子上无核苷酸结合蛋白，缺少组蛋白的保护，而呈现微弱的修复活性。因此 mtDNA 的突变率是 nDNA 的 20 倍。这是 mtDNA 易发生突变并难以修复的分子基础。另外，每一个细胞中含有数百个线粒体，每个线粒体内含有 2～10 个拷贝的 mtDNA 分子，由此每个细胞可具有数千个 mtDNA 分子，从而构成细胞 mtDNA 异质性的分子基础。

二、线粒体 DNA 的遗传特性

（一）半自主性

mtDNA 能够独立地复制、转录和翻译，但由于维持线粒体结构和功能的大分子复合物及大多数氧化磷酸化酶的蛋白质亚单位是由 nDNA 编码的，故其功能又受 nDNA 的影响。

（二）遗传密码与通用密码不同

在线粒体遗传密码中，有 4 个密码子与核基因的通用密码不同：①AUA 成为起始密码子，而不是通用的 Ile 密码子；②UGA 是 Trp 密码子，而不是终止密码子；③AGA、AGG 在哺乳动物 mtDNA 中是终止密码子，而不是 Arg 密码子。tRNA 兼用性较强，仅用 22 种 tRNA 来识别多达 48 种密码子。

（三）母系遗传

母系遗传（maternal inheritance）是指母亲将 mtDNA 传递给她的儿子和女儿，但只有女儿能将其 mtDNA 传递给下一代。在精卵结合时，精子中只有很少的线粒体，且位于精子中段，受精时几乎不进入受精卵，因此，受精卵中的 mtDNA 几乎全部来自于卵子，来源于精子的少量的父源性 mtDNA 对表型无明显作用。迄今为止，还没有发现它们与疾病的发生有关。由于 mtDNA 是母系遗传，mtDNA 的突变也可能以母系遗传的方式传递。

（四）同质性与异质性

同一组织或细胞中 mtDNA 分子都是一致的，称为同质性（homoplasmy）。如果 mtDNA 发生突变，导致同一组织或细胞中同时存在野生型 mtDNA 和突变型 mtDNA，称为异质性（heteroplasmy）。

（五）细胞分裂时 mtDNA 的复制分离

在细胞分裂时，突变型和野生型 mtDNA 发生分离，随机地分配到子细胞中，使子细胞拥有不同比例的突变型 mtDNA 分子。这种随机分配导致 mtDNA 异质性变化的过程称为复制分离（replicative segregation）。异质性细胞经过有丝分裂和减数分裂，分配到两个子细胞中的突变型和野生型 mtDNA 的比例会发生漂变，向同质性的方向发展。如果组织里含突变型 mtDNA 的线粒体数超过含野生型 mtDNA 的线粒体数，将会影响该组织的正常功能。

卵母细胞在发育早期，含有十万个拷贝的 mtDNA，但只有随机的一小部分（<200 个）mtDNA 可进入成熟的卵细胞。这种现象称为遗传瓶颈。通过“瓶颈”的 mtDNA 经复制、扩增，构成子代的 mtDNA 种群类型。

异质性和复制分离表明具有相同核基因型的细胞或个体，如同卵双生，可具有不同的细胞质基因型，从而具有不同的表型。

（六）阈值效应

mtDNA 突变所致异常表型的出现，是由某种组织野生型与突变型 mtDNA 的相对比例以及该组织对能量的依赖程度决定的。突变的 mtDNA 达到一定程度时，才引起某种组织或器官的功能异常，称为阈值效应（threshold effect）。不同的组织和器官对能量的依赖程度是不同的，脑、骨骼肌、心脏、肾、肝，对能量的依赖性依次降低。当 mtDNA 突变，线粒体中 ATP 生成减少，当 ATP 低于维持组织、器官正常功能所需能量的最低值时，会引起临床症状。ATP 产生越少，病症涉及的器官越多，症状越为严重。最先受损的是中枢神经系统，其后为肌肉、心脏、胰腺、肾和肝等。

（七）突变率高

mtDNA 的突变率比 nDNA 高 10～20 倍。mtDNA 的高突变率造成个体及群体中其序列差异较大。任何两个人的 mtDNA，平均每 1000 个碱基对中就有 4 个不同。人群中含有多种中性到中度有害的 mtDNA 突变，且高度有害的 mtDNA 突变不断增多。但有害的突变会通过选择而消除，故尽管线粒体遗传病并不常见，突变的 mtDNA 却很普遍。

第二节 线粒体基因突变与疾病

自从1988年首次报道线粒体基因突变以来，已确认了mtDNA中的100多种致病点突变和200多种缺失、插入和重排，其中大约60%的点突变影响线粒体tRNA，35%影响呼吸链的多肽亚单位，另有5%累及线粒体rRNA。mtDNA中的基因突变可影响氧化磷酸化功能，使ATP合成减少，一旦线粒体不能提供足够的能量则可引起细胞发生退变甚至坏死，导致一些组织和器官功能的减退，出现相应的临床症状。

一、线粒体基因突变类型

（一）碱基突变

1. 结构基因突变　发生于结构基因上，多为错义突变，又称氨基酸替换突变。这种突变可引起多肽链合成障碍，进而影响氧化磷酸化相关酶的结构和活性，使细胞氧化磷酸化功能下降，主要与脑脊髓性及神经性疾病有关，如Leber遗传性视神经病和神经肌病。

2. tRNA基因突变　线粒体涉及蛋白质生物合成的基因突变主要是tRNA基因突变。这类突变普遍影响了mtDNA编码的全部多肽链的翻译过程，导致呼吸链中多种酶合成障碍，故所致疾病表现出比错义突变更具系统性的临床特征，常与线粒体肌病相关。典型疾病包括有肌阵挛性癫痫伴碎红纤维病（MERRF综合征）、线粒体脑肌病伴乳酸中毒及中风样发作（MELAS综合征）、母系遗传的肌病及心肌病。

（二）缺失、插入突变

缺失突变主要引起绝大多数眼肌病，这类疾病多为散发而无家族史。mtDNA缺失发生的原因往往是由于mtDNA的异常重组或在复制过程中异常滑动所致，常发生于神经性疾病及一些退化性疾病中，如KSS综合征。插入突变在mtDNA中较为少见。

（三）mtDNA拷贝数目突变

拷贝数目突变主要是指mtDNA拷贝数大大低于正常，可表现为常染色体显性或隐性遗传，提示拷贝数目突变是由核基因缺陷所致的线粒体功能障碍。这种突变较少，仅见于一些致死性婴儿呼吸障碍、乳酸中毒或肌肉、肝、肾衰竭的病例。

二、线粒体病

从广义上讲，线粒体病（mitochondrial disease）是指以线粒体功能异常为病因学核心的一大类疾病，其病因包括线粒体基因组、核基因组的遗传缺陷以及两者之间的通讯缺陷；狭义的线粒体病仅指线粒体DNA突变所致的线粒体功能异常。通常所指的线粒体病为狭义的线粒体病，即线粒体基因病。

线粒体病是一组多系统疾病，最易受影响的是骨骼肌、脑及心肌，其他为周围神经、肾、肝、内分泌腺等。表现出的一些临床特征包括：肌病、心肌病、痴呆、突发的不自主的肌肉收缩（肌阵挛性癫痫）、耳聋、失明、贫血、糖尿病和大脑供血异常（休克）等。这些临床缺陷的组合出现与否依赖于多种因素，例如，胚胎发育早期线粒体突变基因组的复制分离程度、突变的线粒体基因在某一特定组织中存在的数量以及在临床上出现异常之前，组织中突变的mtDNA所需达到的阈值水平等。由于mtDNA与nDNA有不同的遗传特性，因此mtDNA突变所致疾病的遗传方式、病因、病程也有其自身特性，其发病机制复杂，表型很不一致。不同的mtDNA突变可导致相同疾病，而同一突变也可引起不同表型，并且通常与突变mtDNA的异质性水平和组织分布相关。

1. Leber遗传性视神经病（OMIM 535000） Leber遗传性视神经病（Leber hereditary optic neuropathy，LHON）是一种罕见的眼部线粒体疾病。临床表现为双侧视神经严重萎缩引起的急性或亚急性双侧中央视力丧失，周围视力通常无损害，可伴有神经、心血管、骨骼肌等系统异常，如头痛、癫痫及心律失常等。发病高峰年龄是18～30岁，但任何年龄均可发病，男女发病比例为4∶1。

LHON是人类发现的第一种母系遗传的疾病，迄今尚未发现有一个男性患者将此病传给后代的例子。已发现mtDNA上许多位点的突变与LHON有关。1987年，Wallace最先发现mtDNA第11778位点的G转换成了A（G11778A），使NADH脱氢酶亚单位4（ND_4）蛋白质中第340位的精氨酸变成了组氨酸，NADH脱氢酶活性降低和线粒体产能效率下降，视神经细胞提供的能量不能长期维持视神经的完整结构和正常功能，导致神经细胞退行性病变、死亡。大约50%的LHON病例由该位点突变引起。除此之外还发现10多个点突变可导致该疾病的发生（表8-1）。利用11778点突变可以对约50%LHON家系进行基因诊断。

2. 线粒体脑肌病伴乳酸中毒及中风样发作综合征（OMIM 540000） 线粒体脑肌病伴乳酸中毒及中风样发作综合征（mitochondrial encephalomyopathy with lactic acidosis and stroke-like episodes，MELAS）是最常见的母系遗传线粒体病。临床表现为阵发性呕吐、癫痫发作和中风样发作、乳酸中毒、肌肉组织病变、有碎红纤维；有时伴痴呆、耳聋、周围性偏头痛、眼外肌无力或麻痹、身材矮小等症状。患者通常10～20岁发病。

约80% MELAS患者的mtDNA中，亮氨酸tRNA基因3243位存在A→G突变，该位点是亮氨酸tRNA基因与16S rRNA基因的交界部位，也是转录终止因子的结合部位，突变使亮氨酸tRNA基因结构异常，转录终止因子不能结合，rRNA和mRNA合成的比例发生改变。

目前已发现越来越多的疾病与线粒体功能障碍有关，如心肌病、帕金森病（PD）、氨基糖苷类抗生素诱发的耳聋（AAID）、2型糖尿病、冠心病、肿瘤等（表8-1）。

表8-1 一些mtDNA突变相关疾病

病名	突变类型	主要基因突变	突变位点	临床表现
Leber遗传性视神经病（LHON）	碱基突变 错义突变	编码蛋白质基因（结构基因）	G11778A（ND_4） G3460A（ND_1） T14484C（ND_6） G14459A（ND_6） G15257A（CytB）	双侧视神经严重萎缩引起的急性或亚急性双侧中央视力丧失，周围视力通常无损害，可伴有神经、心血管、骨骼肌等系统异常
肌阵挛性癫痫伴碎红纤维病（MERRF）	碱基突变 tRNA基因突变	$tRNA^{Lys}$	A8344G T8356C	阵发性癫痫，伴有进行性神经系统障碍，具有破碎红纤维

续表

病名	突变类型	主要基因突变	突变位点	临床表现
线粒体脑肌病伴乳酸中毒及中风样发作综合征（MELAS）	碱基突变 tRNA 基因突变	$tRNA^{Leu(UUR)}$	A3243G A3252G T3271C	阵发性呕吐、癫痫发作和中风样发作、乳酸中毒
KSS 综合征（KSS）	mtDNA 重排缺失	H 链及 L 链复制起始点之间	8468 和 13446 间 4977bp 的缺失	进行性外眼肌麻痹和视网膜色素变性、乳酸中毒、听力受损、运动失调、心肌传导功能障碍、痴呆
慢性进行性眼外肌麻痹（CPEO）	mtDNA 重排缺失碱基突变 tRNA 基因突变	H 链及 L 链复制起始点之间 $tRNA^{Leu(UUR)}$	8468 和 13446 间 4977bp 的缺失 A3243G（偶见）	以眼外肌麻痹为主要症状，伴眼睑下垂、四肢无力
线粒体心肌病（mitochondrial cardiomyopathy）	mtDNA 重排缺失 碱基突变 tRNA 基因突变	*ATPase*6 基因和 D 环区之间 $tRNA^{Leu(UUR)}$ $tRNA^{Ile}$	$tRNA^{Leu(UUR)}$ $tRNA^{Ile}$ 7. 5kb 缺失 A3260G A4269G	累及心脏和骨骼肌，常有严重的心力衰竭，表现为劳动性呼吸困难、心动过速、全身无力、水肿等
帕金森病（Parkinson disease，PD）	mtDNA 重排缺失	*ATPase*8 基因到 ND_5 基因之间	4977bp 缺失	晚年发病的运动失调症，有震颤、动作迟缓且常常错误等症状
氨基糖苷类抗生素类诱发的耳聋（AAID）	碱基突变 rRNA 基因突变	rRNA 基因（12S rRNA）	A1555G	链霉素、庆大霉素、卡那霉素、妥布霉素、新霉素等氨基糖苷类抗生素诱发耳聋

（三）mtDNA 突变与衰老

20 世纪 80 年代以来，有许多学者从事线粒体 DNA 突变和衰老关系的研究。他们发现 mtDNA 突变随年龄增加而增加。线粒体病的迟发和渐进过程提示线粒体功能随着年龄的增加而退化。在正常生理状态下，机体自身的防御系统可及时清除能量代谢过程中产生的氧自由基。在个体衰老的进程中，抗氧化防御系统作用减弱，线粒体内自由基不能有效地清除而积累，从而导致线粒体的氧化性损伤，包括生物膜损伤、mtDNA 损伤等。大量的研究证实，衰老与线粒体氧化磷酸化酶活性降低以及分裂终末的组织中突变 mtDNA 积累密切相关。与衰老有关的突变类型主要是缺失，并且与氧化损伤有关。缺失常包括一个或几个 mRNA 基因和 rRNA 基因，可累及脑、心肌、骨骼肌、肝、肾、肺、皮肤、卵巢、精子等多种器官系统。缺失的 mtDNA 积累到一定程度时，线粒体发生生物学变化，氧化磷酸化组分缺损或数量减少，生成的能量低于维持正常细胞功能的阈值，致使细胞死亡，引起衰老和多种老年退化性疾病。

知识链接

线粒体病的发现者——莱伯

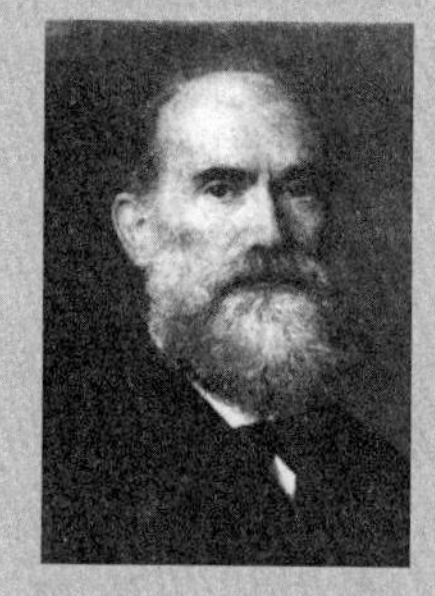

图 8-2　西奥德·莱伯

西奥德·莱伯（Theodor Leber，1840—1917）是一名德国的眼科医生。幼年时他曾对化学研究产生兴趣，后来在 Robert Bunsen 教授的劝说下学医。1862 年师从于德国著名生理学家亥姆霍兹，博士毕业后不久即转向眼科学。1869 年，莱伯首次报道“Leber 先天性黑蒙症”；1871 年首次报道第一例线粒体疾病“Leber 遗传性视神经病”。从该疾病研究中发现的新解剖结构“Leber 静脉丛”也以他的名字命名。之后，德国眼科学会曾以其名字设立了“Leber 奖学金”，以表彰在眼科临床及科研中作出卓越成绩的科学家。

Leber 遗传性视神经病变是一种遗传性视神经萎缩，常发生在 15～25 岁的青年男性。目前确认该病是一种线粒体遗传病，表现为母系遗传方式。发病时，一眼视力迅速丧失，随后另一眼视力也会在数天至数月内严重下降。特征表现为视盘旁浅层毛细血管明显扩张；视盘水肿，随后为视神经萎缩。现代医学中，线粒体 DNA 点突变检查可帮助本病鉴别诊断。

思考题

1. 简述线粒体 DNA 的遗传特性。
2. 线粒体病通常影响哪些组织器官？表现哪些临床特征？
3. 简述线粒体病的传递规律。

（吴　丹）

第九章

群体遗传学

学习目标

1. 掌握基因频率与基因型频率的换算关系；遗传平衡定律的内容及应用；近婚系数的概念及其计算方法。
2. 熟悉突变、选择、遗传漂变、迁移等因素对遗传平衡的影响及其相关概念；遗传负荷的概念。
3. 了解遗传负荷的来源。

群体遗传学（population genetics）是研究群体的遗传结构及其变化规律的科学，主要应用数学和统计学方法研究和探讨群体中基因频率、基因型频率及其影响因素。研究人类致病基因在群体中的分布、变化规律的科学称为医学群体遗传学或遗传流行病学（genetic epidemiology）。研究人类群体遗传结构，对改善和提高人类遗传素质具有十分重要意义。

第一节　基因频率和基因型频率

一、群体

群体（population）是指生活在某一地区并能够相互交配或婚配的同一物种的个体群，也称为孟德尔群体（Mendelian population）。群体内所含的全部基因称基因库（gene pool）。群体遗传结构的变化主要表现在基因频率和基因型频率的变化。研究人类致病基因在群体中的变化，可以阐明遗传病在群体中的发生及流行规律。

二、基因频率和基因型频率

基因频率（gene frequency）是指群体中某一基因占该基因座位上全部等位基因的比率。基因频率是一个相对值，反映了该基因在群体中的数量比例。任何一个基因座上全部等位基因频率之和等于 1。例如一对等位基因 A 和 a，基因 A 的频率就是基因 A 在基因 A 和 a 总量中所占的比例。通常显性基因的频率用 p 来表示，隐性基因的频率用 q 来表示，$p+q=1$。

基因型频率（genotype frequency）是指群体中某特定基因型个体占全部个体的比率。例如，一对等位基因 A 和 a 在群体中可有 3 种基因型 AA、Aa、aa，基因型 AA 的频率就是 AA 个体在群体总个体数量中所占的比例。设 AA 的频率为 D，Aa 的频率为 H，aa 的频率为 R，全部基因型的频率之和等于 1，即 $D+H+R=1$。

对于共显性和不完全显性性状，群体中的基因型频率可通过群体中表型的调查直接得出，群体中的基因频率也可通过群体中的基因型频率推算出来。

例如，人类的MN血型是由一对共显性基因M和N控制。人群中有MM、NN和MN3种基因型，相应的表型为M血型、N血型和MN血型。在一个1788人的人群中，M血型占22.2%，N血型占29.64%，MN血型占48.16%。M基因的频率为p，N基因的频率为q。

$$p=\frac{1788\times0.222\times2+1788\times0.4816}{1788\times2}=0.222+\frac{1}{2}\times0.4816=0.4628$$

$$q=\frac{1788\times0.2964\times2+1788\times0.4816}{1788\times2}=0.2964+\frac{1}{2}\times0.4816=0.5372$$

由于基因型MM的频率为$D=0.222$，基因型NN的频率为$R=0.2964$，基因型MN的频率为$H=0.4816$，所以，基因频率与基因型频率之间的关系为：

$$p=D+\frac{1}{2}H$$

$$q=R+\frac{1}{2}H$$

对于完全显性的性状，杂合子（Aa）和显性纯合子（AA）这两种基因型无法根据表型区分，故不能利用上述公式计算其基因频率。但可应用遗传平衡定律计算。

第二节　遗传平衡定律及其应用

一、遗传平衡定律

美国数学家Hardy和德国医生Weinberg分别应用数学方法研究群体中基因频率的变化，于1908年得出一致的结论：在一定条件下，群体中的基因频率和基因型频率在世代传递中保持代代不变，称为遗传平衡定律（law of genetic equilibrium）或Hardy－Weinberg定律。其一定条件为：①群体很大；②群体中的个体随机婚配；③没有突变发生；④没有选择；⑤无大规模的个体迁移。如果一个群体达到了遗传平衡，就是一个遗传平衡群体，否则就是一个不平衡的群体。

假设在一个50万人口的群体中，A和a这对等位基因在该群体中形成三种基因型，即AA、Aa和aa，这3种基因型个体数依次为30万、10万和10万，基因型频率分别为$D=0.60$，$H=0.20$，$R=0.20$，基因A和基因a的频率则为：

$$p=D+\frac{1}{2}H=0.60+\frac{0.20}{2}=0.70,\quad q=R+\frac{1}{2}H=0.20+\frac{0.20}{2}=0.30$$

群体中个体间的随机婚配涉及精子和卵子的随机结合。亲代精卵随机结合后子一代的基因型及其频率见表9－1。

表9－1　精卵随机结合后子一代的基因型及其频率

亲代卵子	亲代精子	
	A（$p=0.70$）	a（$q=0.30$）
A（$p=0.70$）	AA（$p^2=0.49$）	Aa（$pq=0.21$）
a（$q=0.30$）	Aa（$pq=0.21$）	aa（$q^2=0.09$）

由表 9-1 可见，子一代的基因型有 AA、Aa 和 aa 三种类型，其频率分别为 0.49、0.42 和 0.09，经计算，子一代基因 A 和 a 的频率分别是 0.70 和 0.30。两代比较显示：亲代在向子一代传递的过程中，基因频率保持不变，但基因型频率发生了变化，说明亲代就这对等位基因而言没有达到遗传平衡。

子一代的基因频率与亲代相同，所以子一代随机婚配后，子二代的基因型频率和基因频率与子一代完全相同，在以后的世代传递中，只要满足遗传平衡定律的条件，基因频率和基因型频率将会保持代代不变的状态。说明从子一代开始及以后的各代都将是遗传平衡群体。由此可见，一个遗传不平衡的群体，只要经过一代随机婚配即可达到遗传平衡。一旦达到平衡之后，基因频率与基因型频率之间具有如下关系：

$$D=p^2，H=2pq，R=q^2，且\ p^2+2pq+q^2=1$$

D、H 和 R 表示群体在平衡或不平衡任何状态下的基因型频率，而 p^2、$2pq$ 和 q^2 则只表示群体在平衡状态下的基因型频率，故称“$p^2+2pq+q^2=1$”为遗传平衡公式。

二、遗传平衡定律的应用

（一）遗传平衡群体的判定

一个群体是否达到遗传平衡，可根据遗传平衡公式判断。

例如，有一个 100 万人的群体，其中显性纯合子（AA）25 万，杂合子（Aa）50 万，隐性纯合子（aa）25 万，就 A 和 a 这对等位基因而言，这是否是一个遗传平衡群体？

该群体的基因型 AA、Aa 和 aa 的实际频率分别为：

$$D=0.25，H=0.50，R=0.25$$

基因 A 和基因 a 的频率分别为：

$$p=D+\frac{1}{2}H=0.25+\frac{0.50}{2}=0.50，q=R+\frac{1}{2}H=0.25+\frac{0.50}{2}=0.50$$

如果这是一个遗传平衡群体的话，应该符合遗传平衡公式：$p^2+2pq+q^2=1$，即 AA 的频率应为 $p^2=0.50^2=0.25$，Aa 的频率应为 $2pq=2\times0.50\times0.50=0.50$，aa 的频率应为 $q^2=0.50^2=0.25$。这与实际情况完全相同，所以该群体是一个遗传平衡群体。

另外，有时也可用一种简易的方法判断群体是否达到遗传平衡。因为一个遗传平衡的群体存在这样的关系：$D=p^2$，$R=q^2$。所以，如果群体达到了遗传平衡，必然具有如下关系：

$$\sqrt{D}+\sqrt{R}=\sqrt{p^2}+\sqrt{q^2}=1$$

上述群体的 $\sqrt{D}+\sqrt{R}=\sqrt{0.25}+\sqrt{0.25}=1$，所以该群体是一个遗传平衡群体。如果群体的 $\sqrt{D}+\sqrt{R}\neq1$，则为遗传不平衡群体。

（二）推算群体的基因频率和基因型频率

大量调查表明，人类群体中大多数遗传性状都处于平衡状态，所以可以利用遗传平衡定律，从已知的某种基因型频率推出各等位基因的频率和其他基因型频率。

1. 常染色体隐性遗传病的基因频率　对于 AR 病来说，群体发病率就是隐性纯合子（aa）的基因型频率，等于 q^2。所以通过调查 AR 病的群体发病率就可计算出基因频率和各种基因型频率。

例如，在我国人群中，白化病（AR）的群体发病率为 1/20 000，求致病基因和正常基因的频率以及各种基因型的频率。

aa 的频率 $q^2=1/20\,000$，所以

致病基因 a 的频率 $q=\sqrt{1/20\,000}=0.007$

正常基因 A 的频率 $p=1-q=1-0.007=0.993$

AA 的频率 $p^2=0.993^2=0.986$

Aa（携带者）的频率 $2pq=2\times0.993\times0.007\approx0.014$，约 1/70

在这里可看出，尽管发病率很低，只有 1/20000，但携带者的频率却高达 1/70，两者的比例为 $2pq/q^2$。因为 q 很小，$p\approx1$，所以，$2pq/q^2\approx2q/q^2=2/q$。

2. 常染色体显性遗传病的基因频率　对于 AD 病来说，AA 和 Aa 个体是患者，其频率分别为 p^2 和 $2pq$，所以群体发病率就是 p^2+2pq，这样就很容易得出 aa 的频率 q^2，进而算出基因频率。

但在实际计算时，往往进行粗略计算。由于致病基因的频率很低，纯合子患者微乎其微，忽略不计，D 或者 p^2 约等于 0，这样发病率就等于 $2pq$，也等于 H。由于 p 值很小，q 接近 1，所以

$$H=2pq\approx2p$$

$$p=\frac{1}{2}H$$

例如，并指的发病率为 1/2000，求基因频率。

致病基因 A 的频率 $p=\frac{1}{2}H=\frac{1}{2}\times1/2000=0.000\,25$

正常基因 a 的频率 $q=1-p=0.999\,75$

所以，对于 AD 病来说，致病基因的频率等于群体发病率的 1/2。

3. X 连锁基因的频率　男性只有一条 X 染色体，是半合子，其 X 染色体上的基因一般都会形成相应的表型，而基因在群体中又是随机分布的，所以男性 X 连锁基因的表型频率等于男性相应的基因型频率，同时也等于群体相应的基因频率。所以通过调查男性的表型频率或某种 XR 病的发病率，就可直接得出群体基因频率。

女性有两条 X 染色体，其 X 染色体上基因与表型的关系不同于男性：

①如果是 XR 病，只有隐性致病基因纯合时才发病，所以，女性的发病率是男性相应发病率的平方。例如，我国某地区红绿色盲在男性中的发病率为 7%，即该致病基因（X^b）频率 $q=0.07$，正常等位基因（X^B）频率 $p=1-q=0.93$，女性发病率为 $q^2=0.07^2\approx0.5\%$，女性携带者（X^BX^b）频率 $2pq=2\times0.93\times0.07=0.13$。在发病率较低的 XR 病中，女性携带者与男性患者之比为 $2pq/q\approx2$（q 值低，p 接近 1），即女性携带者是男性患者的 2 倍。男女患者之比为 $q/q^2=1/q$，男性发病率显著高于女性，且致病基因频率越低，男性患者的相对比例越高。

②如果是 XD 病，女性两条 X 染色体中的任意一条带有显性致病基因均可患病，故女性发病率为 p^2+2pq。当发病率较低时，男女患病比例为 $p/(p^2+2pq)=1/(p+2q)\approx1/2$（$p$ 很小，q 接近于 1），即女性发病率是男性的 2 倍。

4. 复等位基因的遗传平衡和基因频率　遗传平衡定律同样适用于复等位基因。以 ABO 血型为例，说明复等位基因的遗传平衡及其基因频率的计算。

人类的 ABO 血型由定位于 9q34 的 I^A、I^B 和 i 三个复等位基因控制，设它们的频率分别为 p、q 和 r，$p+q+r=1$，其遗传平衡公式为：

$$(p+q+r)^2=p^2+2pr+q^2+2qr+2pq+r^2=1$$

又设A型、B型、AB型和O型血的表型频率分别为$\overline{A}$、$\overline{B}$、$\overline{AB}$和$\overline{O}$。在遗传平衡群体中，各种表型和基因型及其频率之间的关系见表9-2。

表9-2 ABO血型各种表型和基因型及其频率之间的关系

表型	A型	B型	AB型	O型
基因型	I^AI^A　I^Ai	I^BI^B　I^Bi	I^AI^B	ii
基因型频率	p^2　$2pr$	q^2　$2qr$	$2pq$	r^2
表型频率	$\overline{A}=p^2+2pr$	$\overline{B}=q^2+2qr$	$\overline{AB}=2pq$	$\overline{O}=r^2$

根据表9-2中各种表型频率与基因型频率之间的关系，可推导出计算基因频率的公式。

基因i的频率　$r=\sqrt{\overline{O}}$

基因I^A的频率 $p=1-(q+r)=1-\sqrt{(q+r)^2}=1-\sqrt{q^2+2qr+r^2}=1-\sqrt{\overline{B}+\overline{O}}$

基因I^B的频率 $q=1-(p+r)=1-\sqrt{(p+r)^2}=1-\sqrt{p^2+2pr+r^2}=1-\sqrt{\overline{A}+\overline{O}}$

例如，群体调查了570 531人，其中A型血238 002人，B型血48 837人，AB型血17 346人，O型血266 346人。人群中I^A、I^B和i基因的频率各是多少？

先求表型频率：

$$\overline{A}=238\,002/570\,531=0.417\,16$$

$$\overline{B}=48\,837/570\,531=0.085\,60$$

$$\overline{AB}=17\,346/570\,531=0.030\,40$$

$$\overline{O}=266\,346/570\,531=0.466\,84$$

将各表型频率代入上述公式中：

$r=\sqrt{\overline{O}}=\sqrt{0.4668}=0.683$

$p=1-\sqrt{\overline{B}+\overline{O}}=1-\sqrt{0.0856+0.4668}=0.257$

$q=1-=1-\sqrt{\overline{A}+\overline{O}}=\sqrt{0.4172+0.4668}=0.060$

$p+q+r=0.257+0.060+0.683=1$，如果$p^2+2pr=\overline{A}$、$q^2+2qr=\overline{B}$、$2pq=\overline{AB}$、$r^2=\overline{O}$，则说明此人群对于ABO血型而言为遗传平衡。

第三节　影响遗传平衡的因素

上述讨论的是理想条件下的遗传平衡群体，这样的群体在自然界是不存在的。在现实中，突变、选择、遗传漂变、近亲婚配等现象时有发生，这都是影响遗传平衡的重要因素。

一、突变对遗传平衡的影响

突变（mutation）是自然界的一种普遍现象，每个基因都有一定的突变率（mutationrate），突变率一般用每一代中每1 000 000个基因中发生突变的次数来表示，即$n\times10^{-6}$/（基因·代）。尽管基因突变率比较低，但也可以导致群体的基因频率和基因型频率发生改变，打破原有的遗传平衡状态。

基因突变可以是双向的，即基因 A 可以突变为 a，a 还可以回复突变为 A。假设基因 A 突变为 a 的突变率为 u，a 突变为 A 的突变率为 v。每一代有 pu 的基因 A 突变为基因 a，同时也有 qv 的基因 a 突变为基因 A。如果 $pu>qv$，基因 A 的频率将会降低，而基因 a 的频率将会增高；如果 $pu<qv$，则基因 A 的频率将会增高，而基因 a 的频率将会降低；如果 $pu=qv$，基因 A 和基因 a 的频率将达到动态平衡，保持不变。由 $pu=qv$ 推导得出：

$$(1-q)\ u=qv$$

$$u-qu=qv$$

$$u=qu+qu=q\ (v+u)$$

$$q=u/(v+u)$$

同理得
$$p=v/(v+u)$$

上述公式只适合于中性突变，即在只有突变而不发生选择的情况下，基因频率由基因的突变率所决定，正是等位基因的双向突变维持了群体的这种动态平衡。例如，人类对苯硫脲（PTC）的尝味能力决定于7q35－q36 上的显性基因 T，T 突变为味盲基因 t 是一种中性突变。在我国汉族人群中，这对等位基因的突变率分别为 $u=0.9\times10^{-6}$/（基因·代），$v=2.1\times10^{-6}$/（基因·代），基因 t 的频率 $q=u/\ (u+v)\ =0.9/\ (0.9+2.1)\ =0.30$，所以，我国汉族人群中味盲的频率（$q^2$）为 9%。

然而，许多情况下基因突变是有害的，突变可导致基因功能丧失或变化，进而产生有害效应，面临选择的作用。

二、选择对遗传平衡的影响

选择（selection）是指群体中不同个体由于基因的差别导致生存能力和生育能力的差别。它使不同基因型个体对后代基因库的贡献能力不同。常用适合度和选择系数对选择进行定量研究。

（一）适合度和选择系数

适合度（fitness，f）是指一定环境条件下，某个个体能够生存并能将其基因传给后代的能力。适合度的大小一般用相对生育率（relative fertility）来衡量。例如，据丹麦一项调查，在 108 名软骨发育不全性侏儒患者中，他们共生育了 27 个孩子；而他们正常的同胞 457 人却生育了 582 个孩子。因此软骨发育不全患者的相对生育率为：$f=(27/108)/(582/457)=0.2$，这说明患者的生育率只有正常人的 20%，这就是选择的结果。

选择的作用采用选择系数（selection coefficient，S）。选择系数是指在选择的作用下降低了的适合度。如果把适合度看作患者将其基因传给后代的比例，那么 S 就是患者的基因没有传下去的比例，也就是患者基因被淘汰的比例。因此可把 S 看作患者基因向后代传递过程中的淘汰率，即 $S=1-f$ 。如软骨发育不全者的适合度为 0.2，即选择系数 $S=1-0.2=0.8$。

（二）选择对显性基因的作用

如果选择对显性基因不利，那么 AA 和 Aa 个体必然受到选择的作用，这样 A 基因将在群体中逐渐减少，直至消失。为了达到遗传平衡就要靠基因 a 突变为 A 来补充。假定群体中基因 A 的频率为 p，其选择系数为 S，每一代中因选择而减少的基因 A 为 Sp，这样 $v=Sp$。$p=D+\frac{1}{2}H$，由于 D 很小（纯合子很少）$p\approx\frac{1}{2}H$，所以，$v\approx\frac{1}{2}SH$。

例如，在丹麦的哥本哈根市 94 075 个孩子中有 10 个是软骨发育不全性侏儒患者（AD），其发病率为 10/94 075=0.000 106 3，已知本病的选择系数 $S=0.8$。因此软骨发育不全性侏儒基因的突变率为：$v\approx\frac{1}{2}SH\approx0.8\times0.5\times0.000\,106\,3\approx42.5\times10^{-6}$/(基因·代)。

（三）选择对隐性基因的作用

当选择对隐性有害基因 a 不利时，其选择的作用是比较微小的、缓慢的。因为选择对于频率较高的携带者（Aa）不起作用，只有患者（aa）才面临着选择。所以通过选择，每一代有 Sq^2 的基因 a 被淘汰。致病基因的频率越低，基因频率改变得越缓慢。

然而在一个遗传平衡的群体中，被淘汰的基因将由新的突变基因来补充，所以 $u=Sq^2$。例如，苯丙酮尿症（AR）在我国人群中的发病率为 1/16 500，即 $q^2=0.000\,06$，本病的适合度为 0.15，$S=1-f=1-0.15=0.85$，苯丙酮尿症的基因突变率为 $u=Sq^2=0.85\times0.000\,06=51\times10^{-6}$/(基因·代)。

（四）选择对 X 连锁隐性基因的作用

当选择对 X 连锁隐性致病基因（X^a）起作用时，对男女的选择作用有所不同：①女性携带者（X^AX^a）因表型正常而不被选择，女性只有当致病基因纯合（X^aX^a）时才会受到选择的作用，但由于 X^a 的频率 q 很低，X^aX^a 的频率（q^2）更低，可忽略不计，故选择对女性几乎不起作用。②男性是半合子，基因型为 X^aY 的个体必然面临选择的作用，其频率为 q。因为 X^a 在女性中主要以杂合子形式存在，其杂合子频率为 $2pq\approx2q$（q 值低，p 接近 1），所以，整个群体中存在于女性的 X^a 约 $2q/(q+2q)$，即 2/3，存在于男性的 X^a 约 $q/(q+2q)$ 即 1/3。选择系数为 S 的话，每代将有 $\frac{1}{3}Sq$ 的 X^a 被淘汰。被淘汰的基因将由等量的基因突变来补偿以维持群体的平衡状态。因此，基因 X^A 突变为 X^a 的突变率为 $u=\frac{1}{3}Sq$。

例如，血友病 A 在男性中的发病率为 0.000 08，适合度 $f=0.29$，$S=0.71$，血友病 A 的基因突变率为 $u=\frac{1}{3}Sq=\frac{1}{3}\times0.71\times0.000\,08=19\times10^{-6}$/(基因·代)。

（五）选择对 X 连锁显性基因的作用

当选择对 X 连锁显性致病基因（X^A）起作用时，因为 X^A 的频率 p 很低，所以受到选择的女性几乎都是杂合子（X^AX^a）患者，其频率为 $2pq\approx2p$（q 接近 1）；受到选择的男性基因型全部为 X^AY 患者，其频率为 p。即群体中存在于女性患者中的 X^A 致病基因约 $2p/(p+2p)$，即 2/3，存在于男性患者中的 X^A 约 $p/(p+2p)$，即 1/3。如果选择系数为 S，每代将有 $\left(\frac{2}{3}Sp+\frac{1}{3}Sp\right)=Sp$ 的 X^A 致病基因被淘汰，这将由等量的基因突变（X^a 突变为 X^A）来补偿以维持群体的遗传平衡，即 $v=Sp$。

三、遗传漂变、迁移对遗传平衡的影响

（一）遗传漂变

遗传平衡定律要求的群体很大，倘若一个群体较小，由于生育机遇的原因，可导致某一等位基因的频率发生相当大的随机波动的现象称为随机遗传漂变（random genetic drift），简称遗传漂变（genetic drift）。遗传漂变是影响小群体遗传结构的重要因素。

用计算机随机取样模拟随机婚配（图 9-1），假设在一个由 25 人组成的小群体中，起

初 A（p）与 a（q）的频率各为 0.5，经过 42 代的随机婚配，a 基因全部消失，$q=0$，而 A 基因被固定下来，$p=1$。如果群体改为 250 人，即使经过 100 代的随机婚配，A 基因和 a 基因都不会被固定，也不会消失。如果是 2500 人的群体，基因频率变动更小，A 基因和 a 基因都永远不会固定或消失。

从这里我们可以看出，遗传漂变的速度取决于群体的大小。群体越小，漂变的速度越快，甚至一代就可以出现基因的固定或消失；反之，漂变的速度越慢。

例如，调查北美印第安人群中的 ABO 血型，I^A 的频率为 0.018，I^B 的频率为 0.009，i 的频率为 0.973。而在一个名为 Blackfeet 的印第安人小群体中，I^A 的频率高达 0.5，这可能是由于在小群体中的遗传漂变所致。

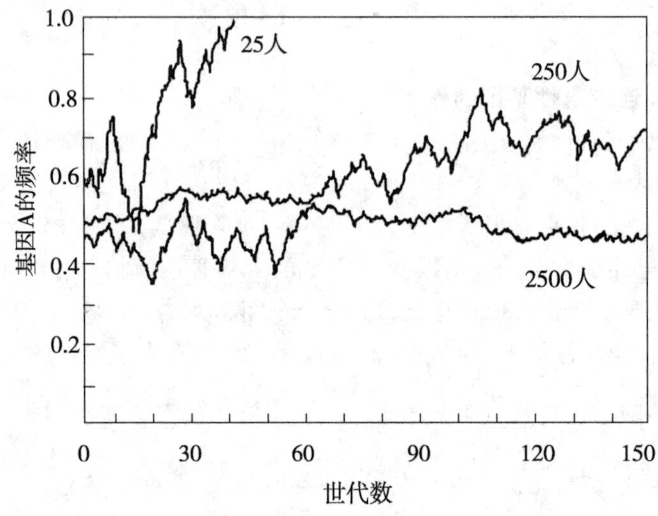

图 9－1　计算机模拟遗传漂变对基因频率的影响

（二）迁移

迁移（migration）可以改变群体的基因频率。当一个群体的个体大量地迁移到另一群体中去，常会引起基因频率的改变，改变的大小一般取决于以下两点：①两个群体间基因频率的差异，差异越大，频率改变越快；②每代迁入个体（基因）的数量。小群体迁入大群体，影响小；大群体迁入小群体，影响大。

迁移使遗传上不同的两个群体互相接触，进行基因交流。基因交流可导致群体之间基因频率呈地理梯度变化，两个群体居住交界附近，交流比较频繁，基因频率差别小；离交界越远，基因频率差别越大。例如，欧洲和西亚的白人 PTC 味盲基因 t 频率为 0.60；宁夏、甘肃及附近的回族中，t 基因频率为 0.45；中国内地汉族中 t 基因频率为 0.3。可见 t 基因频率呈明显的地理梯度变化，这可能是因为自汉唐以来，西亚的波斯人沿丝绸之路到长安，后与汉人通婚的结果。

四、近亲婚配对遗传平衡的影响

在人类的实际群体中，往往存在着近亲婚配现象，尤其是某些隔离地区、少数民族以及一些小的群体，受风俗和宗教的影响以及自然条件所限，很难实现随机婚配。群体越小，近亲婚配的现象越普遍。所以在小的隔离群体中，除遗传漂变外，近亲婚配也是改变群体遗传平衡的重要因素。

（一）近婚系数

近亲婚配的夫妇双方从共同祖先那里得到同一基因，并将这同一基因传递给他们的子女使之成为纯合子的概率称为近婚系数（inbreeding coefficient，F）。亲缘系数越大，近婚系数就越高，子女患遗传病的风险也就越大。所以，在评价近亲婚配的危害时，近婚系数具有重要意义。

（二）近婚系数的计算

1. 常染色体基因的近婚系数

（1）一级亲属的近婚系数　以同胞兄妹为例计算一级亲属的近婚系数。如图 9-2 所示，设一对同胞兄妹的父母 P_1 和 P_2 的某一基因座位上的等位基因分别为 A_1、A_2 和 A_3、A_4。根据分离规律，祖先的任何一个等位基因传给子代的概率都是 1/2，据此我们先分析祖先 A_1 基因的传递和纯合情况。P_1 可以通过两个途径把基因 A_1 同时传给 S，使基因 A_1 在 S 纯合。一个途径是 P_1 把基因 A_1 传给 B_1 的概率是 1/2，B_1 得到基因 A_1 后又把它传给 S 的概率也是 1/2；另一个途径是 P_1 把基因 A_1 传给 B_2 的概率也是 1/2，B_2 得到基因 A_1 后又把它传给 S 的概率还是 1/2。所以，基因 A_1 经过两个途径 4 步传递最后在 S 纯合为 A_1A_1，其概率为 $\left(\frac{1}{2}\right)^4$。同理，在 S 纯合为 A_2A_2、A_3A_3 和 A_4A_4 的概率均为 $(1/2)^4$。这样，S 形成纯合子 A_1A_1、A_2A_2、A_3A_3 或 A_4A_4 的总概率为 $4\times(1/2)^4=1/4$。S 在任何一对基因座上基因纯合的总概率都是 1/4。因此，一级亲属的近婚系数 $F=1/4$。

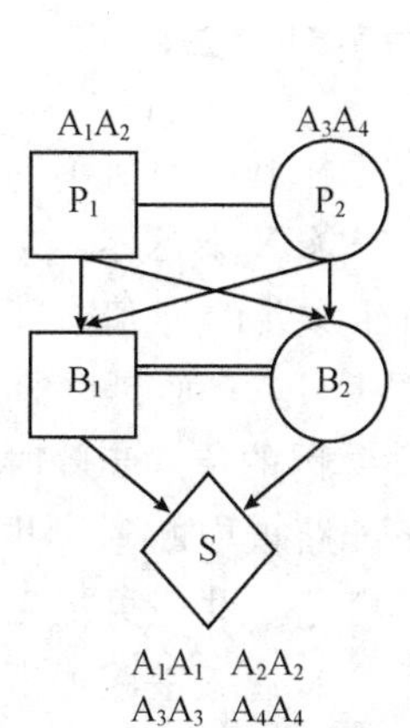

图 9-2　同胞兄妹婚配基因传递

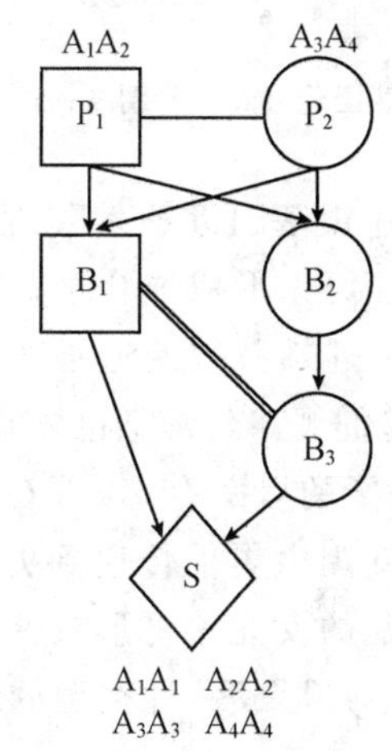

图 9-3　舅甥女婚配基因传递

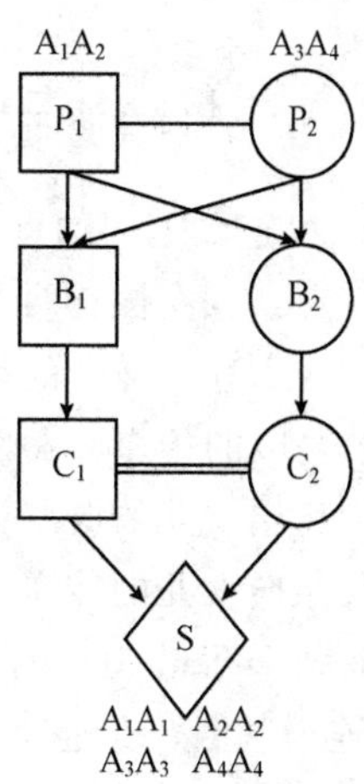

图 9-4　表兄妹婚配基因传递

（2）二级亲属的近婚系数　以舅甥女为例计算二级亲属的近婚系数。如图 9-3 所示，P_1 把基因 A_1 通过 B_1 经过两步传给 S，又通过 B_2 经过三步传给 S。所以，S 基因型是 A_1A_1 的概率为 $(1/2)^5$，同理，S 个体的基因型为 A_2A_2、A_3A_3 和 A_4A_4 的概率均为 $(1/2)^5$。这样，S 个体形成纯合子 A_1A_1、A_2A_2、A_3A_3 或 A_4A_4 的总概率为 $4\times(1/2)^5=1/8$。因此，二级亲属的近婚系数 $F=1/8$。

（3）三级亲属的近婚系数　以姑表兄妹为例计算三级亲属的近婚系数。如图 9-4 所示，祖先的任何一个基因经过两个途径 6 步的传递在 S 纯合为 A_1A_1、A_2A_2、A_3A_3 或 A_4A_4，概率都是 $(1/2)^6$。所以，三级亲属的近婚系数 $F=4\times(1/2)^6=1/16$。

(4) 二级表兄妹的近婚系数　二级表兄妹（从表兄妹）婚配的情况比表兄妹又多了2步，如图9-5所示，其近婚系数为$F=4\times(1/2)^8=1/64$。

(5) 半同胞兄妹的近婚系数。同父异母（或同母异父）的兄妹为半同胞兄妹，如果他们之间近亲婚配，近婚系数又是多少呢？

如图9-6所示，半同胞兄妹之间只有一个共同的祖先，每个基因在S纯合需传递4步，所以，半同胞兄妹的近婚系数$F=2\times(1/2)^4=1/8$。

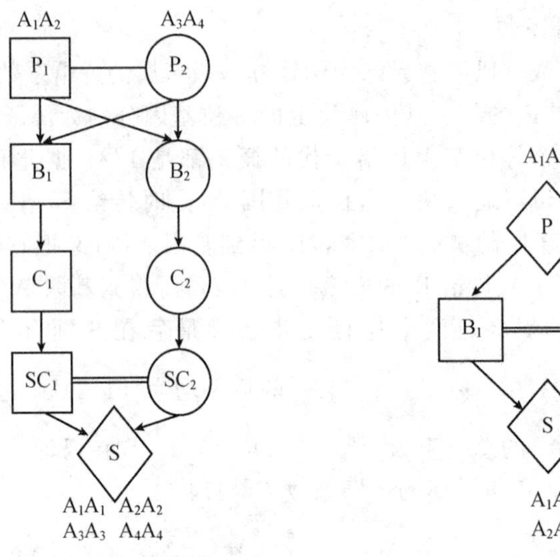

图9-5　二级表兄妹婚配基因传递　　**图9-6　半同胞兄妹婚配基因传递**

2. X连锁基因的近婚系数　X连锁基因近婚系数的计算与常染色体基因有所不同，有如下特点：①女性有两条X染色体，可以形成纯合子；而男性只有一条X染色体，是一个半合子，不存在纯合的问题，所以X连锁基因的近婚系数只计算所生女儿的F值。②对于X连锁基因的传递，女性向后代传递的规律与常染色体基因相同，都是1/2；而男性的X连锁基因传给女儿的概率为1，传给儿子的概率为0，故在计算X连锁基因的传递步骤时，不计算父亲向女儿的传递，而X连锁基因由男性传递到男性时，这条线路被中断。③共同女祖先有两个X连锁基因，在近亲婚配的女儿中可形成两种类型的纯合子；共同男祖先有一个X连锁基因，在近亲婚配的女儿中只形成一种类型的纯合子。所以X连锁基因近婚系数的计算公式为：

$$F=2\times(1/2)^n+(1/2)^m$$

其中，n为共同女祖先基因的传递步骤，m为共同男祖先基因的传递步骤。

如果是姨表兄妹婚配（图9-7），P_1把X_1传给B_1的概率为1，B_1传给C_1的概率为1/2，C_1传给S的概率又是1；P_1把X_1传给B_2的概率也是1，以后两步传递的概率都是1/2，所以X_1在S纯合的概率为$1^3\times(1/2)^3=(1/2)^3$；P_2的X_2和X_3向S传递的概率有1个1和5个1/2，所以X_2或X_3在S纯合的概率都是$1\times(1/2)^5=(1/2)^5$。因此，姨表兄妹X连锁基因的近婚系数$F=2\times(1/2)^5+(1/2)^3=3/16$。

如果是舅表兄妹婚配（图9-8），P_1的X_1尽管通过B_1可以传给S，但P_1的X_1不能通过B_2传给S，所以X_1不能在S纯合；P_2的X_2或X_3需6步传递可在S纯合，其中有两步的概率为1，其余4步的概率都是1/2。所以舅表兄妹X连锁基因的近婚系数 $F=2\times(1/2)^4+0=1/8$。

姑表兄妹婚配时（图9-9），等位基因 X_1 由 P_1 传至 B_1 时中断，基因 X_2 和 X_3 由 P_2 经 B_1 传至 C_1 时，传递中断，不管是 P_1 的 X_1 还是 P_2 的 X_2 或 X_3 都不能在S纯合，所以姑表兄妹X连锁基因的近婚系数 $F=0$。

堂兄妹近亲婚配（图9-10），等位基因 X_1 由 P_1 传至 B_1 时中断，基因 X_2 和 X_3 由 P_2 经 B_1 传至 C_1 时，传递中断，X_1、X_2 和 X_3 也都不能在S纯合，因此堂兄妹X连锁基因的近婚系数 $F=0$。

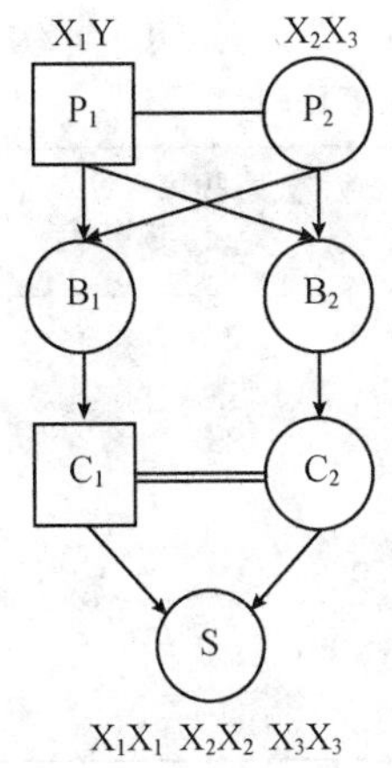

图9-7 姨表兄妹婚配X连锁基因传递

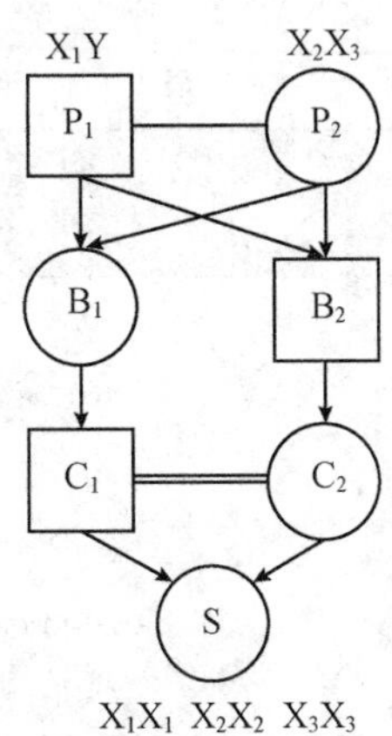

图9-8 舅表兄妹婚配X连锁基因传递

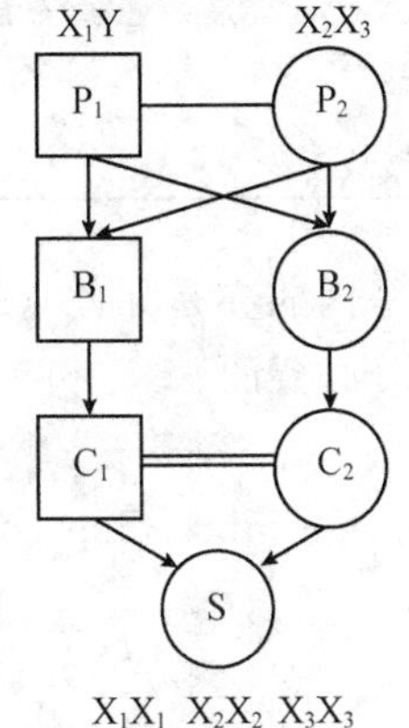

图9-9 姑表兄妹婚配X连锁基因传递

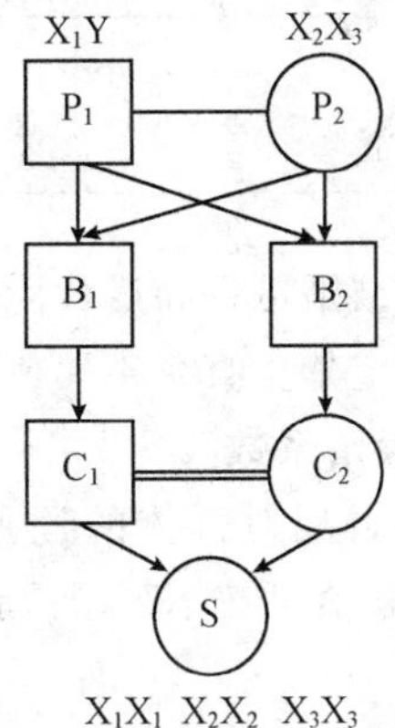

图9-10 堂兄妹婚配X连锁基因传递

（三）近亲婚配的危害

近亲婚配的危害主要表现在增高隐性纯合子患者的频率。以表兄妹婚配为例（图9-4），他们所生子女是隐性纯合子（aa）有两种可能：①aa基因由共同祖先的同一基因传递，那么 $F=1/16$，而a基因频率为 q，这一途径形成隐性纯合子（aa）的几率为 $(1/16)\ q$。②aa基因由不同祖先或同一祖先不同等位基因传递，由于共同祖先的同一基因（a）传给子女而形成隐性纯合子（aa）的几率 $F=1/16$，那么不同祖先传来的基因a，组合成隐性纯合子（aa）的几率是$1-F=1-1/16=\frac{15}{16}$，又由于常染色体隐性遗传病的群体发病率是 q^2，所以子女隐性纯合子（aa）的频率为 $(1-1/16)q^2=(15/16)q^2$。表兄妹近亲结婚使子女成为隐性纯合子的频率合计为：

$$\frac{1}{16}q+\frac{15}{16}q^2=q\frac{(1+15q)}{16}=q\frac{(p+q+15q)}{16}=\frac{(pq+16q^2)}{16}=q^2+\frac{pq}{16}$$

综上所述，近亲婚配后代常染色体隐性遗传病的复发风险（x）可通过下列公式计算：

$$x=Fq+(1-F)q^2$$

随机婚配时，aa 纯合子的频率为 q^2，两者相比得出表兄妹近亲婚配后代发病率是随机婚配后代发病率的倍数为 $(q^2+pq/16)/q^2$（表 9-3）。

表 9-3　近亲婚配和随机婚配子女患病频率比较

基因频率 (q)	表亲婚配子女患病频率 ($q^2+pq/16$)	随机婚配子女患病频率（q^2）	患病率倍数
0.2	0.05	0.04	1.25
0.1	0.015 625	0.01	1.56
0.04	0.004	0.0016	2.5
0.02	0.001 625	0.0004	4.06
0.01	0.000 719	0.0001	7.19
0.001	0.000 063 5	0.000 001	63.5

表 9-4　近亲婚配与随机婚配对多基因病影响的比例

组别	婚配对数	子女数	先天畸形（%）	早产和流产（%）	9 岁前夭亡数（%）
近亲婚配	203	1158	1.3	2.07	19.26
随机婚配	109	1001	0.44	1.10	13.09

总之，近亲结婚可提高后代隐性遗传病的复发风险，多基因病亦是如此（表 9-4）。因此我国婚姻法规定禁止直系亲属或旁系 3 代的亲属通婚是十分必要的。

（四）平均近婚系数

在评价近亲婚配对群体的危害时，平均近婚系数（average inbreeding coefficient，a）具有重要作用。a 值可按下列公式计算：

$$a=\sum\frac{M_iF_i}{N}$$

其中，M_i 为某种类型的近亲婚配数，N 为婚配总数，F_i 为相应近亲婚配的近婚系数，$\sum$为总和符号。

例如，某群体中有 1000 例婚配，其中 5 例来自表兄妹婚配，$F=1/16$；7 例来自从表兄妹婚配，$F=1/64$；其余为随机婚配，$F=0$。那么该群体的平均近婚系数 a 为：

$$a=\frac{5}{1000}\times\frac{1}{16}+\frac{7}{1000}\times\frac{1}{64}=0.000\,42$$

平均近婚系数反映了一个群体近亲婚配的情况，一般来说，a 值如达到 0.01 即为高值。在发达社会中，a 值较低；而在一些封闭、隔离的群体或有特殊婚配风俗的人群中，a 值较高。我国一些山区和少数民族的平均近婚系数偏高。平均近婚系数高的地区常染色体隐性遗传病和多基因遗传病的发病率往往较高。因此，禁止近亲结婚可降低遗传病的发病率。表9-5是一些国家或地区的人群中 a 值的比较。

表 9-5 不同国家、地区人群中 a 值的比较

国家或地区	调查年代	调查婚姻数	近亲婚配比例	平均近婚系数（a）
美国	1958	133 228	0.11%	0.000 08
德国	1946—1951	119 899	0.59%	0.000 19
法国	1956—1958	530 000	0.67%	0.000 23
意大利	1965—1960	1 646 612	1.90%	0.000 70
日本	1950	213 148	8.16%	0.004
北京、湖北（汉）	1980—1981	7729	1.4%	0.000 665
四川（彝）	1980—1981	2054	14.16%	0.000 913
甘肃（回）	1980—1981	1376	9.70%	0.005
黑龙江（鄂伦春）	1980—1981	183	1.6%	0.000 256
黑龙江（鄂温克）	1980—1981	626	3.4%	0.000 116

第四节 遗传负荷

遗传负荷（genetic load）是指在一个群体中由于致死或有害基因的存在而使群体适合度降低的现象。一般用群体中平均每个个体携带的致死或有害基因的数量来表示。其数量越多，遗传负荷越大，群体的适合度越低。估计在我国人群中平均每人携带有5～6个有害基因，这就是我国人群的遗传负荷。遗传负荷主要来源于突变负荷和分离负荷。

一、突变负荷

突变负荷（mutation load）是指由于基因突变产生有害或致死基因，使群体适合度下降而给群体带来的负荷。

显性致死基因突变产生后，由于选择的作用而随当代突变个体的死亡而消失，不会增加群体的遗传负荷。如果是显性半致死突变，突变个体有1/2的机会将显性半致死突变基因传下去，加上新的半致死突变，可增加群体的遗传负荷。

隐性致死基因突变产生后，突变基因以杂合的状态在群体中保留许多代，随时可形成对选择不利的隐性纯合子，从而使群体的适合度降低，增加群体的遗传负荷。

如果是X连锁显性基因突变，与常染色体显性基因突变相似，在选择系数小于1的情况下，也可相应增加群体的遗传负荷。

如果是X连锁隐性基因突变，在男性中与常染色体显性基因突变相似。在女性中则与常染色体隐性基因突变相同。

二、分离负荷

分离负荷（segregation load）是指适合度较高的杂合子（Aa）由于基因分离而产生适合度较低的隐性纯合子（aa），从而降低群体适合度的现象。

选择可以降低遗传负荷。一个有害基因的寿命与其选择系数（S）呈反比，即为 $1/S$。

如果 $S=0.01$，那么该有害基因的寿命就是 $1/0.01=100$ 代；如果 $S=0.1$，该有害基因的寿命就是 $1/0.1=10$ 代。

近亲结婚和环境污染都可导致群体遗传负荷的增高，所以，保护环境和避免近亲婚配，可有效降低人群的遗传负荷，提高全民族的遗传素质。

知识链接

近亲婚配的教训

在历史上，无论是国内还是国外，上到皇帝下到百姓，近亲婚配发生在各类人群中。这种婚姻模式究竟给人类带来什么？

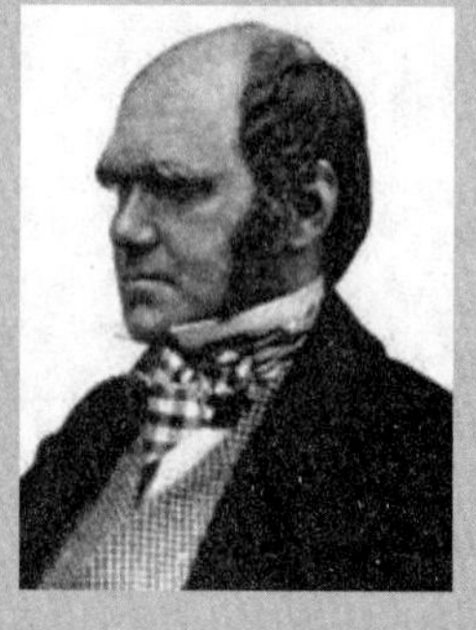
图 9-11　达尔文

1. 巨人的困惑　达尔文是英国伟大的生物学家，进化论的奠基人。他是典型的近亲婚配者，他的爱妻是他的舅表姐埃玛。两人婚后不幸事件连连发生，他们共生子女 10 人，其中 3 人早年夭折，其他人有些终生不育，有些患有精神疾病。达尔文对此感到非常困惑。直到后来他在研究植物过程中发现，异花授粉的个体结出的果实又大又多，而自花授粉的个体很容易被大自然淘汰。这时他才恍然大悟：自己的悲剧原来是近亲婚配所致。

2. 遗传学家的遗憾　摩尔根是美国著名的遗传学家、人种学家。他同样受到近亲婚配的困扰。青年时代的他和表妹玛丽相爱了，当时他们也懂得近亲婚配对子女不利，但由于堕入情网不能自拔，又存有侥幸心里，两人最终结了婚。婚后生育了三个子女，儿子有明显智障，两女儿也因“莫名其妙的痴呆”而过早离开人世。悲惨的教训让他大声疾呼：“为创造更聪明、更强健的人种，无论如何也不要近亲结婚”。其实，类似于上述近亲婚配的悲剧在过去屡见不鲜。你知道近亲婚配给人类带来悲剧的原因吗？

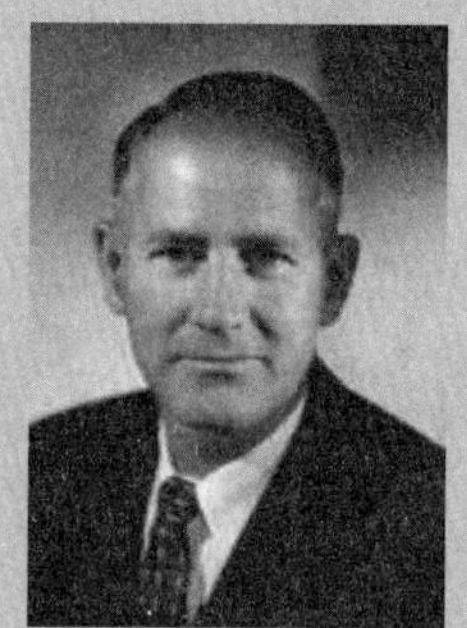
图 9-12　摩尔根

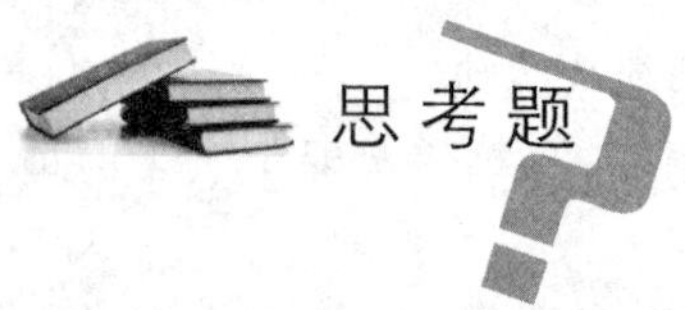

思考题

1. 一对同胞兄弟和一对同胞姐妹婚配，他们的后代近亲婚配，画出基因流动图并计算近亲婚配的近婚系数。

2. 试从群体遗传学的角度分析禁止近亲婚配的意义是什么？

3. 试想一想，降低遗传负荷的措施有哪些？

（周好乐）

第十章

药物遗传学

学习目标

1. 掌握药物遗传学的概念；异烟肼灭活的遗传基础及其临床意义。
2. 熟悉葡萄糖-6-磷酸脱氢酶缺乏症的发病机制。
3. 了解生态遗传学；酒精中毒及吸烟致癌的遗传基础。

临床医学显示，人类的药物反应存在个体差异。不同的个体，尽管其性别相同、年龄相仿、体重相当，但对同一剂量的同种药物仍可表现出不同的反应。例如，普通催眠剂量的巴比妥类药物，对大多数人起催眠作用，却使个别人烦躁不安。又如不同个体对水杨酸钠的耐受力相差可达 10 倍之多。这种现象称为个体对药物的特应性（idiosyncracy）。特应性受环境因素如食物、其他药物等的影响，但主要由遗传因素决定。

1957 年，Motulsky 发现某些药物特异性反应与遗传有关。随后 Vogel 于 1959 年正式提出药物遗传学的概念。药物遗传学（pharmacogenetics）是药理学和遗传学相互结合的边缘学科。它研究人体药物代谢反应（特别是异常药物反应）的遗传基础和生化本质。它属生化遗传学范畴。药物遗传学研究对指导临床医师根据病人的遗传特点，正确掌握用药的个体化原则，合理提高药效，减免遗传缺陷而引起的不良药物反应具有重要意义。

第一节　药物反应的遗传基础

药物摄入人体后，经过吸收、运输、分布、与靶细胞受体作用而产生药效，再经生物转化或降解、排泄等一系列过程。其中涉及运输蛋白、受体蛋白及酶蛋白等许多药物反应的相关蛋白。例如，药物吸收借助膜蛋白运转，药物分布常借助血清蛋白运输，药物作用依赖受体蛋白分子的合作，药物转化和降解需要酶的催化。如果决定这些蛋白或酶的基因发生突变或缺失，便会影响有关蛋白或酶的合成，进而影响相关的环节，导致药物反应异常。

图 10－1 显示遗传性酶缺陷与异常药物反应的关系。某药物在体内的代谢过程假设为 A→B→C→D，每步反应分别由 X、Y 和 Z 等酶所催化。这些酶由相应的基因所编码。假如 Z 基因突变，则其转录的 mRNA 以及最终翻译出的酶都会出现相应异常（以Ⓩ表示）。结果 C→D 反应受阻甚至完全停止，导致药物 A 及代谢中间物（B、C）异常积累，积累过量会损害机体，即发生药物不良反应。同理，其他参与药物反应的任何一种蛋白的遗传性变异，均可影响正常的药物效应。

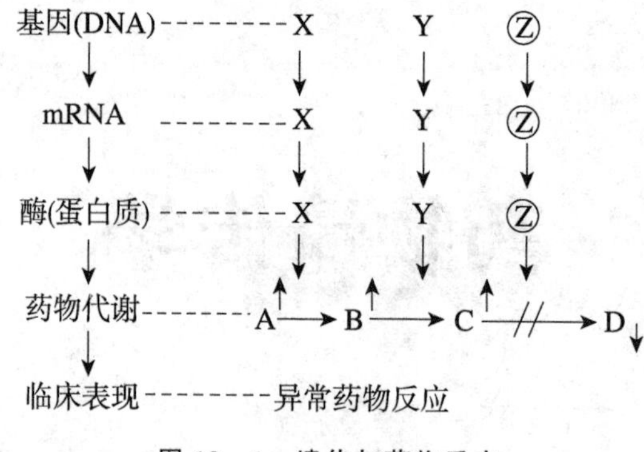

图 10-1　遗传与药物反应

第二节　药物反应的多样性及其遗传基础

人类群体中不同个体对某种药物所产生的各种不同反应，构成了药物反应的多样性。它主要由不同个体的遗传背景（基因型）所决定。它可能受单基因控制，也可能是多基因控制（图 10-2）。

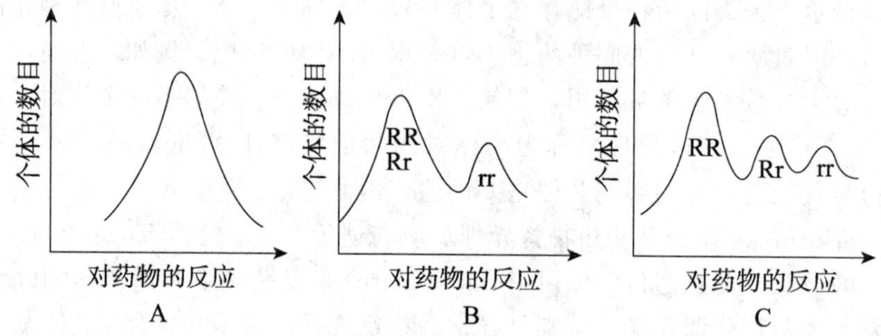

图 10-2　群体中药物反应变异的分布图

A. 连续变异的药物代谢受多基因控制；B. 双峰的不连续变异受完全显性的单基因控制；C. 三峰的不连续变异受不完全显性的单基因控制

一、葡萄糖-6-磷酸脱氢酶缺乏症

葡萄糖-6-磷酸脱氢酶（glucose-6-phosphate dehydrogenase，G6PD）缺乏症（OMIM 305900）是一种以溶血性贫血为主要临床特征的遗传病，常见于热带、亚热带地区。我国的南方地区发病率较高。估计全世界 G6PD 缺乏症患者高达 2 亿多人。患者平常可无症状，但吃了蚕豆或一些药物（喹啉类、呋喃类、解热镇痛类、磺胺类、砜类等，见表 10-1）后，出现血红蛋白尿、黄疸、贫血等急性溶血反应。该病俗称“蚕豆病”。

表 10-1　G6PD 缺乏者禁用或慎用的药物及食物

1. 解热镇痛药	阿司匹林、非那西丁、乙酰苯胺、氨基比林、对乙酰氨基酚
2. 抗疟药	伯氨喹、扑疟喹、戊氨喹、氯喹、奎宁
3. 磺胺类药物	磺胺、乙酰磺胺、磺胺吡啶、磺胺异噁唑、磺胺嘧啶
4. 呋喃类药物	呋喃坦啶、呋喃西林、呋喃唑酮
5. 砜类药物	氨苯砜、硫氧二砜
6. 其他	蚕豆、氯霉素、对氨水杨酸、萘、苯肼、维生素 K、硝唑咪、二巯基丙醇等

研究表明，红细胞内糖代谢以无氧糖酵解为主，还可进行戊糖旁路代谢。正常情况下，G6PD可使葡萄糖-6-磷酸（G6P）脱氢，把氢交给氧化型辅酶Ⅱ（NADP），生成足够的还原型辅酶Ⅱ（NADPH）。后者递氢，使谷胱甘肽（GSSG）有效地转变成还原型谷胱甘肽（GSH）。足量的GSH可及时降解组织细胞代谢中氧化还原反应或氧化性药物作用生成的过氧化氢（H_2O_2），消除或减轻H_2O_2对血红蛋白及膜蛋白等的氧化作用（图10-3）。

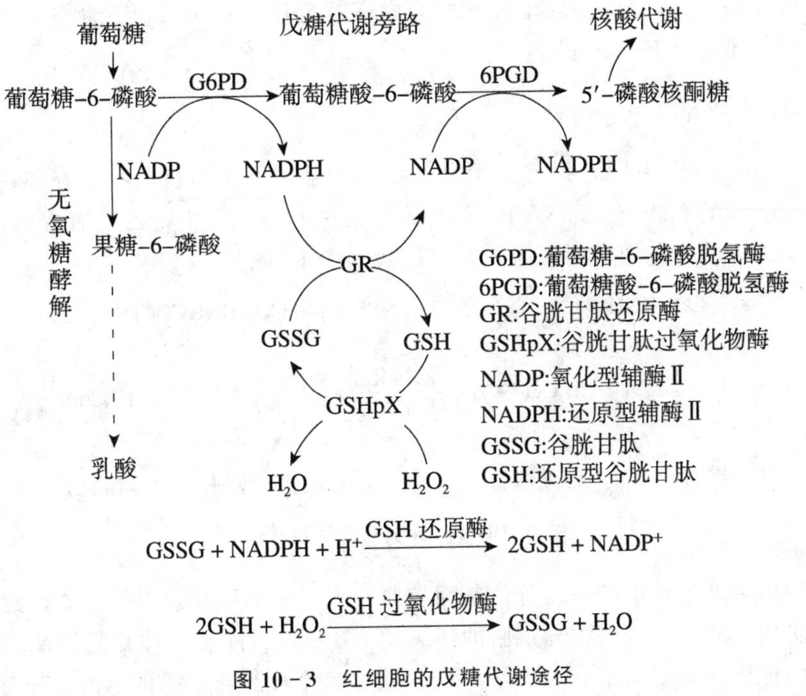

$$GSSG + NADPH + H^+ \xrightarrow{\text{GSH 还原酶}} 2GSH + NADP^+$$

$$2GSH + H_2O_2 \xrightarrow{\text{GSH 过氧化物酶}} GSSG + H_2O$$

图10-3 红细胞的戊糖代谢途径

G6PD缺乏时，NADPH生成减少，进而导致GSH的不足，服用氧化性药物（喹啉类、解热镇痛类、磺胺类等）后产生的H_2O_2会积累，迅速破坏GSH。过多的H_2O_2氧化血红蛋白（Hb）表面β链上的半胱氨酸巯基（—SH），使Hb的4条肽链接触不稳而解聚，Hb内部巯基暴露并被氧化，导致Hb变性，形成珠蛋白小体（Heinz小体）（图10-4）。同时，H_2O_2还氧化红细胞膜上的蛋白，使红细胞变形性降低而脆性增加。当这些红细胞随血流通过狭窄的毛细血管及肝、脾窦时，易挤压破裂，引发急性溶血反应。

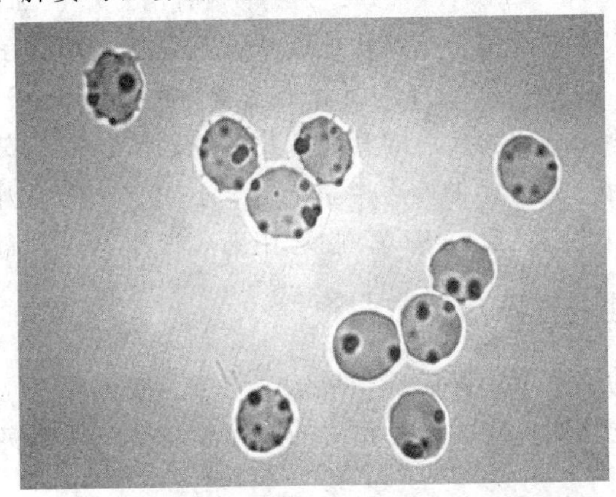

图10-4 G6PD缺乏者红细胞示Heinz小体

G6PD 基因定位于 Xq28，全长 18kb，由 13 个外显子组成，编码 515 个氨基酸。已知 *G6PD* 基因突变所产生的 G6PD 生化变异型达 400 多种，大多为点突变所引起，根据酶活性及临床表现可分成不同类型。

G6PD 缺乏症呈 X 连锁的不完全显性遗传。群体中女性患者多于男性患者。女性患者病情往往较轻，程度各异；男性一旦发病，病情较为严重。

可对 G6PD 缺乏症进行基因诊断，G6PD 缺乏症确诊者，应避免进食蚕豆及其制品，忌服有氧化作用的药物（表 10－1）。

二、异烟肼灭活

异烟肼（isoniazid，INA）又称雷米封，是一种常用的抗结核药物。在体内 *N*－乙酰基转移酶（*N*－acetyltransferase，NAT，简称乙酰化酶）的催化下，乙酰辅酶 A 提供乙酰基，使异烟肼转变为乙酰化异烟肼而灭活，失去药效（图 10－5）。

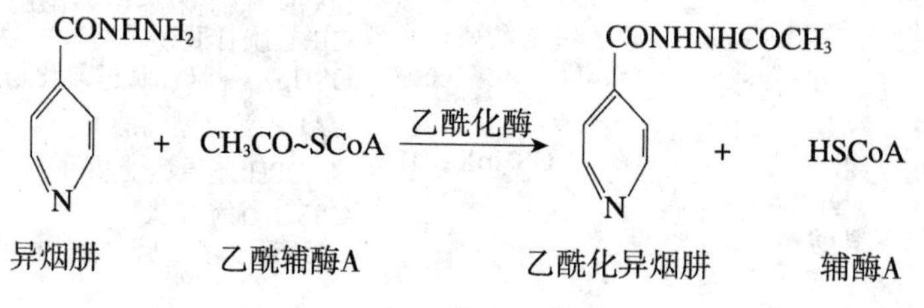

图 10－5　异烟肼灭活过程

乙酰化酶由常染色体上的一对等位基因控制。人群中 RR 基因型的个体，此酶的活性很高，是异烟肼快灭活者，其血中异烟肼的半衰期为 1～2h；rr 型个体缺乏该酶，是异烟肼慢灭活者，他们体内异烟肼的半衰期为 2～4.5h；Rr 型个体具有中等的乙酰化速度。

异烟肼灭活（乙酰化）速度的个体差异，会影响该药的抗结核疗效，也会影响该药的不良反应。

从疗效考虑，如果每天服药，快、慢灭活者疗效一致；若每周服药 1～2 次，则快灭活者疗效较差。

从毒副作用考虑，长期服用此药，慢灭活者易积累异烟肼而引起多发性神经炎（80%），而快灭活者则较少产生这种副作用（20%）。异烟肼引起神经炎是因为此药可灭活维生素 B_6，而导致维生素 B_6 缺乏性神经损害。因此，用异烟肼治疗时应加服维生素 B_6，以消减上述副作用。另一方面，快灭活者由于乙酰化速度快，乙酰化异烟肼在肝中水解为异烟酸和乙酰肼，后者可损害肝脏，故有 86% 的异烟肼肝炎患者为快灭活者。

理论认为，对于依赖乙酰化酶灭活的其他药物如苯乙肼、硝基安定、磺胺二甲嘧啶、氨苯砜、普鲁卡因胺、甲硫氧嘧啶、肼苯达嗪等，由于不同个体的基因型不同，同样可分为快灭活型和慢灭活型。他们的药物反应不同，临床用药应该注意因人而异。

三、常见的遗传性药物不良反应

一些具有遗传基础的不良药物反应归纳成表 10－2。临床治疗应注意药物的不良反应，并尽可能根据病人的药物代谢反应类型及相关的遗传学特征，努力实现个体化治疗。

表 10－2 常见的遗传性不良药物反应

病症或性状	诱发因素	变异酶（蛋白）	临床表现
琥珀酰胆碱敏感症	琥珀酰胆碱	假胆碱酯酶	呼吸肌持续麻痹、呼吸停止致死
无过氧化氢酶症	过氧化氢	过氧化氢酶	没有过氧化氢消毒反应
葡萄糖－6－磷酸脱氢酶缺乏症	蚕豆，镇痛解热类、喹啉类、磺胺类等药物	葡萄糖－6－磷酸脱氢酶	急性溶血反应、溶血性贫血
异烟肼灭活	异烟肼	乙酰化酶	多发性神经炎、异烟肼肝炎
急性间歇性血卟啉症	巴比妥类、磺胺类、灰黄霉素、乙醇等	尿卟啉原Ⅰ合成酶	腹痛、呕吐、运动障碍、精神异常
双羟香豆素耐受性	双羟香豆素	维生素K环氧化物还原酶	抗血凝效果下降
高铁血红蛋白还原酶缺乏症	亚硝酸盐、氧化剂	NADH－高铁血红蛋白还原酶	紫绀、高铁血红蛋白血症
不稳定血红蛋白病	磺胺类、氧化剂	不稳定血红蛋白	溶血反应
苯妥英钠氧化酶缺乏症	苯妥英钠	苯妥英钠羟化酶	眼球震颤、运动失调、语言障碍
α－1－抗胰蛋白酶缺乏症	吸烟	α－1－抗胰蛋白酶	肺气肿
乙醇中毒	乙醇	乙醇脱氢酶、乙醛脱氢酶	脸红发热、心率加快、醉酒
恶性高热	麻醉剂	磷酸肌酸激酶	寒战、体温过高

第三节 生态遗传学

人类的生存环境中充满着各种环境因子，包括食物、药品、有害的化学物质以及各种有益或有害的生物因素等。不同个体对这些环境因子的反应是不同的。例如喝酒，有些人易醉，引起乙醇中毒，有些人却对乙醇不敏感。还有吸烟，有人患肺癌，有人不患肺癌。这些对环境因子反应的个体差异归根到底是由遗传基础决定的。由于基因型不同，决定了同一种物质在不同个体中的代谢类型不同，所以，表现出不同的反应。研究群体中不同个体对各种环境因子的特殊反应方式和适应特点及其遗传基础的学科称为生态遗传学（ecogenetics）。生态遗传学是从药物遗传学发展而来的遗传学分支学科。

一、乙醇中毒

人类对乙醇的耐受性有种族和个体差异。乙醇敏感者，当摄入0.3～0.5ml/kg乙醇时，即可表现出面红耳赤、皮温升高、心率加速等乙醇中毒现象，而乙醇耐受者却不发生类似反应。据统计，白种人仅15%是乙醇敏感者，黄种人中乙醇敏感者则高达80%。

乙醇在体内代谢过程主要分两步：第一步是乙醇在肝乙醇脱氢酶（alcohol dehydrogenase，ADH）作用下生成乙醛，乙醛刺激肾上腺素和去甲肾上腺素分泌，引起心率加快、皮温升高、面部潮红等症状。第二步是乙醛在乙醛脱氢酶（acetaldehyde dehydrogenase，ALDH）作用下变成乙酸（图10－6）。

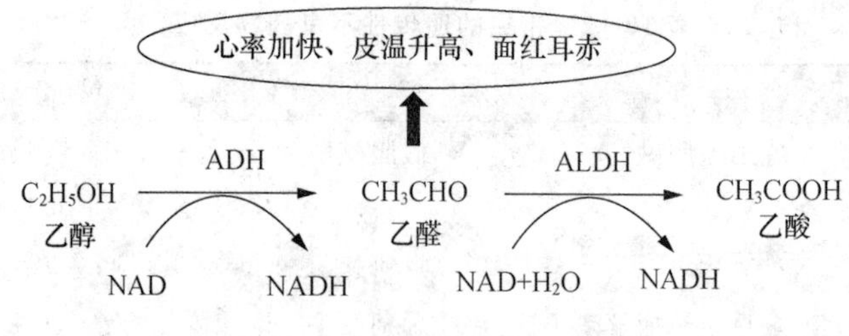

图 10－6　乙醇在体内的代谢过程

ADH 和 ALDH 都有遗传多态性，各自有活性不同的同功酶。黄种人较白种人易发生乙醇中毒是遗传因素决定的。大多数白种人的 ADH 活性低，饮酒后产生乙醛慢，但他们的 ALDH 活性高，乙醛氧化成乙酸快，所以不易产生乙醛蓄积中毒，而大多数黄种人则相反。

二、吸烟与肺癌

众所周知，吸烟者易患肺癌，但并非吸烟者都会得肺癌。研究证实，吸烟者是否患肺癌与其遗传基础有关。

香烟烟雾中含有致癌多环苯蒽化合物，但直接的致癌性较弱。香烟烟雾进入机体后，通过细胞微粒体中的芳烃羟化酶（aryl hydrocarbon hydroxylase，AHH）作用，可转变为高致癌活性的致癌化合物而诱发癌症。此外，苯蒽化合物有诱导 AHH 活性的作用，其诱导作用高低因人而异，受遗传因素影响。AHH 诱导活性高的人吸烟易患肺癌。

知识链接

个体化药物治疗

据统计，全球死亡患者中的1/3是死于不合理用药，而非死于自然疾病本身。药物不良反应成为继癌症、脑溢血和心脏病后的第四大死因，由此可见，安全合理用药已成为世界性的公共医疗卫生问题。

药物遗传学的研究已证实人类药物反应的个体差异主要由遗传因素决定。随着研究的不断深入，科学家发现影响药物反应的遗传因素很复杂，往往会涉及许多相关基因及它们间的相互作用。近年，随着人类基因组计划的完成以及分子生物学技术的发展，使科学家可以从整个基因组范围去研究药物反应的遗传基础与生化本质，从而产生了药物基因组学（pharmacogenomics）。

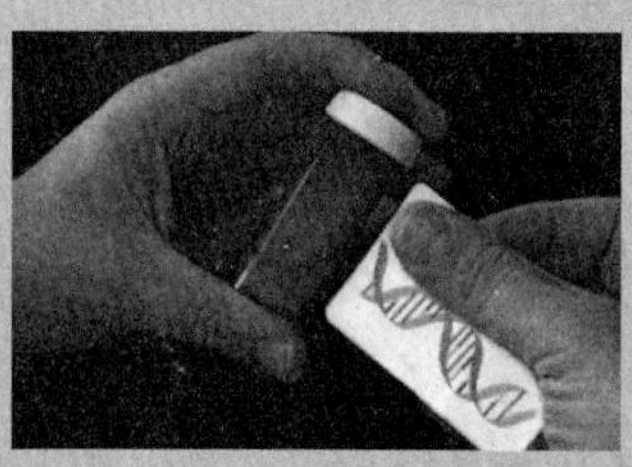

图 10-7　个体化药物治疗

药物基因组学研究各种基因变异与药效及安全性之间的关系，利用基因组学的知识和先进的研究技术对不同个体的药物相关基因（药物代谢酶、转运体和受体等等基因）进行解读，根据不同人群及不同个体的遗传特征来研制药物或设计不同的用药方案，最终实现“因人而异”的个体化治疗目标。

我国政府已先后立项了多个药物基因组学与个体化药物治疗相关的重大科研项目，其研究成果已经应用于临床，药物治疗开始由过去的“大众医疗”模式逐渐转向以人为本的“个体化医疗”模式。

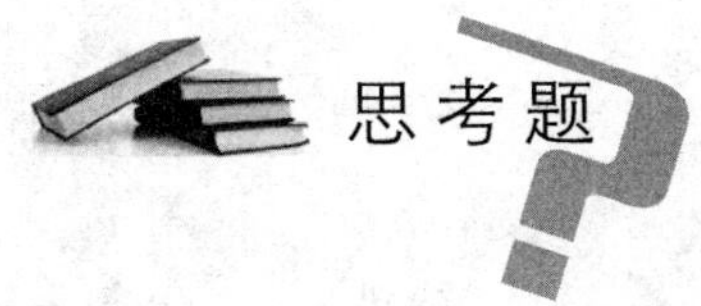

思考题

1. 如何理解药物反应的多样性及遗传基础?
2. 以异烟肼灭活为例，简述药物反应的多样性及其遗传基础，应如何合理用药?
3. 简述葡萄糖-6-磷酸脱氢酶缺乏症的主要临床症状及其分子机制。

（张　涛）

第十一章

肿瘤遗传学

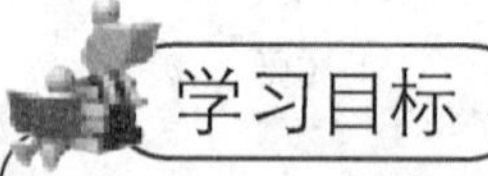

学习目标

1. 掌握癌家族、家族性癌、标记染色体、原癌基因、抑癌基因等概念。
2. 熟悉原癌基因激活机制；肿瘤发生的多步骤损伤学说。
3. 了解染色体异常与肿瘤的关系。

肿瘤是指生长失去正常调控而无限地自主增生的细胞群，是体细胞遗传物质突变所致，因此肿瘤是一种体细胞遗传病。肿瘤的发生是一个多步骤的复杂过程，是遗传因素和环境因素相互作用的结果。肿瘤遗传学是研究肿瘤发生与遗传因素关系的医学遗传学分支学科。

第一节　肿瘤发生的遗传因素

一、家族聚集现象

肿瘤的发生具有家族聚集现象，表现在如下几个方面：

（一）癌家族

癌家族（cancer family）是指一个家族中有数个成员发生一种或多种癌症的现象。其特点是发病年龄早并呈 AD 方式遗传。例如 G 家族，1895 年美国人 Warthin 发现，对该家族从 1895 年到 1976 年，进行了 5 次调查，其中有的支系已达 7 代。在 842 位后代中，有 95 位癌症患者，其中 48 人患结肠癌，18 人患子宫内膜腺癌，其余为其他类型癌症患者。在这些癌患者中，13 人为多发癌，19 人癌症发生在 40 岁之前，72 人的双亲之一是癌症患者，男性与女性各为 47 人和 48 人，接近 1∶1，符合 AD 遗传。

（二）家族性癌

家族性癌（familial carcinoma）是指在一个家族内多个成员罹患同一类型肿瘤。这种家族聚集现象提示肿瘤发生存在遗传因素。如 12%～25%的结肠癌患者具有结肠癌家族史，因此结肠癌可认为是家族性癌。再有对 77 对白血病患者双生子调查：同卵双生子发病一致率非常高；在另一调查中，20 对同卵双生子均在同一部位患同样的肿瘤。许多常见的恶性肿瘤，如胃癌、肺癌、乳腺癌等，其发病多数是散发性的，但有一部分患者具有明显的家族史，患者一级亲属的发病风险高于一般人群 3～5 倍。以上事实说明肿瘤的发生与遗传因素密切相关。

二、遗传性恶性肿瘤

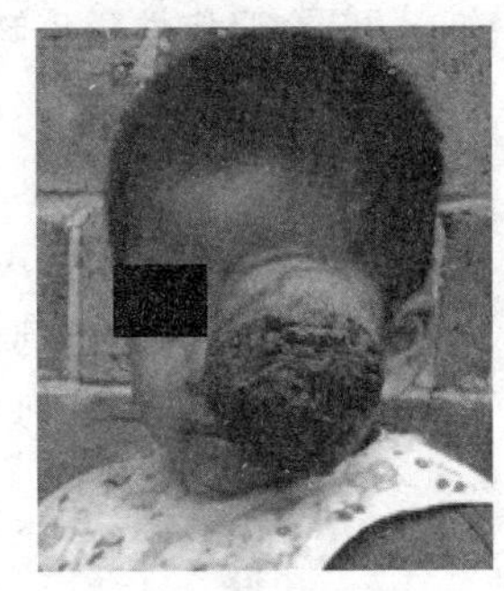

图 11-1 视网膜母细胞瘤患者

少数恶性肿瘤按孟德尔方式遗传，通常呈 AD 遗传方式。它们主要涉及神经或胚胎组织的恶性肿瘤，譬如视网膜母细胞瘤、神经母细胞瘤、Wilms 瘤等。

视网膜母细胞瘤（retinoblastoma，RB）（OMIM 180200）是眼内发生的一种恶性肿瘤，发生率为1/10 000～1/21 000，多在 4 岁前发病。其临床早期表现为眼底灰白色肿块，多无自觉症状，当肿瘤长入玻璃体，使瞳孔呈黄色光反射时，才易发现，称为“猫眼”。此肿瘤恶性程度很高，随着生长可破坏角膜、巩膜，引起眼球突出。向后可长入眼眶并向颅内浸润，也可经血液全身转移（图 11-1）。

视网膜母细胞瘤分遗传型和非遗传型两类。遗传型约占全部病例的 40%左右，发病年龄早，多在 1 岁半内；双侧相继发病，有家族史、可连续几代发病，呈 AD 遗传。研究证实，遗传型视网膜母细胞瘤是肿瘤抑制基因 *Rb*（13q14）突变所致。非遗传型发病年龄晚，多在 2 岁以后，为单侧发病，无家族史。

三、遗传性癌前病变

某些单基因病和染色体病具有不同程度的恶变倾向，称为癌前病变（precancerous lesion）。其遗传方式大部分为 AD 遗传。

家族性结肠息肉症（familial polyposis coli，FPC ）（OMIM 162200）是一种常见的 AD 遗传病，人群中的发病率为 1/10 000。其特征在青少年时表现为结直肠黏膜表面多发性腺瘤性息肉，数目达百枚以上，临床常表现为血性腹泻或肠梗阻，多在 40 岁前恶变为癌，因而患者应及早手术切除，其家庭成员应定期进行结肠镜检查。*FPC* 基因定位于 5q21（癌基因突变）。

四、肿瘤的遗传易感性

人群中大多数肿瘤是散发性的，是非典型性遗传型肿瘤，例如胃癌、肺癌、乳腺癌等常见恶性肿瘤。这些肿瘤的发生存在一定的遗传基础，在此基础上如受到外界环境因素的作用，即可导致肿瘤发生。尽管每个人都接触各种致癌因子，但并非人人都发生肿瘤，这说明我们每个人都存在着个体的差异，具有不同的遗传易感性（genetic susceptibility）。遗传易感性在很大程度上是遗传因素决定的，由此看出非遗传性肿瘤的发生是由遗传因素和环境因素共同作用的结果，属于多基因遗传病。这种遗传易感性既包括染色体水平的改变，也有基因水平的改变。

（一）肿瘤发病率的种族差异

肿瘤的发生存在种族差异。研究表明，某些肿瘤在不同人种的发病率不同，不同人种也存在着不同的高发肿瘤，例如日本人松果体瘤发病率比其他种族高 11～12 倍，乳腺癌发病率却比欧美人低；中国人鼻咽癌发病率高居世界各民族之首，比印度人高 30 倍，比日本人高 60 倍，中国广东人发病最高。就肿瘤的发病率来讲，它并不因移民而发生显著变化。例如移民到美国的华人，鼻咽癌的发生比当地美国人高出 34 倍。肿瘤发生的种族差异由不同种族的遗传背景所决定。

（二）遗传性免疫缺陷与肿瘤

遗传性免疫缺陷（genetic immunodeficiency）可导致肿瘤。研究发现，具有某些遗传缺陷的病人，其肿瘤的发病率比群体发病率高。例如 Down 综合征患者，急性淋巴细胞性白血病的发病率高达 1/95（群体发病率为 1/3 000），是正常群体的 30 倍；Klinefelter 综合征患者易患继发乳腺癌或性腺母细胞瘤；Turner 综合征患者的条索状卵巢更倾向于恶变为卵巢癌；共济失调性毛细血管扩张症患者易患各种肿瘤 。

第二节　染色体异常与肿瘤

多数肿瘤细胞具有染色体异常。在一个肿瘤细胞群体中，染色体常有相同的特点，这表明它们来源于一个共同的突变细胞，经过多次分裂形成单克隆。然而随着肿瘤的生长、绝大部分瘤细胞在内、外环境因素的影响下又处在不断变异之中，于是单克隆起源的瘤细胞核型出现多样性，即异质性，继而演变为多克隆性。其结果同一肿瘤各细胞核型常常不完全相同。不同核型瘤细胞生存和增殖能力不同，有的异常核型是致死的，在选择过程中逐渐被淘汰，有的则形成增殖优势。瘤细胞群体这种类似物种的进化过程，称为克隆演化。在一个恶性肿瘤细胞群体的选择演变中，逐渐形成占主导地位的克隆称肿瘤干系（stem line)。非主导地位的克隆称为旁系（side line)，干系瘤细胞的染色体数目称众数（modal number)。

一、肿瘤染色体数目异常

肿瘤细胞的核型多伴有染色体数目改变，大多为非整倍体。同一肿瘤内染色体数目波动幅度较大，包括超二倍体、亚二倍体、亚三倍体、亚四倍体等。实体瘤细胞染色体数目多为三倍体左右；胸、腹腔积液中转移的癌细胞染色体数目变化较大，常超过四倍体；胃癌患者常看到 8 号或 8 号和 9 号染色体超过 3 条。染色体数目变化不反映恶性程度，数目变化较小的癌细胞并不意味着恶性程度低。

二、肿瘤染色体结构异常

恶性肿瘤细胞常见到染色体结构异常，如缺失、倒位、易位、重复、环状染色体、双着丝粒等。在肿瘤发生发展过程中，由于肿瘤细胞增殖失控等原因，导致细胞有丝分裂异常并产生部分染色体断裂与重接，形成了一些结构特殊的染色体，称为标记染色体（marker chromosome)。所有类型的标记染色体的形成可能是随机的。在标记染色体中，仅有一小部分能够在肿瘤细胞中稳定遗传下来，称为特异性标记染色体（special marker chromosome)，这是一种非随机事件，与某种肿瘤的恶性程度及转移能力密切相关。

1960 年，Nowell 和 Hungerford 在慢性粒细胞性白血病（chronic myelocytic leukemia，CML）患者中发现了一条比 G 组染色体还小的异常染色体，经染色体显带分析证实为 9 号染色体与 22 号染色体相互易传所致，因在美国费城（Philadelphia）发现而被命名为 Ph 染色体。进一步分析证实，Ph 染色体是 t(9；22)（9qter→9q34∷22q11→22pter)（图 11－4)；约 95%的慢性粒细胞性白血病细胞携带有 Ph 染色体，它可以作为 CML 的诊断依据。Ph 染色体的发现首先证明了一种染色体畸变与一种特异性肿瘤之间的恒定关系，故被认为是肿瘤细胞遗传学研究的里程碑。

脑膜瘤患者22号染色体长臂缺失或整体22号染色体丢失；少数视网膜母细胞瘤患者有13号染色体长臂中间缺失均为肿瘤的特异性标记染色体。肿瘤细胞中常见到有巨大亚中着丝粒染色体、巨大近端着丝粒染色体、双着丝粒染色体等。在一些肿瘤细胞中还可见到双微体及染色体均染区。总之，大部分恶性肿瘤细胞都有染色体异常，但很少肿瘤具有高度特异性标记染色体。肿瘤染色体的异常程度和类型与肿瘤的恶性程度、是否浸润、转移以及预后都有重要关系。

三、染色体不稳定综合征与恶性肿瘤

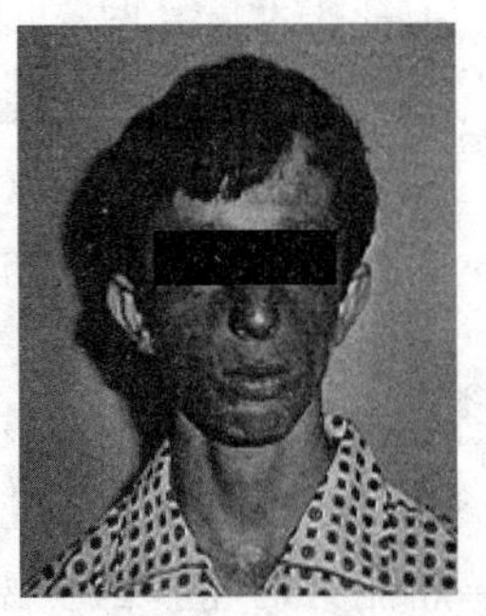

图 11－2 Bloom 综合征患者

有些疾病或综合征，由于DNA修复酶缺陷导致染色体不稳定，易发生断裂或重排，称为染色体不稳定综合征，在此基础上易患白血病或其他恶性肿瘤。

Bloom综合征（Bloom syndrome，BS）（OMIM 210900）是一种AR遗传病。患者身材矮小，面部轻度畸形，暴露于日光的部位出现红斑皮疹，为毛细血管扩张共济失调所致；患者存在免疫功能缺陷，常导致慢性感染，多数在30岁前发生各种恶性肿瘤和白血病（图11－2）。

染色体不稳定或基因组不稳定是BS患者的显著特征，主要表现在：①体外培养的染色体易发生断裂并易形成结构畸变；体内颊黏膜细胞在分裂间期常可见细胞内出现多个微核结构。②染色体断裂易发生在染色体同源系列之间，出现频发的姐妹染色单体（SCE）交换现象。③在编码序列之间及非编码序列之间同样存在断裂性突变。④培养的细胞中常见到四射体结构，尤其在短期培养的淋巴细胞中更为常见。

BS编码基因定位于15q26.1，属于抑癌基因，其产物有特异抑制RAS癌基因的作用。细胞遗传学研究显示培养的BS细胞对紫外线和丝裂霉素C等DNA损伤性试剂具有高度敏感性；生化遗传学研究揭示BS细胞中，涉及DNA复制的一些酶活性出现异常。

染色体异常与肿瘤的发生一直为人们所关注，随着癌基因与肿瘤抑制基因研究的深入，发现染色体畸变与原癌基因激活和肿瘤抑制基因失活密切相关，它们在诱导癌瘤过程中起重要作用。肿瘤实质上是一种多基因病。

第三节 基因异常与肿瘤

分子遗传学的研究阐明，基因的异常改变是肿瘤发生的分子基础。肿瘤源于细胞不能适时分化和凋亡，进而持续异常增殖。环境因素与突变基因的作用使细胞正常分裂或分化的机制紊乱，导致细胞的增殖失控发生癌变。能够引起细胞癌变的肿瘤相关基因主要为两类，即癌基因与抑癌基因（即肿瘤抑制基因）。近来发现DNA错配修复基因的丧失也可促进肿瘤的发生。

一、癌基因

癌基因（oncogene）指能引起正常细胞恶性转化而癌变的基因，它们在细胞中起着调控细胞生长和分化的作用。这类基因广泛存在于生物界。

(一) 病毒癌基因与细胞癌基因

1910 年 Rous 首次发现鸡肉瘤病毒 (RSV)。此病毒能使鸡胚成纤维细胞在培养中转化，也能诱发肉瘤。研究证明它是一种 RNA 逆转录病毒，除含有病毒复制所需的基因外，还含有一种特殊的转化基因，命名为 *src*。该转化基因能导致培养的细胞转化呈恶性表型，也能引起动物的恶性肿瘤。逆转录病毒基因组里能使病毒感染细胞发生癌变的基因为病毒癌基因 (viral oncogene，v-onc)。存在于病毒基因组的病毒癌基因具有高度多样性，目前已发现几十种病毒癌基因。

人们用 *src* 的 cDNA 和其他基因组 DNA 杂交，发现 *src* 的同源物普遍存在于人类和动物正常细胞中。原来 *src* 编码一种胞质酪氨酸激酶，参与细胞增殖相关的信号传递，是细胞的正常组分。为了与病毒癌基因区别，将存在于正常细胞中的病毒癌基因同源序列称为细胞癌基因 (cellular oncogene，c-onc) 或原癌基因 (proto-oncogene，pro-ono)。原癌基因存在内含子，这是真核基因的特点。

原癌基因在正常情况下无致癌活性，只在发生有害突变或被异常激活后才变成具有致癌能力的癌基因。原癌基因与细胞生长、增殖、分化有关，并受到精细严格的控制。一旦这些基因在表达时间、表达部位、表达数量及表达产物结构等方面发生了异常，就可以导致细胞无限地增殖并出现恶性转化现象。故癌基因正常情况对细胞无害，且对维持细胞正常功能具有重要意义，其表达产物对细胞增殖起正调控作用。这些原癌基因大多属于 RNA 肿瘤病毒基因组中癌基因的同源序列。已测出多种病毒癌基因和原癌基因的全部或部分核苷酸序列。

病毒癌基因及原癌基因的名称通常是由 3 个字母缩写构成，部分是由携带特殊病毒癌基因的逆转录病毒命名 (表 11-1)。人类细胞癌基因有效鉴定方法是通过 DNA 转染法检测。用此种方法分析人癌细胞染色体断裂点处的序列和人癌细胞中被大量扩增的序列，迄今已鉴定 200 多种人 c-onc 基因并已在染色体上定位。

表 11-1　一些逆转录病毒癌基因引起的相关肿瘤

病毒癌基因	相关肿瘤	逆转录病毒	起源
v-Hras	肉瘤	Harvey 鼠肉瘤病毒	大鼠
mos	肉瘤	Moloney 肉瘤病毒	小鼠
sis	猿猴肉瘤	猿猴肉瘤病毒	猴
fes	Gardner-Arnstein 猫肉瘤	猫肉瘤病毒	猫
myc	白血病	禽类髓细胞血症病毒 MC29	鸡
src	Rous 肉瘤	Rous 肉瘤病毒	鸡

(二) 原癌基因的分类与激活机制

根据其结构、产物的功能及所在位置，将已知的原癌基因分为六类 (表 11-2)：①酪氨酸蛋白激酶；②生长因子；③生长因子受体；④信息转导 G 蛋白；⑤核内转录因子；⑥其他。它们普遍存在于各种细胞，其表达具有时空性。原癌基因的生理功能主要表现为两方面：一是调节细胞生长；二是参与细胞分化及发育过程。虽然原癌基因的表达产物和表达方式各不相同，但功能却具有相关性，并在时间、空间上协同作用，维持并协调细胞正常增殖与生长发育。

表 11-2 原癌基因的分类

原癌基因产物类别	原癌基因	基因产物定位	人类肿瘤
1. 酪氨酸蛋白激酶	*SAR*、*FPS*、*FES*	细胞膜	肉瘤
	FGR、*ROS*、*YES*		肉瘤
	ALE	细胞内	慢性髓性及急性淋巴细胞性白血病
2. 生长因子			
PDGF-β链	*SIS*	细胞外	星形细胞、骨肉瘤、乳腺癌等
FGF 同类物	*INT-2*	细胞外	胃癌、胶质母细胞癌
	HST-1		膀胱癌、乳腺癌、黑色素瘤
3. 生长因子受体			
EGFR 家族	*ERB-B1*	跨膜	肺鳞癌、脑膜瘤、卵巢癌等
	ERB-B2	跨膜	乳腺癌、卵巢癌、肺癌、胃癌
	ERB-B3	跨膜	乳腺癌
csf-1 受体	*FMS*	跨膜	白血病
4. 信号转导 G 蛋白	*H-RAS*	膜内侧	甲状腺癌、膀胱癌等结肠癌、肺癌、
	K-RAS	膜内侧	胰腺癌等白血病、甲状腺癌
	N-RAS	膜内侧	
5. 核内转录因子	*C-MYC*	核内	Burkitt 淋巴瘤神经母细胞瘤、肺小
	L-MYC	核内	细胞癌肺小细胞癌
	N-MYC	核内	
6. 其他	*BCL-2*	细胞膜	淋巴瘤

既具有正常生理功能，同时又具有潜在致癌能力的原癌基因，通常要先被激活才致癌。常见的激活因素有病毒、化学物质、辐射等。激活的机制可分为两大类：一类是由病毒诱导的活化，如反转录病毒感染动物细胞后，得到一个动物细胞的原癌基因序列，并把它整合进自己的基因组内，这一原癌基因便被激活；或者反转录病毒感染动物细胞后，将它本身基因组内的一个强大增强子或启动子插入到动物细胞原癌基因的附近或内部，使原癌基因激活。另一类是非病毒诱导的活化，如突变、基因扩增和染色体重排。

1. 突变突变的原癌基因通过其编码的蛋白质结构的改变而激活。这些变异常常涉及一些关键的蛋白调节区域，导致突变蛋白不受调控而出现持续性激活。各种类型的基因突变如碱基替换、缺失或插入，都有可能激活原癌基因。例如，反转录病毒癌基因，经常由于缺失被激活。但在人类肿瘤中，典型的癌基因突变多数是由于碱基替换（点突变）导致的，即编码蛋白中仅有一个氨基酸的变异。

研究发现：在原癌基因 *RAS* 家族（*K-RAS*、*H-RAS*、*N-RAS*）中，经常可以检测到点突变。据统计，在随机挑选的肿瘤中每 15%～20%的病例存在一个 *RAS* 基因突变；*K-RAS* 的突变在恶性肿瘤中尤为常见。

2. 原癌基因的扩增　在许多肿瘤和已转化的细胞系中发现存在细胞原癌基因的多个拷贝，这是原癌基因扩增的结果，基因扩增后常出现基因的过度表达。原癌基因编码蛋白的过度表达通常在某一特定染色体区域复制（DNA 扩增）时发生。扩增引起核型的改变，包括均质染色区（homogeneous staining regions，HSRs）和双微体（double minute

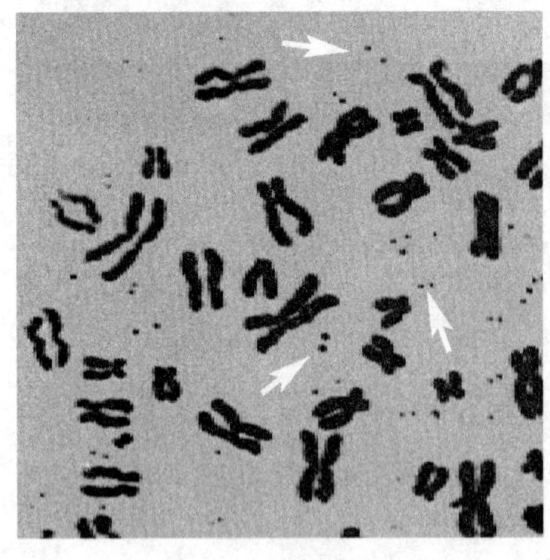

图 11-3 染色体和双微体

箭头表示双微体

chromosomes，DMs）等。HSRs 是缺少正常深、浅染色区的染色体片段，DMs 是典型的无着丝粒的微小环状遗传结构（图 11-3）。在人类肿瘤中，95%的病例有 DMs 或 HSR。扩增的拷贝数可达正常细胞的 10 倍至百倍、甚至数千倍，它参与人类肿瘤的发生和演进。现已发现 20 多种与癌相关的基因扩增，例如人肝癌细胞中出现 *N-RAS* 重排及基因放大，小细胞肺癌中 *C-MYC* 及 *L-MYC* 基因放大，均与癌转移可能有关。神经母细胞瘤中 *N-MYC* 基因放大明显与病程发展有关。

3. 染色体断裂与重排　由于染色体断裂与重排导致原癌基因在染色体上的位置发生改变，使原来无活性或低表达的癌基因易位至一个强大的启动子、增强子或转录调控元件附近，或由于易位而改变了原癌基因的结构并与其他高表达基因形成融合基因，结果使原癌基因的正常调控作用减弱，激活并呈现恶性转化的功能。

目前在许多血液系统恶性肿瘤和实体瘤中已鉴定出由于染色体重排导致的原癌基因的激活。例如慢性粒细胞白血病（CML）95%的患者具有 Ph 特异性标记染色体，易位使 9 号染色体上的 *C-ABL* 基因移至 22 号染色体上断点聚集区（BCR）基因旁，形成一种结构与功能异常的 *BCR-ABL* 融合基因（图 11-4）。它表达产生一种新的融合蛋白 P210，此蛋白比正常*C-ABL*基因表达产生的蛋白要长，且具有较高的酪氨酸蛋白激酶活性，使细胞脱离正常生长调控导致癌变。

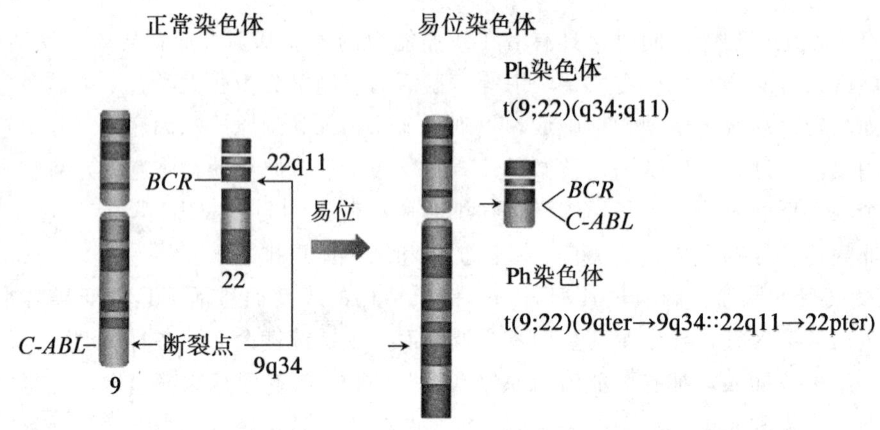

图 11-4 CML 的染色体易位 t（9；22）

示 Ph 染色体形成与 *C-ABL* 激活

二、抑癌基因

抑癌基因（tumor suppressor genes，TSGs）是一类存在于正常细胞基因组中，能够拮抗癌基因的作用，即抑制细胞的无限增殖和迁移，同时促进细胞分化的基因。20 世纪 60 年代，有人将癌细胞与同种正常成纤维细胞融合，所得杂合细胞的后代只要保留某些正常亲本染色体时就可表现为正常表型，但是随着染色体的丢失又可重新出现恶变细胞。这一现象表明，正常染色体内可能存在某些抑制肿瘤发生的基因，它们缺失、突变或失活时，可导致癌基因的过度表达而引发细胞的恶变，故起负调控作用。

抑癌基因为隐性癌基因，只有发生纯合失活时才对肿瘤形成起作用，通常表现为抑癌基因的一个等位基因丢失，而另一个存留的等位基因发生突变（点突变、微缺失、重排等）。等位基因丢失常伴有抑癌基因相邻区域的杂合性丢失（loss of heterozygosity，LOH ）。细胞遗传学研究发现，利用 Southern 印迹技术检测限制性片段长度多态性（RFLP）可以检测等位基因正常杂合性丢失，即杂合时某一等位基因片段丢失。抑癌基因在调控细胞增殖和分化方面与癌基因同等重要，到目前为止已发现了 30 多种肿瘤抑制基因。

现根据抑癌基因产物对抑癌基因进行分类：①转录调节因子，如 *RB*、*p*53；②负调控转录因子，如 *WT*；③周期蛋白依赖性激酶抑制因子（CKI），如 *p*15、*p*16、*p*21；④信号通路的抑制因子，如 GTP 酶活化蛋白（NF－1）、磷脂酶（PTEN）；⑤DNA 修复因子，如 *BRCA*1、*BRCA*2；⑥与发育和干细胞增殖相关的信号途径组分，如 *APC*、*Axin* 等（表 11－3）。

表 11－3　某些与抑癌基因及基因突变有关的人类肿瘤及遗传性肿瘤综合征

抑癌基因	基因产物及功能	染色体定位	人类的肿瘤	种系突变
*NF*1	327kD，催化 RAS 失活，连接细胞膜	17q11.2	神经纤维瘤、肉瘤、胶质瘤	Ⅰ型神经纤维瘤病
APC	310kD，细胞核至黏附分子的信号转导	5q21	结肠癌	家族性腺瘤性结肠息肉
RB	105kD，G_1 至 S 期的转录调节因子	13q14	肉瘤、视网膜母细胞瘤	
*p*53	53kD，转录调节因子，有条件调节 G_1 到 S 期	17p13	肉瘤、神经胶质瘤、乳腺癌	Li－Fraumeni 综合征
*p*15	15kD，CDK4、CDK6 抑制剂	9p21	非小细胞性肺癌、急性淋巴母细胞性白血病	
*p*21	21kD，CDK2、CDK3、CDK4、CDK6 抑制剂	6p21	前列腺癌	
*BRCA*1	与 RAD 51 作用，DNA 修复因子	17q21	乳腺癌、卵巢癌	家族性乳腺癌

（一）*RB* 基因

首先发现并鉴定的抑癌基因是视网膜母细胞瘤基因（retinoblastoma gene，RB），位于 13q14。在研究儿童视网膜母细胞瘤时发现，某些视网膜母细胞瘤患者的瘤细胞中有染色体 13q14 的缺失，提示缺失 *RB* 基因可能导致肿瘤的发生。*RB* 基因编码的蛋白质分子量为 105kD。该蛋白是一种能与 DNA 结合的磷酸化蛋白，当 RB 蛋白质去磷酸化时，与细胞内转录因子 E_2F 相结合，使细胞停止转录，细胞不能越过 G_1 期控制点，所以不能进入 S 期，不能进行增殖。RB 蛋白质磷酸化时，与 E_2F 分离，E_2F 就可促进细胞的转录，使细胞由 G_1 期越过控制点，而进入 S 期，细胞进行增殖。因此 RB 蛋白质的低磷酸化状态可以抑制细胞增殖。另一方面 *RB* 基因参与生长抑制，当 RB 蛋白质与 DNA 结合后，直接抑制细胞癌基因 *C－MYC* 的表达，从而影响 DNA 的复制。

各种不同类型的突变均导致*RB*基因功能的丧失。研究发现，约60%人类肿瘤中的RB蛋白失活，其失活可通过多种不同机制实现，包括基因突变导致直接丧失功能蛋白、RB蛋白磷酸化，或者RB蛋白与DNA肿瘤病毒的癌蛋白结合；此外，30%的视网膜母细胞瘤中有涉及该基因的大片段丢失。还在一些视网膜母细胞瘤中发现涉及*RB*基因的剪切错误、点突变及启动子区域小的缺失。虽然*RB*基因是在少见的儿童视网膜母细胞瘤中被发现和鉴定，但后来也在成人的某些常见肿瘤，如膀胱癌、乳腺癌及肺癌中发现它丧失或失活。

（二）*p*53基因

*p*53基因是第二个被鉴定的抑癌基因。它是人类恶性肿瘤中最常见的基因改变。*p*53基因与人类50%的肿瘤有关，所以*p*53的研究在分子生物学、细胞生物学及肿瘤学界受到极大关注。目前发现，白血病、淋巴瘤、肝癌、乳腺癌、膀胱癌、胃肠道癌、前列腺癌、软组织肉瘤、卵巢癌、脑瘤、淋巴细胞肿瘤、食管癌、肺癌、成骨肉瘤等癌症中的*p*53基因常呈失活现象。

*p*53基因编码的蛋白，分子量为53kD，这种蛋白能够抑制某些促使细胞有丝分裂的酶的活性，从而抑制细胞生长。此外，p53蛋白可能通过抑制与DNA复制相关的细胞基因或基因产物而发挥作用。致突变因子引起的DNA破坏，可诱导*p*53激活，*p*53产物能阻止细胞周期于G_1期，并抑制DNA复制，使破坏的DNA在复制之前有修复的时间。它还可引起细胞凋亡，清除突变的细胞。而突变的*p*53产物丧失了阻断细胞周期的能力，导致突变频率增加及细胞基因组的不稳定性。缺乏*p*53产物的肿瘤细胞不能凋亡，从而维持了肿瘤细胞的生存。*p*53正常功能的丧失，最主要的方式是基因突变，大部分突变是错义突变；*p*53的微小改变可引起远离突变位点区段甚至整个蛋白构象的改变，不仅影响突变体，还影响野生型的功能。

恶性肿瘤的发生归根到底是因为原癌基因的异常激活和抑癌基因的功能丧失，往往涉及多个基因的改变。原癌基因的激活方式多种多样，但概括起来主要是基因本身或其调控区发生了变异，导致基因的过度表达，或产物蛋白活性增强，使细胞过度增殖，形成肿瘤。

三、癌基因与抑癌基因的相互作用

癌基因与抑癌基因这两类互相矛盾的基因之间作用的精细平衡控制着细胞的生长。自20世纪80年代后期，癌症的研究开始注意癌基因与抑癌基因产物的相互作用，并提出生长调节基因通过反馈机制调节其他基因的概念。细胞生长是细胞周期的推动基因产物与抑制基因产物之间微妙平衡的结果。任何一种产物的异常表达，如一种癌基因的过度表达，或一种抑癌基因的失活，都可能导致细胞生长的失控。癌的生成是一个涉及多种癌基因活化和抑癌基因失活的多步骤累积变化的过程。

（一）癌基因与抑癌基因的相对意义

同一种癌基因及其产物，在不同细胞中可起完全相反的作用，最典型的例子是*RAS*基因及其产物p21。在成纤维细胞中微量注入p21蛋白能使细胞迅速进入S期和开始分裂。人*RAS*基因可使成纤维细胞和某些上皮细胞恶变。但在点突变的嗜铬细胞瘤pc12细胞中，将*RAS*基因引入或微量注射p21蛋白可使恶性细胞停止分裂并开始分化。从生物学意义分析，*RAS*基因对成纤维细胞来说是癌基因，对交感神经节来源的pc12来说是抑癌基因。提示不同细胞中*RAS*基因产物的效应系统不同，最后的生物学功能也不同。同一基因产物是促进生长或抑制生长，还是抗癌还是致癌，似乎不取决于该基因本身，而决定于细胞类别的差异。

（二）促进和抑制生长物质的双重性

生长因子归属癌基因的范畴，而生长抑制因子则属抑癌基因。事实上，生长因子对不同细胞的作用差别很大，除了受体的因素外，生长因子既可促进细胞生长，也可抑制细胞生长。同样，生长抑制因子既可抑制细胞生长，也可促进细胞生长。因此哪些基因是促进或抑制生长也取决于细胞的类别。

第四节 肿瘤发生的遗传学说

一、单克隆起源假说

大多数肿瘤都有染色体异常，同一肿瘤的细胞染色体常有许多共同的异常表现，它们都来源于一个共同的突变细胞，经增殖而形成。肿瘤细胞遗传学研究结果证实，所有的肿瘤几乎都是单克隆起源的，即患者所有的肿瘤细胞都起源于一个前体细胞。致癌因子引起体细胞基因突变，使得正常体细胞转化为前癌细胞，然后在一些促癌因素作用下，发展成为肿瘤细胞。按照这个观点，肿瘤细胞是由单个突变细胞增殖而成的，即肿瘤是突变细胞的单克隆增殖细胞群，这称为肿瘤的单克隆起源假说（monoclonal origin hypothesis of tumor）。

许多研究证实了肿瘤的这种克隆特性，如白血病和淋巴瘤的研究表明所有的瘤细胞具有相同的免疫球蛋白基因或T细胞受体基因重排，提示它们源于单一起源的B细胞或T细胞。

另外，肿瘤细胞学研究发现，同一肿瘤中所有的肿瘤细胞都具有相同的标记染色体，再次证实恶性肿瘤的单克隆起源。

二、二次突变假说

20世纪70年代，Alfred Knudson通过流行病调查发现，视网膜母细胞瘤的40%具家族性遗传倾向，多发生在婴儿，肿瘤常呈双侧性多个发生；其余60%为散发性，无家族史，发生于幼儿，常为一侧单个肿瘤，属非遗传型。Knudson根据统计分析，提出二次突变学说（two mutation theory）来解释这两种类型肿瘤的发生。假设这两种类型视网膜母细胞瘤都是由两个独立并连续的基因突变发生，即两次突变引起。遗传型肿瘤病例中，第一次突变发生在生殖细胞，第二次突变随机发生在体细胞，双侧视网膜的细胞都有可能发生第二次突变并形成肿瘤；非遗传性视网膜母细胞瘤的发生则需要在出生后积累两次突变，而且同时发生在一个细胞中才能完成启动。这种机会很少，需要漫长过程的积累，所以非遗传型肿瘤多为单侧发病，发病年龄晚。

Knudson提出的二次突变学说认为一些细胞的恶性转化需要两次或两次以上的突变，第一次突变发生在生殖细胞或由父母遗传而来，为合子前突变；第二次突变则发生在体细胞，为体细胞突变。该学说能解释肿瘤的显性特征；还可解释其他情况下肿瘤的发生是一种隐性事件，即野生型产物可以抑制肿瘤的发生，说明肿瘤中的这一对等位基因发生了失活，Knudson称这种基因为抑癌基因。

三、肿瘤的多步骤损伤学说

目前研究表明：肿瘤的发生是一个多步骤、涉及多种相关基因协同作用的变异累积过程，其中在不同阶段涉及不同基因的激活与失活。这些基因的激活与失活在时间上有先后顺序，在空间位置上有一定配合，所以肿瘤细胞表型的最终形成是这些基因激活与失活共同作用的结果。这个观点得到了许多实验结果的进一步证实，并逐渐发展成被人们普遍认同的多步骤损伤学说（multistep lesion theory）。

在恶性肿瘤的起始阶段主要以逆转录病毒的插入和原癌基因的点突变为主，在肿瘤的演进阶段以染色体的重排、基因重组以及基因扩增为主，当然不同肿瘤发生的癌基因活化途径并不相同。但其变化的形式可概括为两个方面：一是转录水平的改变，通常是转录活性增高，产生过量的与肿瘤发生有关的蛋白质，而导致细胞恶性转化。这类原癌基因的激活是通过量的变化实现的，但没有质的变化，主要包括强启动子插入和 DNA 片段的扩增等激活方式。二是转录产物的结构变化，产生结构异常的癌蛋白或者摆脱了调控基因的控制，出现异常的表达而导致细胞恶性转化。这类癌基因的激活中涉及质的变化，主要包括基因点突变和基因融合等激活方式。

总而言之，正是由于各种原癌基因发生了量变和质变，导致表达异常而造成细胞分裂和分化失控，通过多阶段演变而转化为肿瘤细胞，这就是多步骤致癌学说的基本观点。多步骤致癌的原因除了包括原癌基因的激活外，还包括病毒癌基因的整合、抑癌基因的突变或缺失等，这些都是多步骤致癌过程的重要环节（图 11－5）。

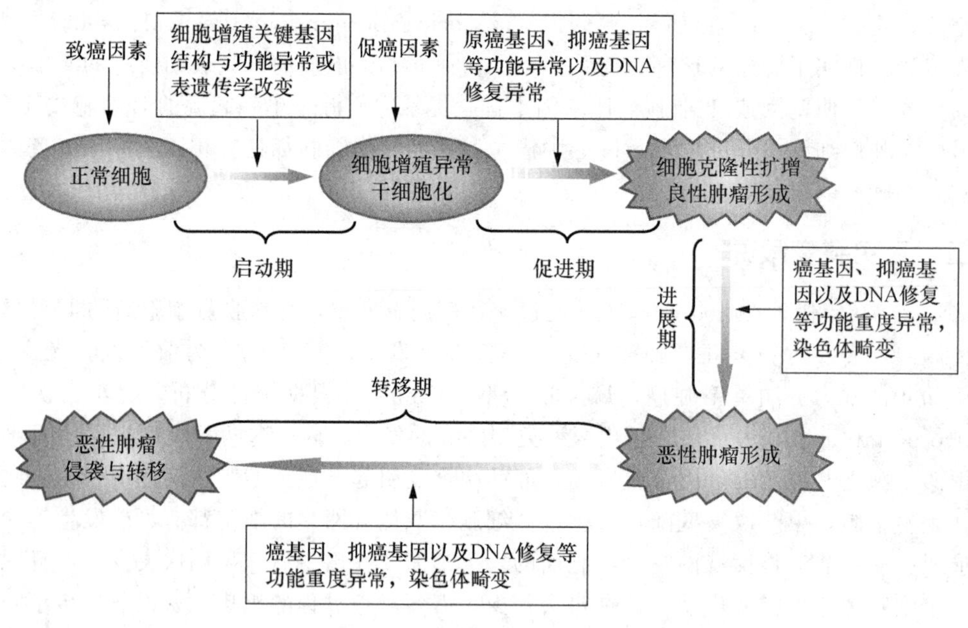

图 11－5　恶性肿瘤多步骤发生机制

综上所述，肿瘤的多步骤损伤学说的基本观点是：正常细胞经过多次遗传损伤事件，涉及癌基因活化、抑癌基因失活等多个基因的变化，经过相应的多阶段演化形成恶性肿瘤。在癌的演化中，不存在一个不变的突变序列，可能是每个连续的阶段都有一生长优势的序列。当然环境因素的影响也不可忽略，一些环境因素将促进或抑制某些基因的表达，这一点正是肿瘤治疗的基础。

知识链接

肿瘤的危害与防治

肿瘤是严重危害人类健康和生命的一大类复杂的疾病。我国目前每年平均约有250万人新患癌症，每年约有80万人死于癌症。据调查表明，各地的恶性肿瘤发病率不完全一致，有地理分布特点。我国常见而又重要的恶性肿瘤有：肺癌、胃癌、食管癌、肠癌、肝癌、乳腺癌、宫颈癌、白血病、恶性淋巴瘤、鼻咽癌等。男女老少，任何年龄都有患癌症的可能，患癌症的危险性一般随年龄的增长而增长，但也受居住环境、生活方式、遗传因素等影响。

根据肿瘤发生的多因素多阶段特点，肿瘤的预防可在三个不同层面实施：

一级预防，是减少或消除各种致癌因素对人体产生的致癌作用，降低发病率。

二级预防，是利用早期发现、早期诊断和早期治疗的有效手段来减少癌症患者的死亡。

三级预防，是在治疗癌症时，设法预防癌症的复发和转移，防止并发症和后遗症。

在现有研究的基础上，世界卫生组织提出肿瘤防治目标：充分应用现有的科学技术手段，采取有效的预防措施可使肿瘤的发生减少1/3；1/3的肿瘤患者可早期发现、早期诊断和治疗而得以根治；剩余1/3的患者可通过适当治疗而延长生命并使生活质量得以改善。

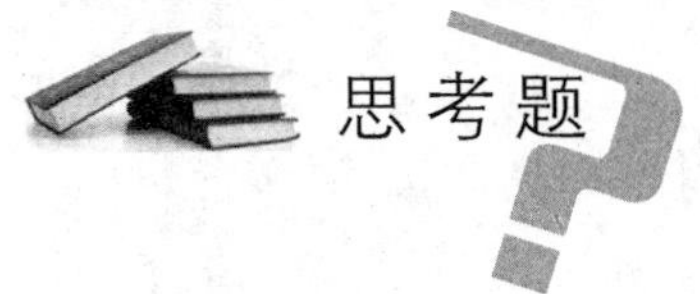

思考题

1. 如何理解肿瘤发生与遗传因素的关系？
2. 原癌基因有哪几种激活方式？
3. 简述肿瘤发生的多步骤损伤学说。

（霍春月）

第十二章

遗传病的诊断和治疗

学习目标

1. 掌握系谱分析和基因诊断的概念；遗传病实验室诊断的主要方法及适应证；遗传病的治疗原则及基因治疗的概念。
2. 熟悉基因诊断的常用技术和基本原理；基因治疗的策略。
3. 了解遗传病传统的治疗方法及基因治疗的方法。

遗传病的诊断（diagnosis of hereditary disease）可分为产前诊断、症状前诊断和现症病人诊断三种类型。其中以产前诊断和症状前诊断最为重要，因为这样可以在胚胎的早期进行选择性流产，减少或杜绝患者和携带者的出生，可以早发现、早治疗，获得最佳疗效。

遗传病的治疗包括传统的手术治疗、药物治疗和饮食治疗，以及近年发展的基因治疗。基因治疗给人类根治遗传病带来了希望。

第一节　遗传病的诊断

遗传病的确诊是开展遗传咨询和防治工作的基础。遗传病的诊断应遵循普遍性诊断原则，对患者的病史、症状和体征进行必要的检查，还必须应用遗传学的特殊诊断手段，如家系分析、染色体检查、酶和蛋白质的分析及基因诊断等。因此，对于遗传病的诊断不但要求医师具有丰富的临床医学知识，还必须掌握遗传病的传递规律和对遗传病检测的各种实验手段，才能作出准确诊断。

一、遗传病的临床诊断

（一）病史

由于遗传病多有家族聚集现象，所以病史采集的准确性尤为重要。在病史采集过程中要本着准确和详尽的原则，除一般病史外，还应着重了解患者的家族史、婚姻史和生育史。

1. 家族史　家族史即整个家系的所有成员患同种疾病的历史，它所反映的应该是患者父系及母系各家族成员的患病情况，应注意家族史资料的准确性、全面性。

2. 婚姻史　着重了解婚龄、次数、配偶健康状况以及是否近亲结婚。

3. 生育史　着重询问生育年龄、子女数目及健康状况，有无流产、死产和早产史，如有新生儿死亡或患儿，则除询问父母及家庭成员上述情况外，还应了解患儿有无产伤、窒息，妊娠早期有无患病毒性疾病和接触过致畸因素，如是否服用过致畸药或接触过电离辐射、有害化学物质等。这些资料有助于鉴别患者所罹患的疾病是遗传性疾病还是非遗传性疾病。

（二）症状和体征

遗传病除有与某些疾病相同的一些症状和体征外，往往还有其本身的特异性症候群，为诊断提供初步线索。如患有智力发育不全伴有特殊腐臭尿液提示为苯丙酮尿症；智力发育不全伴有白内障、肝硬化等提示为半乳糖血症；智力低下伴有眼距宽、眼裂小、外眼角上斜等体征要考虑为先天愚型；智力发育不全伴有生长发育迟缓，五官、四肢、内脏等方面的畸形提示可能为常染色体病；若有性腺发育不全或有生殖力下降、继发性闭经、行为异常的疑似为性染色体病。

由于多数遗传病具有遗传异质性，仅凭症状和体征是很难作出病因诊断的，因此，需要进行实验室检查和辅助器械检查才能明确诊断。

二、系谱分析

在遗传病诊断时进行系谱分析有助于区分单基因病和多基因病，以及属于哪一种遗传方式；有助于区分某些表型相似的遗传病以及由于遗传异质性而出现的不同遗传方式。

系谱分析是由先证者入手，调查先证者家庭成员的患病与死亡情况，绘制出系谱图，经过回顾性分析，确定该病属于哪种遗传方式。进行系谱分析应注意下列问题：

1. 系谱的系统性、完整性和可靠性。完整的系谱应有三代以上家庭成员的患病情况、婚姻情况以及生育情况（包括有无流产史、死胎史及早产史），还应注意患者或代诉人是否因有顾虑而提供假资料，如不愿提供重婚、非婚子女、同父异母、同母异父、养子养女等，造成系谱失真的情况，必要时应对患者及家属进行实验室检查和其他辅助检查使诊断更加可靠。

2. 由于某些显性遗传病存在迟发表现，以致在绘制系谱时某些患者尚未表现症状，影响分析的准确性。

3. 由于外显不全而呈现隔代遗传现象，不可将显性遗传病误认为是隐性遗传病。

4. 新的基因突变。有些遗传病家系中除先证者外，找不到其他患者，因而很难从系谱中判断其遗传方式，更不可因患者在家系中是“散发的”而误定为常染色体隐性遗传。如假肥大型肌营养不良是一种致死的 X 连锁隐性遗传病，约有 1/3 的病例为新的基因突变引起。

5. 显性与隐性概念的相对性。分析同一遗传病，可能因为采用的观察指标不同而得出不同的遗传方式，从而导致发病风险的错误估计。如镰状细胞贫血症，HbS 的纯合子（$Hb^S Hb^S$）有严重的贫血，而杂合子（$Hb^A Hb^S$）在正常情况下无贫血，这时突变基因 Hb^S 对 Hb^A 来说被认为是隐性的；然而，在氧分压低的情况下，杂合子的红细胞亦可形成镰刀状，此时 Hb^S 对 Hb^A 来说是显性的。

此外，在系谱分析统计子女发病比值时应校正因统计带来的偏倚。

三、细胞遗传学检查

细胞遗传学检查主要适用于染色体异常综合征的诊断。它可从形态学角度直接观察染色体等是否出现异常，主要包括染色体检查和性染色质检查两个方面。

（一）染色体检查

染色体检查亦称核型分析（karyotype analysis），是确诊染色体病的主要方法。目前随着显带技术的发展以及高分辨染色体显带技术的应用，能更准确地判断和发现更多的染色体数目和结构异常综合征，甚至能发现染色体微畸变综合征。

染色体检查的标本主要取自外周血、绒毛、羊水中胎儿脱落细胞和脐血、皮肤等各种组织。

染色体检查的适应证及对象：①有明显的智力发育不全、生长迟缓或伴有其他先天畸形者；②夫妇之一有染色体异常，如平衡易位、嵌合体等；③家族中已有染色体异常或先天畸形的个体；④习惯性流产妇女及其丈夫；⑤原发性闭经和女性不孕症；⑥无精子症男子和男性不育症；⑦两性内外生殖器畸形者；⑧疑为先天愚型的患儿及其父母；⑨原因不明的智力低下伴有大耳、大睾丸和（或）多动症者；⑩35岁以上的高龄孕妇（产前诊断）。

（二）性染色质检查

性染色质检查包括X染色质和Y染色质检查，主要用于疑似两性畸形或性染色体数目异常的疾病诊断或产前诊断，有一定价值，但确认仍需依靠染色体检查。

性染色质检查材料来自发根鞘细胞、皮肤或口腔上皮细胞、女性阴道的上皮细胞，也可取自绒毛和羊水的胎儿脱落细胞涂片等。

X染色质数目计数分析适用于X染色体异常而引起的性染色体畸形综合征的检出。如Turner综合征X染色质为阴性，Klinefelter综合征X染色质为阳性。Y染色质数目计数分析适用于具有一个或一个以上Y染色体的个体或细胞群。如正常男子只有1个Y染色质，而XYY男性有2个Y染色质。

四、生物化学检查

基因突变引起的单基因病往往表现在酶和蛋白质的质和量的改变或缺如，因此，酶和蛋白质的定性和定量分析可反映基因结构的改变，是诊断单基因病或遗传性代谢病的主要方法。由于代谢产物及蛋白质分析主要采用生化手段故称之为生物化学检查。生物化学检查可以从以下两方面进行分析。

1. 代谢产物分析　酶缺陷导致一系列生化代谢紊乱，从而使代谢中间产物、底物、终产物和旁路代谢产物发生变化，因此，检测某些代谢产物的质和量的改变，可间接反映酶的变化而做出诊断。例如对疑似苯丙酮尿症（PKU）的患者，可检测血清苯丙氨酸或尿中苯乙酸浓度；对黏多糖病，可测定尿中硫酸皮肤素、硫酸乙酰肝素。

2. 酶和蛋白质的分析　基因突变引起的单基因病主要是特定酶和蛋白质的质和量改变的结果，因此，对酶活性和蛋白质含量测定是确诊某些单基因病的主要方法。检测酶和蛋白质的材料主要来源于血液和特定的组织、细胞，如肝细胞、皮肤成纤维细胞、肾及肠黏膜细胞等。但应注意，许多基因的表达具有组织特异性，因此，一种酶缺乏不一定在所有组织中都能检出，例如苯丙氨酸羟化酶必须用肝组织活检，而在血细胞中无法测出。常见的可通过酶活性检测而诊断的遗传性代谢病见表12-1。

表 12-1 常见的可通过酶活性检测而诊断的遗传性代谢病

疾病	所检测的酶	采样组织
白化病	酪氨酸酶	毛囊
苯丙酮尿症	苯丙氨酸羟化酶	肝
半乳糖血症	半乳糖-1磷酸-尿苷转移酶	红细胞
黑矇性白痴	氨基己糖苷酶	白细胞
进行性肌营养不良	肌酸磷酸激酶	血清
糖原贮积症Ⅰ型	葡萄糖-6-磷酸酶	肠黏膜
枫糖尿病	α-酮酸脱羧酶	肝、白细胞、成纤维细胞
Gaucher 病	β-葡萄糖脑苷脂酶	皮肤成纤维细胞
腺苷脱氨酶缺乏症	腺苷脱氨酶	红细胞

五、基因诊断

基因诊断（gene diagnosis）是利用分子生物学技术，直接从基因水平（DNA 或 RNA）检测人类的基因缺陷，从而对疾病进行诊断的方法。与传统的诊断方法相比，其优点主要在于直接从基因型推断表型，即越过基因产物直接检测基因的结构而做出产前或症状前的早期诊断，具有针对性强、特异性强、灵敏度高、诊断范围广、目的基因无组织和发育特异性等特点。基因诊断主要应用核酸分子杂交、聚合酶链反应和 DNA 测序等技术。

（一）核酸分子杂交

核酸分子杂交是基因诊断的最基本的方法之一。其基本原理是：根据核酸分子碱基互补原则，互补的核酸单链能够在一定条件下结合成双链，即能够进行杂交。这种结合是特异的，它不仅能在 DNA 和 DNA 之间进行，也能在 DNA 和 RNA 之间进行。

基因探针（gene probe）是一段与目的基因互补的标记核苷酸序列（DNA 或 RNA）。当用一段已知基因的核酸序列作为探针，与变性后的单链基因组 DNA 接触时，如果两者的碱基完全配对，它们即互补结合成双链，表明被测基因组 DNA 中含有已知的核酸序列，反之则不能杂交，反映被测 DNA 序列异常，从而帮助我们判断和诊断。核酸分子杂交主要包括斑点杂交、原位杂交和基因芯片等技术。

1. 斑点杂交法　等位基因特异性寡核苷酸（ASO）探针杂交是最早用来检测点突变的方法。将待测 DNA 样品直接点在硝酸纤维素膜或尼龙膜上，经变性成单链后与标记（同位素或其他标记）的探针进行杂交，根据杂交信号的有无或强弱来判断是否存在基因突变、是突变基因的纯合子或杂合子，从而进行基因诊断。

用人工合成的 20 个核苷酸左右长度的 ASO 探针，在严格的杂交洗脱温度下，可区分一个碱基的差别，用针对正常和突变的 ASO 可准确鉴定个体的基因型（图 12-1）。

2. 基因芯片技术　基因芯片（gene chip）将大量特定序列的寡核苷酸或 DNA 片段通过一定方式固定于硅玻片、尼龙膜等固相载体表面，形成致密有序的 DNA 分子点阵。然后与标记好的待检 DNA 标本杂交，采集杂交信息后通过计算机分析，便可迅速准确地鉴定出该个体的许多基因的基因型或突变类型。基因芯片技术可极大地提高基因分析诊断的效率。

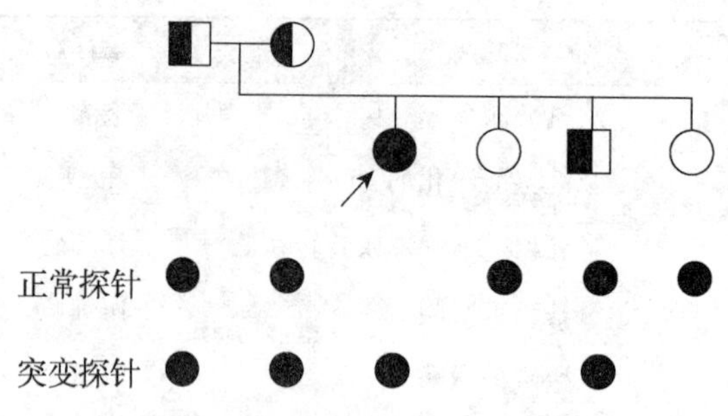

图 12-1 斑点杂交法诊断 PKU 家系

（二）聚合酶链反应

聚合酶链反应（polymerase chain reaction，PCR）是一种模拟天然 DNA 复制过程的体外 DNA 扩增法，它在引物的引导下通过 DNA 聚合酶催化，使 DNA 或 RNA 分子在体外大量扩增。

PCR 的主要过程是首先使待扩增的 DNA 在高温（92～95℃）下变性（解链）；然后降低温度（40～60℃），使引物与待扩增的 DNA 链互补复性（杂交）；最后在适合温度（65～72℃）下，使引物在 DNA 聚合酶的作用下不断延伸，合成新的互补链，这样按照高温变性→低温复性→引物延伸的顺序循环 20～40 个周期，就可以得到大量的 DNA 片段。

PCR 反应特异性强，灵敏度高，极微量的 DNA 即可作为扩增的模板得到大量的扩增片段。毛发、血痕，甚至单个细胞的 DNA 即可供 PCR 扩增之用。因此，它广泛应用于病原体 DNA 的检查、肿瘤残留细胞的检出、罪犯或个体遗传物质的鉴定以及遗传病的基因诊断等。

PCR 技术目前有许多新的发展，用途日益扩大。例如，可用 RNA 为模板经过逆转录再行扩增的 RT-PCR；改变两引物浓度，使其相差 100 倍，结果得到大量单链产物，称为不对称 PCR，其单链产物可用于序列分析；在一个反应中加入多对引物同时检测多个部位的多重 PCR 等。

目前已可对一些遗传病进行 PCR 诊断。如果疾病是由基因缺失引起的（如 α 地贫），则经过 PCR 后，不会得到该基因相应片段的扩增产物。如果疾病是由点突变引起的，而且突变的位置和性质已知，则在设计引物时使之包括突变部位，由于突变后的碱基不配对，结果无扩增片段；或者在引物设计时于其 3′端设计一个错误的核苷酸，使之与突变了的核苷酸配对，其结果是正常引物不能扩增，而用错误的引物能扩增，从而可对突变的存在作出判断。

Duchenne 型肌营养不良症（DMD）的致病基因 *DMD* 长度为 2 500kb，含 79 个外显子。其主要的遗传缺陷是外显子缺失，集中在外显子 2～20 和 44～52。根据这些外显子序列设计引物，对待检患者基因组 DNA 进行多重 PCR，可快捷高效地进行基因诊断。如果 *DMD* 基因发生外显子缺失，PCR 产物电泳就不会显示相应片段的条带，达到诊断的目的（图 12-2）。

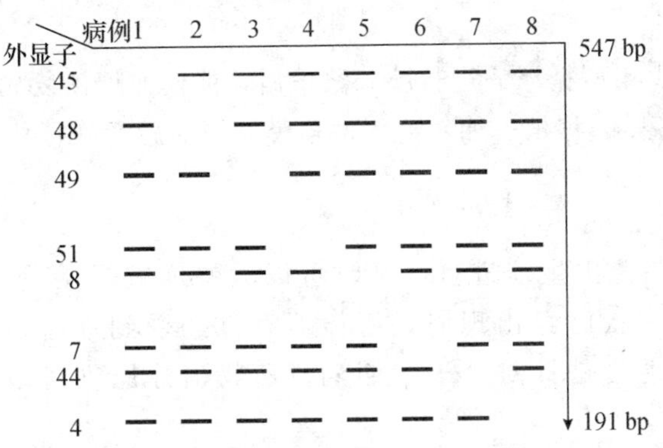

图 12-2 应用 PCR 法诊断 DMD 外显子缺失

（三）DNA 测序法

对 PCR 扩增出来的特定基因 DNA 片段直接进行测序，可以精确了解基因的突变情况，是最直接的检测基因突变的方法。目前 DNA 测序技术已经实现了全自动分析，它快速、精确和可靠，是基因诊断的发展方向。该技术已广泛应用于疾病的基因诊断、基因研究、亲子鉴定等工作。

第二节 遗传病的治疗

遗传病通常被认为是一类无法治疗的疾病。然而，随着医学遗传学，特别是分子遗传学的发展，人们对遗传病的发病原理、病理过程的认识逐渐深入，对遗传病的治疗有了长足的进展，已从传统的内科疗法、外科疗法、饮食治疗尝试跨入基因疗法，这为彻底根治遗传病开辟了广阔的前景。

一、手术治疗

当遗传病发展到出现临床症状，尤其是器官组织出现了损伤时，应用外科手术对病损器官或组织进行切除、替换或修补，可有效地改善症状，减轻患者的痛苦。

（一）矫正畸形

矫正畸形是手术治疗的主要手段。对遗传病所产生的畸形进行手术矫正，可收到较好效果。例如，先天性心脏病的手术矫正；唇裂和（或）腭裂的修补；切除脾脏治疗某些遗传性溶血等。对某些先天性代谢病可用手术的方式调整体内某物质的生化水平，如回肠-空肠旁路手术可使肠管胆固醇吸收减少，从而降低高脂蛋白血症患者的血胆固醇浓度等。

（二）器官和组织移植

随着免疫学知识和技术的发展，免疫排斥问题得到控制，所以组织和器官的移植也逐渐被用来治疗遗传病。

1. 肾移植　是迄今最成功的器官移植。对家族性多囊肾、遗传性肾炎、糖尿病、先天性肾病综合征等多种遗传病进行肾移植取得较好的疗效，缓解了患者的病情。

2. 肝移植　α_1 抗胰蛋白酶缺乏症患者进行肝移植后，可使血液中 α_1 抗胰蛋白酶达到正常水平。

3. 骨髓移植　对重型地中海贫血及某些免疫缺陷症患者施行骨髓移植可重建机体免疫功能，并取得良好效果。

4. 胰腺移植　对少年型糖尿病进行胰腺移植后，能使血糖恢复到正常水平。

此外，还有各种各样的移植，如对遗传性角膜萎缩症患者施行角膜移植术。

二、药物治疗

药物治疗可以在胎儿出生前进行，这时可以大幅度减轻胎儿出生后的遗传病症状。当遗传病发展到各种症状已经出现时，机体器官已经受到损害，此时药物治疗主要是对症治疗，这类治疗主要是针对分子代谢病。药物治疗原则可以概括为补其所缺、去其所余。

（一）补其所缺

分子病及遗传性酶病多数是由于蛋白质或酶的缺乏引起，故补充缺乏的蛋白质、酶或它们的终产物，常可收到效果，这种补充一般是终生性的。例如给血友病 A 患者抗血友病球蛋白；给予垂体性侏儒症患者生长激素；给免疫缺陷病人输注免疫球蛋白等。

（二）去其所余

由于酶促反应障碍，体内贮积过多的代谢产物，此时可使用各种理化方法将其排除或抑制其生成。

1. 使用螯合剂或促排泄剂　肝豆状核变性（Wilson 病）是一种铜代谢障碍的常染色体隐性遗传病，患者细胞内由于过量铜离子堆积造成肝硬化、脑基底节变性及肾功能损害等临床症状。D-青霉胺可与铜离子螯合，加速贮积的铜离子清除。

地中海贫血患者因长期接受输血治疗，可导致体内铁离子沉积而造成器官损害，去铁胺 B 可与铁螯合形成螯合物经尿排出，去除多余的铁。

消胆胺是一种不能被肠吸收的阴离子交换树脂，给家族性高胆固醇血症患者口服消胆胺后，交换树脂在肠道与胆酸结合排出，防止胆酸的再吸收，从而可促进胆固醇更多地转化为胆酸从胆道排出，使血中胆固醇水平降低。

2. 血浆置换或血浆过滤　血浆置换疗法已成功用于婴儿某些遗传性溶血、母婴血型不合溶血及重型高脂血症。血浆过滤则是将患者血液引入特殊的亲和结合剂瓶内，进行选择性结合，将过滤后的“清洁”血浆回输病人。例如应用肝素选择性结合低密度脂蛋白（LDL），再将无 LDL 的血液输回患者，使家族性高胆固醇血症纯合子血胆固醇水平下降了一半。

3. 使用代谢抑制剂　对因酶活性过高导致的代谢产物过剩病可用代谢抑制剂以降低代谢率。例如，别嘌呤醇可抑制黄嘌呤氧化酶，减少尿酸形成，故可治痛风和自毁容貌综合征。

4. 平衡清除法　对于某些溶酶体贮积病，其沉积物可弥散入血，并保持血与组织之间的动态平衡，因此，如果将一定量的酶注入血液以清除底物，则平衡被打破，组织中沉积物可不断进入血液而被清除，周而复始，可逐渐达到去除“毒物”的目的。

三、饮食治疗

饮食治疗的原则是禁其所忌。对由于酶缺乏不能对底物进行正常代谢的患者，可限制其底物或前体物的摄入量以达到治疗的目的。这一疗法第一个成功的病例是对苯丙酮尿症患儿限制苯丙氨酸的摄入，收到显效。值得注意的是饮食疗法的作用与患儿的年龄有很大关系。患儿越小，治疗效果就越好。例如在出生后立即给苯丙酮尿症患儿服用低苯丙氨酸奶粉，患儿就不会出现智力障碍等症状。再如，半乳糖血症患儿出生后禁食乳汁及乳制品，不仅脑功能可正常发育，还可避免肝损害、白内障等。随患儿年龄的增大，饮食疗法的作用就越来越小，到5岁左右各种症状即已出现，就难以逆转，因此一定要早诊断、早治疗。

饮食疗法的另一重要策略是减少患者对所忌物质的吸收。例如给苯丙酮尿症患者口服苯丙氨酸氨基水解酶的胶囊，使其在肠内释出的酶将苯丙氨酸转化成苯丙烯酸而减少吸收。

四、基因治疗

基因治疗（gene therapy）是指运用DNA重组技术设法修复患者细胞内有缺陷的基因，使细胞恢复正常功能，以达到治疗疾病的目的。

（一）基因治疗的策略

基因治疗主要以两种策略达到治疗目的。它包括：①基因修正：即定点导入外源正常基因，代替有缺陷的基因，而对靶细胞的基因组无任何改变，亦即在原位修复缺陷基因的直接疗法，此乃理想的基因治疗策略，但由于多种困难，目前尚未实现。②基因增补：即非定点导入外源正常基因以补偿缺陷基因表达的不足，而没有去除或修复有缺陷的基因，属间接疗法，此法较前者难度小，也是目前主张采用的策略，并已付诸临床实践。而就基因转移的受体细胞不同，基因治疗又有两种途径，即生殖（种系）细胞基因治疗和体细胞基因治疗。

1. 生殖细胞基因治疗　将正常基因转移到患者的生殖细胞，使其发育成正常个体。这显然是最理想的方法。由于技术和伦理方面受到的限制，目前多不考虑生殖细胞的基因治疗途径。

2. 体细胞基因治疗　体细胞基因治疗是指将正常基因转移到体细胞，使之表达基因产物，以达到治疗目的。

体细胞基因治疗将基因转移到基因组上非特定座位，即随机整合。只要该基因能有效地表达出其产物，便可达到治疗的目的。这不是修复基因结构异常而是补偿异常基因的功能缺陷，这种策略易于获得成功。基因治疗中作为受体细胞的体细胞，多采取离体的体细胞，先在体外接受导入的外源基因，待有效表达后，再输回到体内，这也是间接基因治疗法。

（二）基因治疗的方法

实现基因治疗要从患者体内取出细胞经体外培养、目的基因转移，然后重新返入人体产生治疗效应。

1. 目的基因的获取　基因治疗时通常选择两类基因作为目的基因：一种是与致病基因对应的有功能的正常基因，如重症联合免疫缺陷症（SCID）是由腺苷酸脱氨酶（ADA）遗传性缺陷所致。该病基因治疗时就选择*ADA*作为目的基因；另一种是与致病基因无关，但有治疗作用的基因，如肿瘤治疗中选择自杀基因等。获取目的基因的方法包括基因克隆PCR扩增、人工合成等。

2. 基因转移　基因转移是将外源基因安全有效地导入靶细胞内的方法，是基因治疗的关键和基础。常用的基因转移技术主要有下列几类：

(1) 化学法　用磷酸钙处理细胞，改变细胞膜通透性，使外源正常 DNA 进入细胞内，并整合于受体细胞的基因组中。这种方法简单，但效率极低。

(2) 物理法。

①电穿孔法：将细胞置于高压脉冲电场中，通过电击使细胞产生可逆性的穿孔，周围基质中的 DNA 可渗进细胞，但有时也会使细胞受到严重损伤。

②显微注射法：在显微镜直视下，向细胞核内直接注射外源基因，一次只能注射一个细胞，工作耗力费时，直接用于体细胞很困难。

③微粒子轰击法：利用亚微粒的钨和金吸收 DNA，通过高电压产生的轰击波，使其获得很高的速度（基因枪技术），可瞬间射进受体细胞，达到了转移目的基因的目的，而又不损伤受体细胞原有结构。

(3) 膜融合法　应用人工脂质体包装外源基因，再与靶细胞融合，或直接注入病灶组织，使之表达。

(4) 同源重组法　将外源基因定位导入受体细胞的染色体上，该座位有同源序列，通过单一或双交换，新基因片段替换有缺陷的片段，达到修正缺陷基因的目的。

(5) 病毒介导法　以病毒为载体，将外源目的基因通过基因重组技术，组装于病毒上，让这种重组病毒去感染受体宿主细胞。目前主要应用反转录病毒载体和 DNA 病毒介导载体两种病毒介导基因转移方法。

3. 靶细胞　选择靶细胞必须考虑到取材容易，便于体外培养和进行操作，并能安全返回人体内。目前使用得较多的靶细胞有骨髓干细胞、成纤维细胞、肝细胞、血管内皮细胞和肌细胞等。

4. 转基因细胞的鉴定和回输　将目的基因转入靶细胞后，要对转基因细胞进行鉴定，了解外源基因的表达水平。通常应用 Northern 印迹杂交法检测 RNA 的表达，通过测定表达蛋白来评估外源基因的表达情况。然后，将表达稳定的转基因细胞培养，扩增后用合适的方式如静脉注射、肌肉注射、皮肤注射等，回输体内而发挥治疗作用。

(三) 基因治疗存在的问题与解决办法

1. 导入基因的稳定高效表达　外源基因转移入病人体内细胞表达，首先与转移方法有关。化学和物理方法所导入的基因效率低，自然表达也差。选择适当的受体细胞，也是为了导入基因能稳定高效地表达。骨髓作为受体细胞使用最多。反转录病毒载体介导基因，只能对分裂状态的细胞进行转染，因此用 5-FU 处理，使细胞分裂增强，再用含有目的基因的病毒颗粒转染可获得较好效果。对骨髓细胞培养时使用造血因子，可使基因稳定高效表达。

2. 导入基因的安全性　基因治疗应确保不因导入外源基因而产生新的有害遗传变异。因此，应构建相对安全的反转录病毒载体。另外，基因导入可能引起插入突变，导致失活一个重要基因，或更严重地激活一个原癌基因，从而引起细胞恶性转化。所以进行基因治疗，必须建立基因治疗的安全性研究检测指标，保证基因治疗的安全实施。

目前可行的遗传病治疗方法见表 12-2。

表 12-2 遗传病常用治疗方法

治疗方法	适应症
外科手术治疗	手术修复：唇裂及腭裂；去脾：球形红细胞增多症；结肠切除术：多发性结肠息肉
器官或组织移植	骨髓移植：重型复合免疫缺陷病、β地中海贫血；肝移植：α_1 抗胰蛋白酶缺乏症
禁其所忌	苯丙酮尿症（PKU）、半乳糖血症、枫糖尿症、蚕豆病（G6PD 缺乏症）
补其所缺	胰岛素：胰岛素依赖性糖尿病；生长激素：垂体性侏儒；第Ⅷ因子：血友病 A； 腺苷脱氨酶（ADA）：ADA 缺乏症；尿苷：乳清酸尿症；皮质醇：先天性肾上腺皮质增生症
去其所余	肝豆状核变性、家族性高胆固醇血症、痛风

知识链接

基因诊断之父——简悦威

简悦威（Yuet Wai Kan），美籍医学遗传学家，1936 年生于香港。他在 1958 年获得香港大学医学院学士后，选择赴美深造并研究血液病，1980 年获香港大学理学博士学位。20 世纪 70 年代，逆转录酶和限制性内切酶及 Southern 印迹杂交法等分子生物学技术已出现，简悦威敏锐地捕捉到这些信息并成功将这些新技术应用于自己的科研当中，从而取得了令人瞩目的成就。

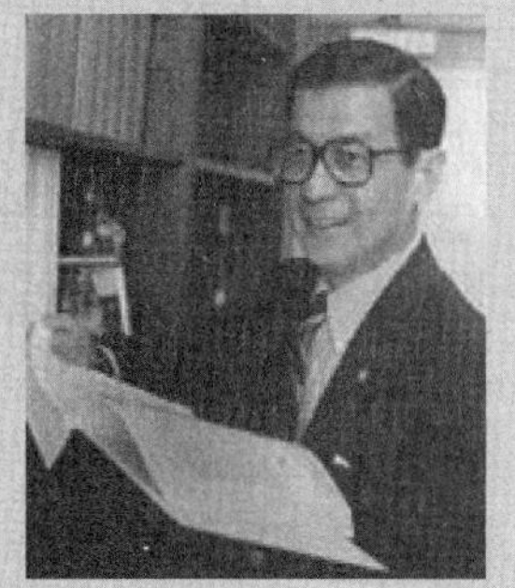

图 12-3 简悦威

1974 年，他和同事从一位可能再生 α一地贫婴儿的孕妇羊水中获得细胞，然后进行 DNA 分析，结果发现该孕妇所怀胎儿不存在珠蛋白的基因缺陷，因此不会患上严重贫血，可以放心分娩，成功实现了人类历史上第一例产前基因诊断。

1978 年，他还发现镰状细胞贫血症相关基因存在限制性内切酶长度多态性，并将此应用于基因诊断与产前诊断，更是推动了基因诊断的迅猛发展。

此外，他也是细胞特异性基因转移的创始人。目前，简悦威还开展人类遗传病的基因治疗和干细胞治疗研究，例如利用基因疗法来纠正镰状细胞贫血。

简悦威在医学遗传学领域的卓越成就举世公认，1991 年他独享具有美国“小诺贝尔奖”之称的拉斯克临床医学研究奖。他现任中、美、英和第三世界等科学院院士，是名符其实的基因诊断之父，是获得诺贝尔奖的热门人选。

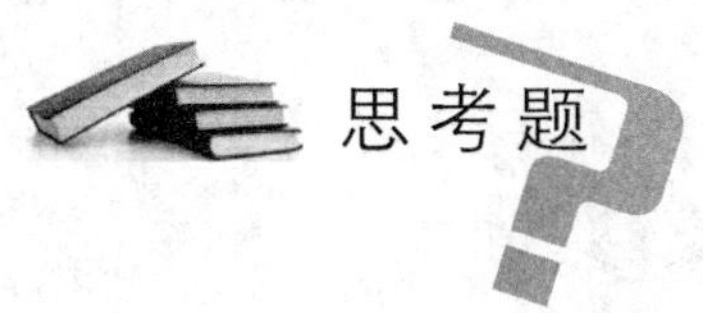

思考题

1. 遗传病诊断包括哪几种类型？

2. 细胞遗传学检查的主要适应症有哪些？
3. 生化遗传学检查的主要适应证有哪些？
4. 目前临床中基因诊断的主要方法有哪些？
5. 基因治疗的方法有哪些？

（高建华　吴来春）

第十三章

遗传病的预防

学习目标

1. 掌握遗传咨询、产前诊断的概念；遗传病预防的环节；遗传咨询的步骤。
2. 熟悉产前诊断的常用技术；环境中的致畸因子。
3. 了解遗传保健的内容及遗传咨询后的参考对策

多数遗传病都具有早发性、终身性的特点，目前多无有效的治疗方法，因此开展好遗传病的预防十分重要，它能有效避免遗传缺陷患儿出生，对降低遗传病发病率、提高人口素质具有重要意义。遗传病的预防主要涉及遗传病普查、遗传咨询、产前诊断、遗传保健等方面。

第一节　遗传病的普查

遗传病普查的目的是筛查出遗传病高危人群，以便做更进一步的诊断和预防，控制遗传病在群体中流行。根据普查对象不同可分为：群体普查、新生儿筛查、携带者筛查、产前筛查等。普查时应注意的事项包括可行性、自愿性、专业性、保密性等。

一、群体普查

群体普查所选的遗传病应是发病率较高、疾病危害较严重、可以防治的病种。普查的方法应简单易行、准确性较高。对查出的病例应及时登记。登记的内容主要包括：患者的病情资料，患者的发育史、婚姻史、生育史及亲属病情资料。普查的数据应及时进行统计分析，以便掌握该地区遗传病的发病规律和流行特点，明确人群中遗传病的种类、遗传方式、分布特点等情况。以便更加有效地开展预防工作。

二、新生儿筛查

遗传筛查（genetic screening）是研究群体各成员某一位点基因类型的一项普查。通过筛查，可及早发现携带致病基因的个体，有利于遗传病的预防和治疗。

目前，某些遗传病已有有效疗法，若能在新生儿阶段明确该疾病的诊断，在患儿出现不可逆转的损伤前得到治疗，则可能防止临床症状的出现。

新生儿筛查（neonatal screening）主要针对的是遗传性代谢病，且该病种发病率较高，有致死、致残和致愚的严重后果；有较准确而实用的筛查方法和有效的治疗办法。新生儿筛查一般用静脉血或尿作为材料，采集时间是出生后3～4天。

有些国家已将新生儿筛查列入优生的常规检查，筛查病种达12种。我国目前列入筛查的疾病主要有苯丙酮尿症（phenylketonuria，PKU）、先天性甲状腺功能低下（CH）、听力障碍。此外，各地针对本地高风险病种开展的有半乳糖血症、先天性肾上腺皮质增生和葡萄糖-6-磷酸脱氢酶（G6PD）缺乏症等筛查。

苯丙酮尿症是由于苯丙氨酸羟化酶缺乏所致的一种代谢病，这是一种常染色体隐性遗传病（AR）。临床表现为严重的智力障碍，但如果能在新生儿期发现，就可以通过饮食控制等措施防止或减缓症状的出现和发展。新生儿喂奶3日后，采集足根末梢血，吸收在厚滤纸上，晾干后邮寄到筛查中心。采用Guthrie细菌生长抑制试验半定量测定，其原理是苯丙氨酸能促进已被抑制的枯草杆菌重新生长，以生长圈的范围测定血中苯丙氨酸的含量。筛查到的阳性个体应采集静脉血作苯丙氨酸及酪氨酸测定。一旦确诊，应立即进行饮食控制，减少苯丙氨酸的摄入。

三、携带者筛查

表型正常但带有致病的遗传物质，且能将其传递给后代使之患病的个体即称为携带者（carrier）。主要有显性遗传病未外显者或迟发外显者；隐性遗传病的杂合子；染色体平衡易位的携带者等类型。

携带者的检出方法包括临床水平、细胞水平、酶和蛋白质水平、基因水平四个层次。临床水平主要是根据体征和表型，分析某人可能是携带者，其准确率较低。基因的检查是通过检测DNA或RNA的分子结构而直接检测出致病基因。酶和蛋白质的检查主要针对先天性代谢病和分子病。细胞水平的检查主要是染色体的检查，可以查出异常染色体的携带者。

（一）先天性代谢病携带者的检出

先天性代谢病主要表现在人体内各种物质代谢的障碍，其中糖代谢异常、氨基酸代谢异常和脂质代谢异常较为多见。此外，还有溶酶体中酶的异常及核酸类代谢异常等。多数先天性代谢病是由于隐性基因所致，因此发病率较低，但人群中杂合子的比例却相对较高，检出这些杂合子对预防遗传病的意义重大。

基因异常引起相应酶异常所致的先天性代谢病，其杂合子的酶含量常常是介于正常人与患者之间，通过测定酶含量来检出携带者是常用的方法之一。此法适用于基因已表达且基因的拷贝数和产物呈正相关的代谢病。如苯丙酮尿症患者的肝中苯丙氨酸羟化酶缺乏，携带者肝中苯丙氨酸羟化酶的活性只有正常人的一半；半乳糖血症携带者的红细胞中半乳糖-1-磷酸尿苷转移酶的活性也是正常人的一半。

（二）染色体病携带者的检出

染色体病是由于染色体异常所致，但携带异常染色体的人并不一定就会发病。如平衡易位携带者，虽然染色体数目减少了一条，但由于基因数量的基本平衡而使其表型正常，其后代可能出现染色体病患者。此类疾病的筛查常常是针对患者的家族成员，如某家庭出现了易位型先天愚患者，就应该进一步检查患者父母的染色体，经检测如果确定患者父亲或母亲是平衡易位的携带者，那么这对夫妇再生育就可能还会出现先天愚的患儿。及时检测出平衡易位染色体的携带者，就可以及时地预防患儿的出生。

第二节 遗传咨询

遗传咨询（genetic counseling）也称遗传商谈，是由临床医生和遗传学工作者解答遗传病患者及其亲属提出的有关遗传性疾病的病因、遗传方式、诊断、治疗及预防等问题，估算患者的子女再患该病的概率，并提出建议及指导，以供患者及其亲属参考。遗传咨询是做好优生工作，预防遗传病发生的最主要手段之一。遗传咨询医师须执行非指令性原则，应按“知情同意原则”由咨询者自主选择决定。并贯彻隐私保密原则。

一、遗传咨询的对象

需要进行遗传咨询的主要对象包括以下几种：①夫妇一方患有某种遗传病，需要给予生育指导；②已生育过遗传病患者，询问再发风险率；③原发性不育的夫妇或有不明原因的习惯性流产者；④本人或家系中有人患有某种遗传病，询问是否会影响下一代；⑤近亲结婚的夫妇及后代；⑥不明原因的智力低下个体；⑦35 岁以上的高龄孕妇。

二、遗传咨询的步骤

遗传咨询过程中，咨询医师起主导作用，咨询医师应对患者或患儿父母进行必要的开导，使他们理智地面对现实，才能使咨询达到良好的效果。遗传咨询可遵循下列程序：

1. 明确诊断　详细了解咨询者的病史、婚姻史、生育史和家庭史，再通过临床诊断、染色体检查、生化及基因诊断等方法，明确诊断是否为遗传病。

2. 估计再发风险　由于一些遗传病是致残、致愚甚至是致死的，所以再发风险估计是遗传咨询的核心内容。可绘制系谱图，利用遗传学原理进行估计。染色体病和多基因病以其群体发病率为经验危险率，只有少数例外。单基因病则根据孟德尔规律进行风险估计。再发风险率可分为三个等级：10％以上属于高度风险，不宜生育或应作产前诊断；5％～10％为中度风险，可根据病情程度适当指导；5％以下为低风险，对其生育可不必劝阻。

3. 商谈对策　根据实际情况给咨询者提供切实可行的意见和可供选择的各种对策，并与之反复商讨以帮助其作出恰当的选择。咨询医师应该将对策中各种有利和不利的因素都阐述清楚。这些对策主要包括：

（1）产前诊断　适用于病损严重且难于治疗、复发风险高、有产前诊断方法、夫妇急于想有一个健康孩子的情况。在怀孕后作产前诊断进行选择，如果是病胎，应采取选择性流产。

（2）不再生育　适用于危害严重且目前无有效治疗手段的遗传病。此法避免了该家庭出现遗传病患儿，也避免了有害基因的进一步传递。

（3）辅助生殖　如果男方有遗传病，可采用他人健康精子人工授精；如果女方有遗传病，可采用她人健康卵子体外授精与胚胎移植方法，或进行植入前遗传学诊断，确保植入健康的胚胎，避免致病基因传给下一代。

（4）终止恋爱与婚约　适用于近亲（如表兄妹）之间，近亲结婚会增加常染色体隐性遗传病患儿的发病几率，也是我国新婚姻法所禁止的，咨询医师应耐心宣传此项法规的道理及近亲结婚的危害，使咨询者在明白道理的情况下依法解除恋爱关系或婚约。

4. 随访服务　遗传商谈中有时很难马上作出选择，有些咨询者对咨询情况及对策不能准确而全面地理解，在实行对策时可能还存在某些困难，家族中其他成员的资料也需进一步补充，所以，全面的遗传咨询工作还应进行随访服务，在家族中扩大家庭咨询，使家庭中的可疑携带者及时被发现，进而及时得到婚育指导，以预防遗传病患儿在该家族中出生。

三、遗传咨询的实例

（一）单基因遗传病的遗传咨询

由一对等位基因异常所引起的疾病被称为单基因病，单基因病的再发概率符合孟德尔遗传规律。关于单基因病的遗传咨询可分为以下几种类型进行：

1. 常染色体显性遗传病　由一个显性的致病基因就可以引起疾病，如果患者与正常人婚配，则其后代患病的风险将为 50%，属于高度风险，对危害严重的疾病一定要劝说其不要生育。例如软骨发育不全（achondroplasia，ACH）患者多为杂合子，患者有多发性骨骼畸形。如果两个患者婚配，那么他们的后代患病的可能性为 3/4，而且还会出现纯合的重症患者，后者在婴儿期死亡。这样的婚姻一定要尽量劝阻或建议其不要生育。

常染色体显性遗传病咨询时，一定要考虑外显不全、不完全显性和延迟显性等因素才可以准确地预测和指导。

2. 常染色体隐性遗传病　是由一对纯合的隐性基因所引起，患者的父母均携带有一个隐性的致病基因。此类疾病的咨询主要是考虑再次生育的复发风险。例如苯丙酮尿症患者的父母每次生育患儿的可能性都是 25%，一般不宜生育。如果生育，一定要做产前诊断。正常胎儿可保留生育，病胎应终止妊娠。

3. X 连锁显性遗传病　这类病的特点是男患者和正常女性婚配时，他们的女儿全发病而儿子全正常。例如遗传性肾炎（hereditary nephritis），患者配偶怀孕，则建议其进行胎儿性别鉴定，保留男胎而流产女胎。

4. X 连锁隐性遗传病　此类病如果是女性携带者与正常男性婚配，那么儿子的患病风险为 50%，女儿则有 50%是携带者，因此，她们婚后最好不要生育男胎。例如假肥大型肌营养不良（pseudohypertrophic muscular dystrophy）有两种亚型，其中的 Duchenne 型病情严重，一般在 20 岁前死于呼吸及心力衰竭。患者的姐妹有 50%的可能是携带者，她们婚后有 25%的可能生育患儿，因此最好不要生男胎。

（二）染色体病的遗传咨询

有染色体病患儿的家庭多为新发生的染色体异常所致，但易位型的染色体病却常常是由双亲之一的平衡易位携带者所致，此时的遗传咨询则应建议家庭中所有人员都要进行染色体检查。例如易位型先天愚患者的家庭中，首先要检查患者父母是否为平衡易位携带者，如果母亲是平衡易位携带者则应检查其外祖父母是否异常，如果有异常者，应进一步建议患者的姨母和舅父也作检查，正常者可以放心生育，异常者一定要在怀孕时做产前诊断，以预防患者在这个家族中的再次出现。如果父亲是平衡易位携带者，则父亲家族成员也应如上进行检查。

（三）线粒体基因病的遗传咨询

现已发现人类有 100 余种疾病与线粒体 DNA 突变有关。由于线粒体普遍存在于真核细胞的细胞质中，故线粒体遗传病表现为母系遗传的特征。例如 Leber 遗传性视神经病（Leber hereditary optic neuropathy，LHON）是母系遗传病。病人的母系亲属常出现异常，在目前尚未发现男性患者将此病传给后代的例子，咨询时还要注意一些非遗传因素的作用。

第三节 产前诊断

产前诊断（prenatal diagnosis）又称为出生前诊断（antenatal diagnosis）和宫内诊断（intrauterine diagnosis），是以羊膜穿刺术和绒毛膜取样等技术为主要手段，对羊水、羊水细胞及绒毛膜进行遗传学分析，以判断胎儿的染色体或基因等是否正常。通过产前诊断决定是否继续妊娠，这是防止遗传病患儿出生的有效手段。

一、产前诊断的对象

我国《产前诊断技术管理办法》已于 2003 年 5 月 1 日起实施。其中规定孕妇有以下情形之一的，主治医师应当建议其进行产前诊断：①羊水过多或者过少；②胎儿发育异常或胎儿有可疑畸形；③孕早期时接触过可能导致胎儿先天缺陷的物质；④有遗传病家族史或者曾经分娩过先天性严重缺陷婴儿；⑤年龄超过 35 周岁的孕妇；⑥有原因不明的习惯性流产史的孕妇。

二、产前诊断的常用技术

产前诊断主要从细胞遗传学、分子遗传学、生物化学和影像学四个方面进行。据此主要技术包括以下四类：①直接观察胎儿的表型；②染色体检查；③生化检查；④基因诊断。从技术手段上来看大致可分为非侵入性和侵入性两大类。

1. 非侵入性方法　它包括母亲血清和尿液的分离及检测，B 超、X 线、CT 及磁共振检查等。B 超与 X 线检查属于影像学检查，它们是产前诊断的重要手段。

（1）B 超检查　临床上经常使用 B 型超声扫描，该技术能详细地检查胎儿的外部形态和内部结构，可以用 B 型超声检查胎儿的性别、心血管畸形、唇裂、神经管缺陷（NTD）、脑积水、先天性心脏病等疾病。由于 B 超对胎儿和孕妇基本无损害，因此 B 超检查为目前首选的诊断方法。

（2）X 线和磁共振检查　胎儿骨骼在妊娠 20 周后开始骨化，所以在妊娠 24 周后对胎儿进行 X 线检查，最为适宜。诊断剂量的 X 线照射，对胎儿并无不良影响。X 线检查可以诊断脊柱裂、脑积水、软骨发育不全、小头畸形和无脑儿等。经济条件好的可以优先考虑用磁共振检查，其效果明显优于 X 线检查，尚可发现多指、短指等骨骼异常。

2. 侵入性方法　主要包括羊膜穿刺法、绒毛取样法、脐带穿刺术、胎儿镜检查等。不同孕期采用不同的取样方法，一般孕早期取绒毛，孕中期取羊水、经胎儿镜取胎儿标本或直接经腹壁取脐静脉血等。

（1）羊膜穿刺法　一般在胎龄 16～18 周进行，此时的羊水量为 200～500ml，羊膜腔占据了整个子宫腔，穿刺成功率高。另外，此时胎儿脱落的活性细胞多，培养的成功率也高。羊膜穿刺（图 13－1）是在 B 超监视下，进行胎盘定位，观察胎儿宫内发育的状况，确定最佳穿刺点。取 9 号腰麻穿刺针，以左手固定穿刺部位皮肤，右手将针刺入腹腔子宫进入羊膜囊内，有两次脱空感时立即取出针芯，接上 5ml 注射器抽取 2ml 羊水弃掉，以免有血污染，更换注射器，缓慢抽取羊水 20ml 待检测。该法适用于诊断染色体病、遗传性代谢病、神经管缺陷（NTD）和遗传病的 DNA 检测。

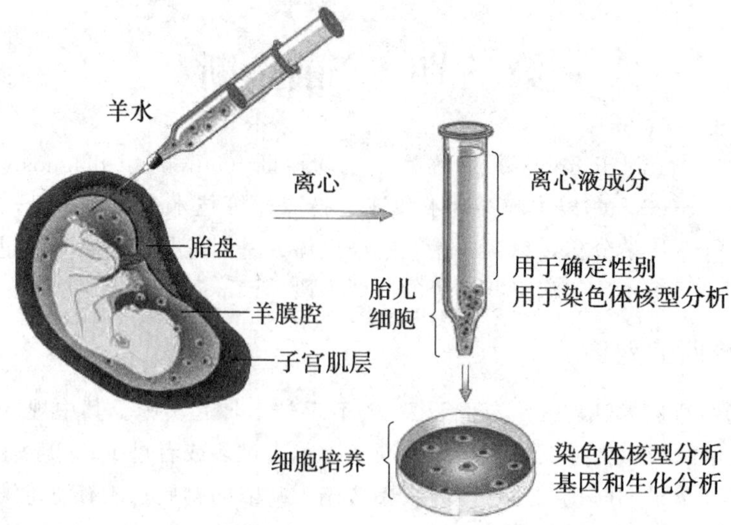

图 13-1 羊膜穿刺法

(2) 绒毛取样法 绒毛取样一般在胎龄 8～12 周进行，在 B 超的监视下，将一个直径为 2mm 的带芯塑料管或细金属软管等适用的绒毛取材器械，经宫颈口直接轻轻插入子宫，然后沿宫腔方向，贴近宫壁缓慢进入宫腔孕卵植入的边缘，吸取绒毛 10～30mg，放入盛有 Hanks 液的无菌试管中，用滴管反复吸推后绒毛与蜕膜分离。取 15～40mg 的绒毛组织进行培养即可。培养的细胞可以作为胎儿细胞诊断的标本，可进行的检查项目同羊水细胞。

(3) 脐带穿刺术 脐带穿刺是在 B 超的监视下经孕妇的腹壁抽取胎儿的静脉血用以获得胎儿纯血标本进行诊断的技术。手术时间一般在胎龄 17～32 周。在 B 超的引导下，一般选择脐蒂处作穿刺点，当确定针尖进入脐静脉后，根据需要抽取 2～8ml 的脐血备用。该方法引起流产的概率大约为 1%，低于羊膜穿刺（2.5%）和绒毛取样（7%）。获取的脐血可以做染色体或血液学分析，还可作 DNA 分析和各种生物化学的分析。

(4) 胎儿镜检查 胎儿镜检查的最佳取样时间为胎龄 18～20 周，又称羊膜腔镜或宫腔镜检查，该法使用一种特制的光导纤维内镜，可在局部麻醉下经皮肤插入羊膜腔，直接观察胎儿的外形、性别、有无畸形等，又可抽取羊水或胎血作检查，还可进行宫内治疗。因此，理论上这是一种理想的方法。然而由于操作困难，易引起多种并发症，还不易被医护人员所接受。

三、孕早期的诊断技术进展

尽早获取胎儿的组织进行产前诊断，对于有效地预防和控制新生儿遗传性疾病的发生和死亡十分重要。绒毛取样和羊膜穿刺术对母亲和胎儿均有一定的危害，因此目前其临床应用受到一定的限制。非侵入性的技术虽然安全，但敏感性低，假阳性率高，且时间也较晚，为此人类一直在寻找更安全可靠的早期产前诊断技术。

1. 孕妇外周血中胎儿细胞和胎儿 DNA 检查 1997 年 Lo 首次证实妊娠男胎的孕妇外周血有胎儿起源的 Y 染色体特异性的 DNA 序列。至此开辟了利用孕妇外周血、孕妇血浆和孕妇血清获取胎儿细胞和游离胎儿 DNA 的途径。

2. 微量 DNA 技术 该技术从一滴血（约 50μl）的干血纸片中提取 DNA，再通过 PCR 使特异性的 DNA 片段得到扩增，然后将 DNA 扩增产物进行凝胶电泳后观察结果。此方法适用于边远地区患者的检测，因为该方法可用孕妇少量的外周血制成干血纸片，方便地送到有条件的医院检测。

3. 植入前遗传学诊断（PGD） 包括体外受精与胚胎移植（IVF-ET）技术、精子细胞质内注射（ICSI）技术、荧光原位杂交（FISH）技术以及比较基因组杂交（CGH）技术。通过体外受精获得若干个受精卵，经人工体外培养，从早期分裂的细胞中取一个作染色体或DNA分析，检测胚胎染色体或基因是否正常，选取正常的胚胎植入母体，继续妊娠。

植入前遗传学诊断技术把遗传病控制在胚胎着床之前，不仅能排除患病胚胎，还可排除携带者胚胎，使有遗传病风险的夫妇得到完全健康的后代。目前国内外已成功地进行了α-地中海贫血、囊性纤维化、镰状细胞贫血、Marfan综合征、Down综合征、脆性X综合征等的植入前诊断。

第四节 遗传保健

遗传保健（genetic health care）是以遗传医学的组成部分，它不仅为遗传病患者，更重要的是为遗传病家系成员和人群中的遗传病高风险个体提供遗传医学服务，采取有效措施，防止遗传病患儿出生，降低人群中有害基因的频率。遗传保健涉及以下几个方面。

一、婚前保健检查

婚前保健检查是预防遗传病患儿出生的一项必要措施，对准备结婚的男女双方进行全身健康检查和生殖器官检查，结合询问：①双方是否为近亲；②双方的三代以内直系亲属和旁系近亲有无遗传病病史及发病情况；③双方有无遗传病或先天畸形；④双方有无男女生殖系统畸形；⑤双方有无性病、麻风病等。进而根据情况评估双方是否适合结婚及生育，可防止传染病的传播，减少遗传病的延续。

二、婚姻指导

婚姻指导主要针对进行婚前咨询的待婚青年，他们往往一方或家庭成员中有疑似或确诊某种遗传病的患者。咨询医师了解相关人员的病因和病情并确定其遗传方式后，对其进行婚姻指导。婚姻指导提供的对策和措施主要包括：

1. 近亲不宜结婚。我国婚姻法规定“禁止三代以内的旁系血亲结婚”，这是因为近亲结婚生育隐性遗传病患儿的风险明显高于随机婚配。此外，多基因病如精神分裂症、高血压和糖尿病等患者的家庭成员，其近亲婚配后代患病的风险也较非近亲婚配高。

2. 严重的常染色体显性遗传病（致死、致残、致愚）患者不宜结婚。如已结婚，应采取避孕或绝育措施，避免患儿出生。

3. 同种常染色体隐性遗传病基因携带者之间不宜结婚，因为该婚配类型后代的发病风险高达25%。

4. 严重的同种多基因遗传病患者之间不宜结婚。由于多基因遗传具有累加效应，所以严重患者可能携带更多的致病基因，后代易患性高。

5. 双方均患重症智力低下者禁止结婚。

三、生育指导

生育健康的孩子是每一个家庭的愿望，因此对婚后生育进行指导十分必要，可有效地避免遗传病患儿的出生。具体措施如下：

1. 适龄生育　研究表明，多数妇女的生育旺盛期是20～30岁，此时对生育分娩和母婴健康都是适宜的。目前提倡的最佳生育年龄是25～29岁。资料统计显示，20岁以下孕妇所生育子女中，先天畸形的发生率较最佳生育年龄者高50%；35岁以上孕妇所生子女中，先天愚综合征的发生率要比最佳生育年龄者高5倍。此外，男子大于40岁，精子的染色体异常和基因的突变率均增加。

2. 产前诊断　如果患者所患遗传病较严重、难于治疗且再发风险较高，可考虑产前诊断，进行选择性生育。

3. 冒险生育　如果患者的遗传病不太严重且低于中度风险时，例如，一对夫妇已生过一个单侧唇裂的患儿，能手术修复，他们再次生育后代再发风险约4%，比一般群体高，但权衡利弊，可考虑冒险再生育。

4. 不再生育　对于某些危害严重、致残的遗传病，例如先天性聋哑，尚无有效疗法，也不能进行产前诊断，再发风险又很高，应选择不再生育。

5. 领养或辅助生殖　对不育或不宜生育的夫妇，可采取领养子女或辅助生殖等措施。如果丈夫是致病基因或异常染色体携带者，可选用其他健康男子的精子输入妻子生殖道内，实施人工受精，达到生育目的；如果女方是致病基因或异常染色体携带者，可取出其他健康女子的成熟卵子，与丈夫的精子实施体外受精，经培养后再植人妻子的子宫内，达到生育健康孩子的目的。

四、环境致畸的预防

环境中各种不良因素都会直接或间接地影响人类生活和生存，也可造成人类遗传物质的损伤，并传递给下一代造成严重的后果，引发先天畸形和遗传病。环境中的致畸因子主要包括化学因素、物理因素、生物因素、孕期用药以及不良嗜好等。

（一）化学因素

目前已知有600多种化学物质可通过胎盘进入胎体而影响胎儿发育。如化学工业物质、农药、药品、食品添加剂和防腐剂等。

1953年，轰动全球的日本“水俣病”就是由“汞”慢性中毒引起的；高浓度铅尘、甲基汞、多氯联苯、氯乙烯、苯乙烯等均可以对生殖细胞及胚胎产生毒性作用。

人类2%～6%的先天畸形由药物引起，自从“沙利度胺”（反应停）致“海豹胎”作用被证实以来，药物对胚胎发育的影响已越来越引起人们的关注。

（二）物理因素

育龄男女和妊娠妇女接触各种电离辐射，都可能造成对后代的致畸危害。高温、噪声会使孕妇精神紧张、内分泌失调，容易引起自然流产或导致胎儿发育异常。

（三）生物因素

病原生物感染孕妇后，可通过胎盘屏障或子宫颈管感染胎儿，造成胎儿及新生儿不同程度损害。这些病原生物主要有弓形虫、风疹病毒、巨细胞病毒、单纯疱疹病毒以及梅毒、艾滋病病毒、麻疹病毒等。孕早期感染可致流产和先天性畸形等；孕中晚期感染可致宫内发育迟缓、早产、死胎或出生后发病，甚至造成远期影响。

（四）不良嗜好

生活中的不良嗜好，如吸烟、酗酒、吸毒、咖啡因等，不但危害自身健康，而且可危及后代健康，使遗传病发病率增高。

综上所述，人类日常生活中，特别是妇女妊娠前三个月的致畸敏感期内，应避免接触上述各种致畸因子，防止先天畸形和遗传病的发生。

知识链接

优　生

1883 年，“优生”一词由英国人类遗传学家高尔顿（F. Galton）首次提出，其原意是“健康的遗传”。优生学（birth health science）是应用优生学原理和方法研究如何提高人类遗传素质的科学。优生学可分为负优生学和正优生学。前者主要研究降低人类群体中有害基因的频率，减少遗传病的发生率。后者则研究优良基因的繁衍，如何出生优良的后代。

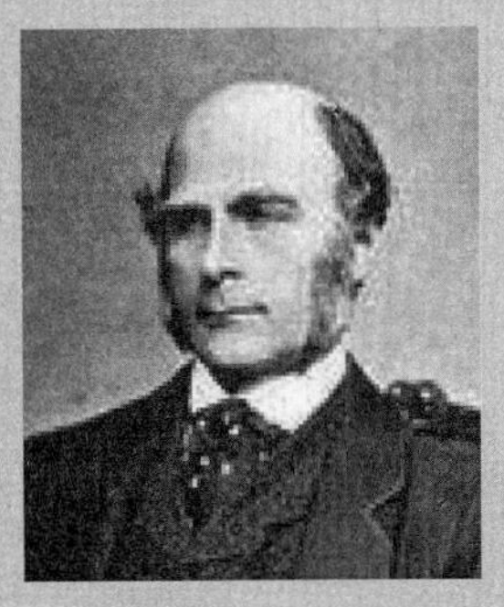

图 13-2　高尔顿

现在优生已经成为我国一项国家政策，其主要内容是控制先天性疾病新生儿出生，以达到逐步改善和提高人群遗传素质的目的。当前我国主要推行的是负优生学措施，具体的优生措施有：①避免近亲结婚；②接受婚前咨询和检查，防止遗传病的传播；③实行晚婚晚育；④保持个人健康，受孕及怀孕期间避免有害因素和不良生活习惯，不抽烟，不喝酒，不乱服药，不接触有害物质等；⑤实行孕期保健，预防病毒感染，注意孕期用药和营养卫生，定期产前检查。

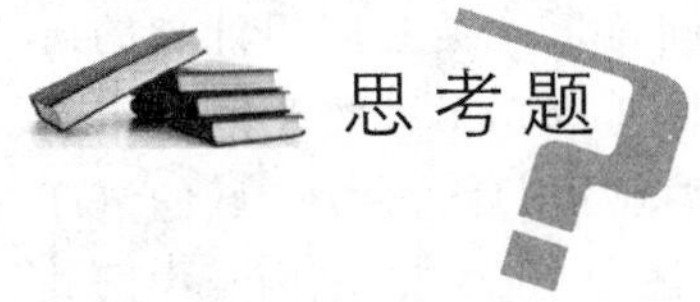

思考题

1. 什么是遗传咨询？遗传咨询的意义是什么？
2. 什么是新生儿筛查？怎样进行新生儿筛查？
3. 简述携带者检出的意义及主要方法。

（高建华　吴来春）

第十四章

医学遗传学研究新领域

学习目标

了解人类基因组计划、后基因组计划、疾病基因组学、药物基因组学、人类基因组单体型研究的意义、表观遗传学。

近年，医学遗传学已经成为现代医学中的活跃领域，并不断涌现出新的研究热点。1990年以来，“国际人类基因组计划”的实施，极大地推动了医学遗传学的发展。另外，继人类基因组计划之后，科学家于2002年、2003年又先后启动了国际人类基因组单体型图计划和人类表观基因组计划。随着2004年人类全基因组高精度序列图的完成，科学家正在延伸人类基因组计划，提出了后基因组计划。随着这些计划的相继开展，其研究成果将使人类对自身基因组与疾病的关系有更新的认识，不断提高人类疾病的诊断、治疗及预防水平，并将改变21世纪的医学。

第一节　人类基因组研究

一、人类基因组计划

1985年，美国能源部的C. Delisi和D. A. Smith提出测定人类基因组全序列的计划。1988年，美国能源部和国立卫生研究院（NIH）达成协议，共同负责人类基因组计划的研究工作。1990年美国正式启动了人类基因组计划。随后，各国协作成立了人类基因组组织（HUGO），以推动该项目的研究。我国承担了3号染色体短臂端粒到D3S3610区域的测序工作，占该项目工作量的1%。2004年10月21日美国、英国、法国、日本、德国及中国共同完成了人类全基因组高精度序列图。人类基因组大小约 3.2×10^9 bp，不同个体之间99.99%的基因序列是相同的。目前认为人类基因组中有2～2.5万个基因。人类各基因的大小差异较大。人类基因在基因组中并非均匀分布。

人类基因组的研究推动了生命科学及相关科学的发展，同时也诞生了一门新的科学——基因组学（genomics）。

基因组学（genomics）指对基因组中所有基因进行作图、核苷酸序列分析、基因定位和功能分析的一门学科。基因组学研究包括以全基因组测序为目标的结构基因组学（structural genomics）和以基因组功能鉴定为目标的功能基因组学（functional genomics）两方面的内容。

人类基因组计划（human genome project，HGP）主要探讨基因组的结构特点，又称结构基因组学，其主要研究内容包括以下几个方面：

（一）遗传图

遗传图（genetic map）又称遗传连锁图（genetic linkage map），是将每条染色体上的基因或遗传标记的相对位置经连锁分析确定下来而构成的图谱。遗传图中基因间的相对距离以图距单位厘摩（centi-Morgan，cM）来衡量。如果两个基因在减数分裂时发生重组事件的频率为1%，那么，其遗传图距为1cM，人类遗传图中这一图距大约相当于1Mb（百万碱基对）。

（二）物理图

物理图（physical map）是以碱基对的数目（bp、kb、Mb）为图距单位，来标明基因和遗传标记在染色体上所处位置的图谱，它表示不同基因或遗传标记在染色体上的实际距离。

（三）序列图

序列图（sequence map）是人类基因组的核苷酸具体的序列图，是最高层次、最详尽的物理图。

（四）基因图

基因图（gene map）是人类基因组中鉴定出的所有基因的位置和结构，利于进一步分析其功能及相互作用方式，解读人类全部遗传信息。

二、后基因组计划

后基因组计划（past-genome project）也称功能基因组学，是在基因组层次上研究所有基因的表达、调控与功能。

后基因组计划主要包括：人类基因组多样性计划、比较基因组学、疾病基因组学、药物基因组学、环境基因组学、蛋白质组学、转录组学和代谢组学等方面。

（一）人类基因组多样性计划

人类基因组多样性计划（human genome diversity project，HGD）主要内容是研究与比较不同人种、不同民族、不同人群的基因组差异，了解全人类基因组特征，研究不同人群间对疾病的易感性和抗性的差异，探讨人类进化历史。HGD对于人类健康、疾病的诊断、治疗和预防十分重要，其研究成果将有助于疾病基因组的研究。

（二）比较基因组学

比较基因组学（comparative genomics）是在基因组层次上比较不同生物基因组之间的异同，探讨其含义。致病基因的鉴定、肿瘤“表达图”的构建、以及不同组织、不同时间的“基因表达图”的构建，都属于比较基因组学的范畴。而模式生物的基因组研究，更是比较基因组学的重要内容。通过对不同模式生物体（如大肠杆菌、面包酵母、线虫、果蝇、拟南芥、小鼠等）的基因组信息比较，可加深对人类基因组的结构和功能的了解。模式生物体的研究已经在新基因的发现、基因功能的阐明和生物进化等研究中发挥不可替代的重要作用。

（三）疾病基因组学

疾病基因组学（morbid genomics）的主要任务是鉴定和分离重要疾病的致病基因与相关基因，并确定其致病机制。

目前，美国国立生物技术信息中心（National Center for Biotechnology Information，NCBI）建立了基因与疾病的关联数据库，其中包括肿瘤、免疫系统疾病、代谢疾病、肌肉和骨病、神经系统疾病等多种数据资料（http://www.ncbi.nlm.nih.gov/disease/）。

1996年，美国国立癌症研究院开始了肿瘤基因组解剖计划（cancer genome anatomy project，CGAP），旨在建立人类肿瘤细胞表达基因的数据资料，发展肿瘤细胞分析技术，为肿瘤研究提供信息、资源及技术方法学平台。

（四）药物基因组学

药物基因组学（pharmacogenomics）是基于药物反应的遗传多态性而提出的，主要从基因水平研究病人对药物产生不同反应的分子机制，以药物疗效和安全性为目标，研究各种基因变异与药效和安全性的关系，利用基因组学的知识和研究技术，根据不同人群及个体的遗传特征来设计和制造药物或制订不同的用药方案，提高疗效和减免毒副作用，最终达到个体化治疗的目标。

药物反应的遗传多态性目前被认为与药物代谢酶基因、药物转运体基因、药物受体基因以及药物靶标基因的多态性有关，这些多态性都可能导致药物治疗过程中治疗效果和药物毒副作用的个体差异。在药物基因组学研究中，单核苷酸多态性（single nucleotide polymorphism，SNP）在制药产业中具有重要的潜在应用价值。

（五）环境基因组学

环境基因组学（environmental genomics）研究人体在有害环境因素中疾病易感性差异的遗传基础。通过鉴定个体对环境因素反应的相关基因多态性，可准确预测出影响人类健康的风险并制定出环境保护的策略。

目前，已列入环境基因组学的候选基因主要包括以下十大类：毒物代谢酶基因、激素代谢酶基因、受体基因、DNA修复基因、细胞周期基因、细胞死亡和凋亡相关基因、介导免疫反应的基因、涉及营养途径和营养物（维生素、矿物质等）代谢的基因、参与氧化过程的基因及信号转导相关基因。

（六）蛋白质组学

蛋白质组学（proteomics）是在生命整体水平或细胞水平上研究蛋白质的表达和修饰状态的学科。蛋白质组学着眼的不是一个或几个蛋白质，而是蛋白质组（proteome），即某一个体、器官、组织、或者细胞内的全部蛋白质。可以对不同发育阶段、不同生理状态、或疾病的不同时期的蛋白质组的变化进行研究，从而加深对疾病的理解以及帮助寻找更多和更合适的药物靶点。

蛋白质组学研究的范畴包括：蛋白质的结构、修饰、表达水平和定位，以及蛋白质间的相互作用。

目前，在人类蛋白质组组织（human proteome organization，HUPO）的协调下，人类蛋白质组计划（human proteome project，HPP）正在进行中。

（七）转录组学

转录组学（transcriptomics）是研究一个活细胞中基因能转录出来的所有RNA的信息以及转录调控规律，从而推断相应未知基因的功能，揭示特定调控基因的作用机制。

（八）代谢组学

代谢组学（metabolomics）是研究一个细胞、组织或器官中所有代谢组分的集合，通过组群指标分析，进行高通量检测和数据处理，从而确定生物整体或组织细胞系统的动态代谢变化。

第二节 人类基因组单体型研究

一、人类基因组单体型图计划

国际人类基因组单体型图计划（international human genome haplotype map project）是继人类基因组计划之后人类基因组研究领域的又一重大研究计划，可以看作是基因组计划的第二阶段。人类基因组单体型图（haplotype map，简称 HapMap）是新一代的人类基因组图谱，是了解人类疾病最重要的基因组计划。

HapMap 计划于 2002 年 10 月正式启动，由美国、加拿大、英国、中国、尼日利亚和日本科学家共同承担。该计划以亚、非、欧三大族群为研究对象，从世界各地不同民族的血液标本中提取 DNA 进行检查、筛选、分析和图谱绘制的工作。该计划的目的是确定和编目人类遗传的相似性和差异性。利用该计划获得的信息，研究人员能够发现与人类健康、疾病相关的基因，以及涉及药物和环境因子的个体反应差异的相关基因。

2005 年 10 月 27 日，英国《自然》杂志上以封面图片的形式公布了该计划的研究成果——人类变异基因图谱，即人类基因组单体型图。中国在该项目中做出 10% 的贡献。

二、人类基因组单体型图

（一）“常见变异一常见疾病”理论

“常见变异一常见疾病”理论认为个体的表型差异、常见疾病的易患性高低以及个体的药理学特性是由人群个体基因组中的某些位点，特别是基因编码区或调控区的碱基常见变异所引起的。

（二）单核苷酸多态性

单核苷酸多态性（single nucleotide polymorphism，SNP）指在一个群体中某条染色体的某一个位点上有不同的核苷酸组成，是广泛分布于人类全基因组中的稳定多态性。例如，某些人的染色体上某个位置的碱基是 A，而另一些人在染色体的相同位置上的碱基则是 G。SNP 最大程度地代表了不同个体之间的遗传变异，因而成为研究复杂疾病、药物敏感性及人类进化的重要标记。

（三）单体型、单体型板块和标签单核苷酸多态性

HapMap 的科学基础是染色体上的 SNP“板块”（block）结构。相邻 SNPs 的等位位点倾向于以连锁群的方式遗传给后代，在 DNA 上构成无形的区域——“板块”（blocks）。每个板块在进化上非常保守，在多世代的传递中没有或极少发生 DNA 重组，这一区域为单体型板块（haplotype block），其 SNPs 的构成在单个染色体上的模式被称为单体型。对于一个单体型板块来说，可能含有很多的 SNP 位点，但是只需用少数几个 SNPs 就足以特异性地鉴定出该单体型板块的单体型模式，而这样的 SNPs 常被称为标签 SNPs（tag SNPs）。

单体型方法是以单体型板块为研究基础，进行疾病与基因间的相关性研究，通过检测几

个标签 SNP 来分辨其所在的单体型，并鉴定其是否与某一疾病相关。另外，还可以通过单体型分析其所在区域内等位基因的相关性，以及比较不同人群中的单体型种类和频率的不同，来确定常见疾病的致病因素。

三、人类基因组单体型研究在医学中的意义

严重威胁人类健康的心血管疾病、肿瘤、免疫系统疾病、肥胖、糖尿病、精神病等常见病都是由多对微效基因协同作用，并受环境因素影响所导致的疾病。运用人类基因组的 SNPs 与单体型信息来挖掘这些常见病的遗传因素，将使人们对人类疾病的发病机理、诊断和治疗产生全新的认识。通过基因组的标签 SNPs 与复杂疾病或药物反应的相关分析，可以揭示复杂疾病的致病机理，也可作为实行个体化治疗的根据。近年来，研究者们在心血管系统疾病、肿瘤、免疫系统疾病等复杂疾病的相关基因单体型研究上取得了很大进展。

除了用于常见复杂疾病与患病风险的关联分析外，SNPs 与单体型还可用于药物基因组研究。另外，人类基因组单体型图可揭示人类进化的线索。

第三节　表观遗传学

一、表观遗传学概述

表观遗传学（epigenetics）是研究在 DNA 序列不发生改变的条件下，由于 DNA 甲基化、染色质结构变化等因素的改变，使基因功能发生可遗传的变异并最终导致表型变异的遗传学机理。基因组携带两类遗传信息：一类提供生命必须的蛋白质模板，称为遗传编码信息；另一类提供基因选择性表达（何时、何地、何种方式）的指令，称为表观遗传信息。表观遗传信息对于细胞组织特异性分化、发育、疾病发生发挥重要作用。表观遗传的异常可引起表型的改变，涉及机体结构和功能的异常，甚至导致疾病的发生。

随着表观遗传学研究的进展，人们发现不仅基因组序列本身包含遗传信息，而且其修饰也可以记载遗传信息。这种在基因组水平上研究表观遗传修饰的领域被称为表观基因组学（epigenomics）。1999 年欧洲的生物学家成立了“人类表观基因组联合研究体”。2003 年人类表观基因组协会启动了人类表观基因组计划，目的是绘制人类基因组甲基化可变位点图谱。2004 年 9 月欧洲还建立了“表观基因组学”先进研究网络，表明表观遗传学研究已渐入佳境。

表观遗传学的主要内容分为基因转录过程的调控和基因转录后的调控两部分。前者主要研究作用于亲代的环境因素造成子代基因表达方式改变的原因，包括 DNA 甲基化、组蛋白共价修饰、染色质重塑、基因沉默和 RNA 编辑等；后者主要研究 RNA 的调控机制，包括非编码 RNA、微小 RNA、反义 RNA、核糖开关等。近年来研究较多的主要是 DNA 甲基化、组蛋白修饰、染色质重塑、非编码 RNA 调控等。

二、表观遗传机制

（一）DNA 甲基化

DNA 甲基化（DNA methylation）是指在 DNA 甲基化转移酶（DNA methyltransferases,

DNMTs）的作用下，将甲基转移到DNA分子中特定碱基的过程。DNA甲基化修饰有多种方式，大多发生在基因启动子区的CpG岛。启动子区域甲基化对基因表达具有抑制作用。

DNA甲基化直接制约基因的活化状态。在生命活动和进化中，DNA甲基化的生物学意义在于基因表达的时空控制，以及保护基因组的稳定性。例如有些基因在发育早期甲基化，而到发育晚期被诱导去甲基化，使基因在不同发育阶段特异性表达；又如女性X染色体随机失活及印记基因的高甲基化。

在表观遗传学研究中，DNA甲基化对人类发育过程起着重要的基因表达调节作用；同时，它与肿瘤的发生发展也有着极为重要的密切关系，尤其是抑癌基因的CpG甲基化。CpG甲基化可导致抑癌基因的表观遗传学转录失活，直接参与肿瘤的发生机制。

（二）组蛋白修饰

染色质的基本单位为核小体，其中的组蛋白是一种碱性蛋白，它具有构成核小体的球形结构域和暴露在核小体表面的N端尾区，这种组蛋白尾端的特定氨基酸残基经各种酶促修饰（如赖氨酸的甲基化、乙酰化等）后，构成组蛋白密码（histone code）。

“组蛋白密码学说”认为，在组蛋白中有两个活性末端：羧基端和氨基端。羧基端结构域与组蛋白分子间的相互作用有关，还与DNA缠绕有关；而氨基端则与其他调节蛋白及DNA作用有关。氨基端富含赖氨酸，又具有极度精细的变化区，这类变化由乙酰化、磷酸化、甲基化、泛素化和ADP核糖基化等共价修饰引起。一个或多个组蛋白尾部的不同共价修饰依次发挥作用或组合在一起，形成一个“组蛋白密码”，并被另一些蛋白质所阅读，引起不同的下游事件发生，形成一种组蛋白修饰语言，从而起转录开关的作用，实现对特定基因的调节。

此外，还有一组化学分子修饰调节元件，如沉默子、启动子、增强子、活化子、转录抑制子等作为基因转录的精确开关。这些“子”之间的“上下文”位置甚有讲究，且一个活化子只在发育的某一特殊阶段起作用。组蛋白密码是由“上下文”决定，不同场景下组合成不同的密码，并被其它蛋白质所阅读。一个基因的表达可因其所在染色体区段上的许多“子”的不同调节而受到影响。

组蛋白乙酰化与基因活化以及DNA复制相关，反之，组蛋白去乙酰化可导致基因失活。

组蛋白磷酸化与有丝分裂、调亡等有关。泛素（ubiquitin）是一种多肽。它的主要作用是通过泛素-蛋白酶复合体途径对蛋白质进行降解。对这个途径分子机制的深入研究，将有助于对机体各种生理功能和疾病的认识。

（三）染色质重塑

表观遗传修饰还有一种常见的方式是染色质重塑（remodeling）。细胞内的DNA并非裸露，而是缠绕在组蛋白表面形成核小体。核小体结构的存在为染色质包装提供了便利，但DNA与组蛋白八聚体紧密结合却为基因的表达设置了障碍，要打破这一障碍，获得有活性的染色质结构，可通过染色质重塑来实现。染色质重塑指染色质位置和结构的变化，涉及密集的染色质丝在核小体连接处发生松解，引发染色质解压缩，从而暴露基因转录启动子区中的顺式作用元件，为反式作用蛋白（转录因子）与之结合提供了一种易接近状态，以便于该基因的调控。

染色质重塑和组蛋白修饰均由各自特异的复合物来完成，两者发生的先后顺序与启动子序列的特异性有关；染色质重塑复合物或组蛋白修饰酶的变异均与转录调控、DNA甲基化、

DNA 重组、细胞周期、DNA 复制和修复的异常相关，这些异常可以引起生长发育畸形、智力发育迟缓或癌症。

（四）非编码 RNA 调控

非编码 RNA 是指不参与蛋白质编码的 RNA 的总称。除了 rRNA、tRNA、小分子核 RNA（small nuclear RNA，snRNA）、核仁小分子 RNA（small nucleolar RNA，snoRNA）等非编码 RNA 外，近年还发现了小干涉 RNA（small interference RNA，siRNA）、微小 RNA（microRNA，miRNA）和 piRNA（Piwi - interacting RNA）等调控型的小分子非编码 RNA，它们作为细胞的调控因子，在调控细胞活动方面有着巨大潜力，它们在基因的转录和翻译、细胞分化和个体发育、遗传和表观遗传等生命活动中发挥着重要的组织和调控作用，形成了细胞中高度复杂的 RNA 网络。基因表达在 DNA 和 RNA 水平上均受到 RNA 调控，而且染色体结构也受 RNA 信号调控。非编码 RNA 可通过 RNA - DNA/染色体、RNA - RNA、RNA -蛋白质相互作用的途径控制细胞分化和发育。几乎所有的表观遗传行为，如 DNA 甲基化、组蛋白修饰等，都受反式作用 RNA 介导。

近年来，非编码 RNA 作为表观遗传学调控的新机制引起人们广泛关注。对非编码 RNA 的深入研究，可揭示一个全新的由 RNA 介导的遗传信息表达调控网络，从而以新的角度来阐明人类基因组的结构和功能，同时为人类疾病的研究和治疗提供新的技术和思路。

三、表观遗传效应

（一）干细胞分化

绝大多数的多细胞生物是由一个细胞（胚胎细胞或生殖细胞）通过增殖、分化而形成的。在多细胞生物体通过细胞增殖使细胞数目不断增多的过程中，伴随着细胞的分化，即产生多种类型的细胞。细胞分化是不同细胞中基因表达模式不同的结果。具有相同遗传物质组成的细胞为什么具有不同的基因表达模式？这正是由于多细胞生物基因组中不同的表观遗传修饰所造成的。干细胞的功能部分依赖于环境，表观遗传机理如 DNA 甲基化、组蛋白修饰、miRNA 在干细胞对环境影响作出反应方面起主要作用；再生医学依赖于干细胞，骨骼肌再生涉及表观基因组的关键改变，通过染色质和 miRNA 的表观遗传改变调控肌肉前体中的基因表达。

（二）基因组印记

基因组印记（genomic imprinting）是指一个个体中，来自双亲的某些同源染色体或某些等位基因存在着功能上的差异，即不同性别的亲代传给子代的同一染色体或等位基因发生改变时，可引起不同的表型效应，这种现象也称为遗传印记（genetic imprinting）或亲代印记（parental imprinting）。在二倍体动物中，来自父源和母源的两个等位基因在胚胎及动物个体中都会表达。然而，一些基因被特异性地印记化，以至于仅父源或母源的基因是有活性的。因此，呈现出以某一亲本特点为标记的差异化表达。

基因组印记发生于哺乳动物的配子形成期，并持续影响下一代个体的一生。但基因组印记仅影响基因的表达，它是一种可逆的基因失活形式，并未改变基因组 DNA 的序列组成。一般在下一代配子形成时，根据发育中的胚胎性别，原始生殖细胞中的基因组印记被擦除并重建。

基因组印记主要与 DNA 甲基化、组蛋白修饰、染色质的结构变化、一些特异性的 DNA 成分的调控及非编码 RNA 的介导有关。

(三) X染色体失活

人类女性有两条X染色体，而男性只有一条X染色体，为了保持平衡，女性的一条X染色体被永久失活，形成剂量补偿（dosage compensation）。

X染色体失活的选择和起始发生在胚胎发育的早期，这个过程被X失活中心（X－inactivation center，Xic）所控制，位于Xic的X染色体失活特异性转录本基因（X inactive specific transcript，*Xist*）产生一种17kb的非编码RNA与X染色体结合，引发X染色体顺式失活。*Xist*抑制性的反义转录本（*Xist*'s repressive antisense transcript，*Tsix*）RNA是*Xist* RNA的反义RNA，对*Tist*起负调节作用，在X染色体失活中决定哪条染色体失活。X染色体失活不仅受*Xist*和*Xsix*基因的调控，还受多潜能因子的影响。多潜能因子可影响*Xist*基因的表达。

(四) 衰老

衰老是一种表观遗传记忆和经历的形式，因为我们的基因是从父母表观遗传修饰而来的，并在我们整个生命过程中显著地影响着寿命和大量与年龄相关疾病的发病风险，其中许多病也是有表观遗传基础的。如癌症、自身免疫疾病、神经退行性疾病、早老性疾病（如早衰）及心血管疾病等，都与表观遗传修饰的改变及表观遗传机制的改变有关。近期的研究进一步揭示了表观遗传修饰与衰老之间的关系，如基因组总体的DNA亚甲基化以及特异性基因局部区域的DNA超甲基化、组蛋白修饰变化。

四、表观遗传与疾病

引起疾病的表观遗传修饰异常可分两类：一类是发育的重新编码过程中相关基因表观遗传修饰的异常，称为表观突变（epimutaion）；另一类是与表观遗传修饰分子相关的蛋白质编码基因的异常。

表观遗传病（epigenetic diseases）包括癌症、免疫疾病、脑部疾病、复杂代谢病和基因组印记病等。

(一) 癌症

癌症的发生与表观遗传的改变有关。DNA甲基化、染色质修饰和RNA依赖的调控都可影响肿瘤的发生率和严重性。

许多种类的癌细胞都有着异常的DNA甲基化，表现为肿瘤局部相关基因的高甲基化和肿瘤中整体的低甲基化。肿瘤抑制基因的高甲基化将导致肿瘤抑制基因的沉默；而细胞周期抑制基因的高甲基化，可使肿瘤启动增殖和避免老化；DNA修复基因的高甲基化，将引起错配修复基因的沉默或引起*p53*和*k-ras*基因突变，甚至引起整体基因表达的改变。另一方面，肿瘤中整体的低甲基化又将导致原癌基因的去甲基化失活。

其他表观遗传修饰，如染色体不稳定、印记基因改变也是导致细胞癌变的重要原因。

(二) 免疫疾病

免疫反应的激活包括逐步的表观遗传改变，这种改变可使单个细胞产生免疫反应并随细胞传代而维持下去。最近研究显示在免疫反应过程中缺乏表观遗传调控，将引起自身免疫性疾病。

许多免疫疾病如系统性红斑狼疮、类风湿性关节炎，还有自身免疫性疾病如多发性硬化症已发现与表观遗传改变有关。

（三）脑部疾病

表观遗传过程还与脑部疾病有关联。Rett 综合征、阿尔茨海默病、Huntington 舞蹈病，甚至包括孤独症等，至少在某些方面与表观遗传改变有关。甚至精神分裂症、抑郁症等都可能在表达方面有表观遗传基础。

Rett 综合征中的 *MECP2* 基因是正常发育所必需的基因之一，如果发生改变将引起该病。研究发现由叶酸水平调控所致的异常甲基化可能是导致阿尔茨海默病的原因之一。另外，一些初步的证据显示遗传和表观遗传协同作用可导致孤独症的形成。络丝蛋白基因启动子区 CpG 岛的甲基化，使络丝蛋白在一些大脑相关区域的表达下调，引发精神分裂症。很多研究证明长期的组蛋白乙酰化、组蛋白甲基化和 DNA 甲基化，在模式动物的压力形成、抑郁和抗抑郁的治疗中起着重要作用。

（四）复杂代谢病

复杂代谢病可能也与表观遗传改变相关。例如肥胖、妊娠期糖尿病和高血压可影响胎儿染色质并导致在成人期发病率增高。

（五）基因组印记病

因为基因组印记是基于表观遗传机制的，所以印记缺陷可以导致人类疾病。印记基因引起的疾病主要表现在两个方面：一是由于印记丢失导致两个等位基因同时表达；二是有活性的非印记基因突变，而使两个等位基因同时失活引起疾病。调控基因簇的印记中心发生突变将导致一系列基因不表达，引起综合征。

Prader－Willi 综合征、Angelman 综合征、Silver Russell 综合征和某些其他印记病，如短暂的新生儿糖尿病，都是基于表观遗传缺陷的印记病。

研究表明，受表观遗传过程影响的疾病的数量是很大的，这些疾病的治疗可能将部分依赖于表观遗传治疗的突破。

五、表观遗传的生物学意义

表观遗传修饰在生命科学和医学中具有重要意义。有研究表明，营养等环境因素虽然不会引起 DNA 序列的改变，却可以通过改变基因的甲基化型而改变其表观遗传型，造成明显的可遗传的表型效应。表观遗传修饰的环境因子敏感性可以解释遗传学上完全一样的个体（如同卵双生子）在不同的环境中所产生的表型差异，也提示表观遗传修饰的遗传性在基因和环境的交互作用中起重要作用。另外，哺乳动物基因组中的转座子可能赋予机体相当大的表型可变性，也就是说，每一个哺乳动物个体都可能因此成为表观遗传的镶嵌体，也因此更容易在保持基因组稳定的前提下，提高机体对环境的适应能力。这对于个体发育和物种进化都具有十分重要的生物学意义。

总之，表观遗传学研究是对经典遗传学理论的补充和发展，必将对生命科学以及医学产生重大的影响。

知识链接

千人基因组计划

2008年1月22日由中国深圳华大基因研究所、英国桑格研究所和美国国立卫生研究院下属的人类基因组研究所等机构共同发起了“千人基因组计划”。该计划的最终目标是对世界各地不同人群中2500人的基因组进行测序，绘制最详尽、最有医学应用价值的人类基因多态性图谱，寻找基因与人类疾病之间的关系，建立精细的人类基因组变异数据库，为人类疾病的研究提供科研基础。

2012年11月，“千人基因组计划”的最新研究成果在英国《自然》杂志上发表。此次该协作组对来自非洲、亚洲、欧洲和美洲14个民族的1092个个体进行了详细的DNA个体变异分析，并结合全基因组测序、外显子目标序列捕获和SNP分型等技术构建了高分辨率的人类基因组遗传变异图谱。这些资源有助于找到罕见病与常见病的基因根源，并将为基因组学在人类疾病与健康领域中的应用，以及个体化医疗时代的到来奠定坚实的基础。

思考题

1. 简述人类基因组计划的目标和任务。
2. 简述后基因组计划的内容。
3. 什么是药物基因组学？
4. 什么是人类基因组单体型图计划？
5. 简述表观遗传学的概念、机制、功能。
6. 简述表观遗传病及类型。

（梁红业）

第二部分　医学遗传学实验

实验一

人类正常性状的遗传学分析

【实验目的】

1. 了解人类某些性状并掌握其遗传规律。
2. 掌握遗传性状的群体调查方法和系谱绘制及分析方法。
3. 掌握基因型频率及基因频率的统计分析方法。

【实验原理】

人类的各种性状都由特定的基因控制决定。由于每个人不同的遗传基础，某性状在不同的人体会出现不同的表型。通过对一个特定人群的某一性状的调查，将调查材料进行整理分析，可以初步了解控制该性状的基因的性质及遗传规律，计算出基因型频率及基因频率，并判断该群体是否是遗传平衡群体。

【实验步骤及方法】

每个学生一张人体正常性状调查表，利用课外时间自测，通过电话或利用回家的机会对自己的直系亲属以及旁系亲属进行调查，旁系亲属的调查范围包括叔父、伯父、姑姑、舅父、姨、堂兄妹和表兄妹等。然后将调查结果填在调查表中并绘制系谱。可以从附录中选择一种或几种性状进行调查，并应用遗传学知识进行分析，现以眼睑为例。

【例】人类眼睑的调查分析

1. 每位同学准备一张人类眼睑调查表（表Ⅰ-1），请同学们将调查结果填在眼睑调查表中，并绘制成系谱。

表Ⅰ-1　人类眼睑调查表

亲属 眼睑	祖父	祖母	外祖父	外祖母	父亲	母亲	哥		姐		弟		妹		旁系亲属	
							A_1	…	B_1	…	C_1	…	D_1	…	E_1	…
双眼睑																
单眼睑																

2. 调查结果分析

（1）分析双眼睑与单眼睑之间的显隐性关系。

（2）分析双眼睑与单眼睑的分离比及遗传规律。

（3）统计班级中该遗传性状频率，据此计算相关的基因型频率和基因频率，判断群体的平衡状态。

【注意事项】

（1）调查过程中要认真仔细，资料要齐全，不能有遗漏或差错。

（2）原来是单眼睑，后来经手术做成双眼睑者，应记为单眼睑。

【思考题与作业】

1. 每人写一份调查报告。

2. 绘出系谱图，判断显隐性关系，总结系谱特点及遗传方式。

3. 计算出相关的基因型频率和基因频率。

【附录】人类一些正常性状特征

1. 达尔文结节　耳轮边缘上的一个小突起称之为达尔文结节（图Ⅰ-1），有人两个耳朵都有此结节，有人仅一个耳朵有，也有人无此特征。一般认为此结节与猴类耳尖相当，呈显性遗传。有的人虽具有此显性基因，但外显率低，类似于隐性表型。也有学者认为，此结节与鼻尖厚度呈连锁遗传。

2. 拇指关节远端超伸展　人类群体中有些人拇指的最后一节能弯向桡侧与拇指垂直轴呈 60°角（图Ⅰ-2），该性状呈隐性遗传，即该性状纯合体的拇指端可向后卷曲 60°。

3. 额前发际　在人群中，有些人前额发际基本上属于平线，有些人在前额正中发际向下延伸呈峰形，中央部分明显地向前突出，形成 V 字形发际（图Ⅰ-3），此特征属显性遗传，发际平齐为隐性。

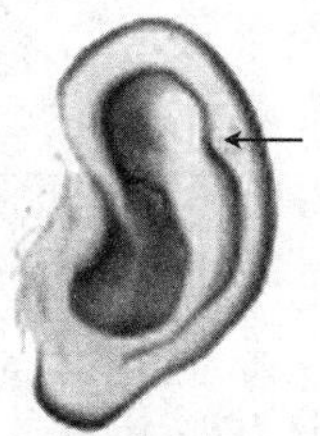

图Ⅰ-1　达尔文结节

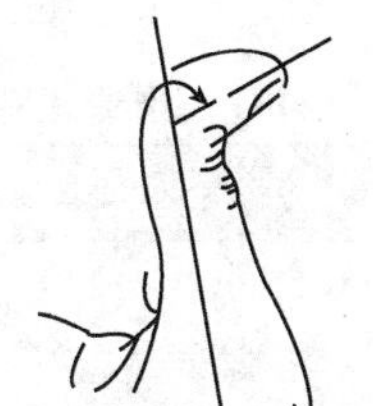

图Ⅰ-2　拇指关节远端超伸展

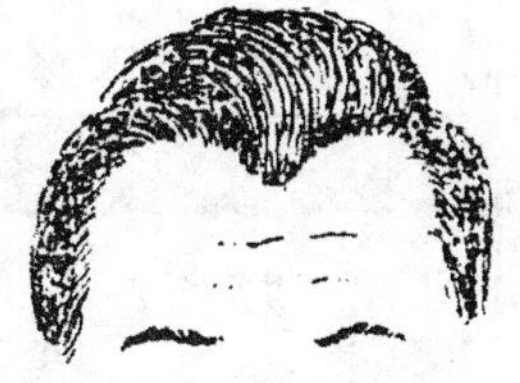

图Ⅰ-3　额前 V 形发际

4. 耳垂性状　人群中不同个体的耳朵可明显分为有耳垂和无耳垂两种情况（图Ⅰ-4），该性状受一对等位基因控制。耳垂下悬，与头连接处向上凹陷，称为有耳垂，为显性基因所控制。耳垂贴在头部，耳轮一直向下延续到头部，称为无耳垂，属于隐性遗传。

5. 卷舌和翻舌　在人群中有的人能够卷舌，有的人则不能卷舌。卷舌即舌的两侧能在口腔中向上卷成槽形，甚至卷成筒状，能卷的是显性，不能卷的是隐性。

翻舌即舌尖伸向口腔外能后翻面对着上颌门齿，翻舌出现频率多为 1‰，属于隐性遗传（图Ⅰ-5）；不能翻者则为显性。

舌的活动在人群中可有三种类型：能卷不能翻、能卷又能翻和卷翻都不能，能翻不能卷者则未见报道。

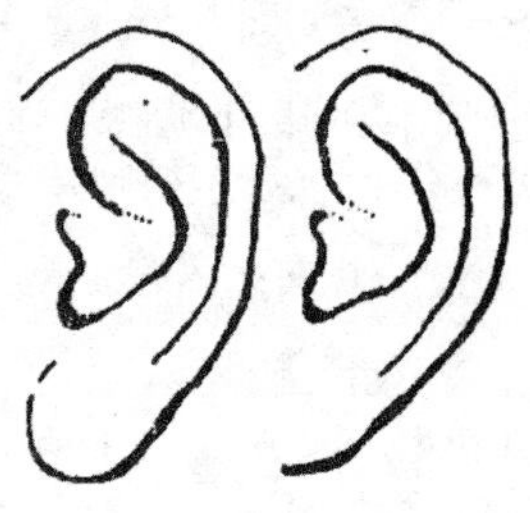
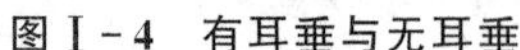

图Ⅰ-4　有耳垂与无耳垂

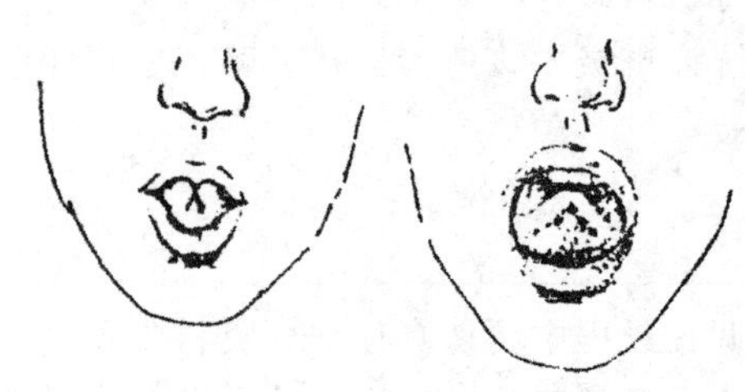

图Ⅰ-5　卷舌与翻舌

6. 发式和发旋　人类的发式有卷发和直发之分。东方人多为直发，为隐性遗传；卷发则为显性遗传。

每个人头顶稍后方的中线都有一个螺纹（有些人不止一个），俗称“顶”。其螺纹方向因人而异，顺时针方向为显性遗传，逆时针方向则为隐性遗传。

7. 食指与无名指　食指与无名指之间的长短关系表现为伴性遗传，控制基因位于X染色体上。食指短于无名指是隐性基因所决定的，所以男子含有一个此种隐性基因就可表现，而女子则要有两个隐性基因同时存在才能表现。检查方法是在白纸上画一横线，手掌向下放于纸上，使中指指尖方向与横线垂直，无名指指尖与横线相齐，看此时食指指尖是在横线的上方还是下方。

8. 眼睑　即俗称的“眼皮”。双眼皮的形成，是由显性基因控制的，单眼皮则为隐性。

9. 眼色　即虹膜的颜色。虹膜里面是黑色，但虹膜表面有褐色素。因此表里相映显示出有茶色和黑色的区别。眼色呈茶色为显性基因控制，黑色为隐性。

10. 人类ABO血型　人类ABO血型是人体的一种遗传性状，它受一组复等位基因（I^A、I^B、i）控制，是红细胞血型系统的一种。人类的红细胞表面有A和B两种抗原，血清中有抗A（α）和抗B（β）两种天然抗体，依照抗原和抗体存在的情况，可将人类的血型分为A、B、AB、O四种血型（表Ⅰ-2）。

表Ⅰ-2　ABO血型遗传特征

血型	基因型	红细胞膜上抗原	血清中天然抗体
A	$I^A I^A$、$I^A i$	A	抗B（β）
B	$I^B I^B$、$I^B i$	B	抗A（α）
AB	$I^A I^B$	A、B	——
O	i i	——	抗A（α）抗B（β）

根据免疫学原理，A抗原只能和抗A（α）抗体发生凝集反应，B抗原只能和抗B（β）抗体发生凝集反应。因此，可利用已知的抗B标准血清（即A血型人的血清）和抗A标准血清（即B血型人的血清）来鉴定未知的血型。两种标准血清内所含抗体将会凝集含有相应抗原的红细胞。所以，当一种血液中的红细胞在A标准血清中发生凝集者为B血型，在B标准血清中凝集者为A型血，在两种标准血清中都凝集者为AB型血，在两种标准血清中都不凝集者为O型血。

（周长文）

实验二

动物细胞减数分裂标本的制备与观察

【实验目的】

1. 掌握动物细胞减数分裂染色体标本的制作方法。
2. 熟悉动物细胞减数分裂过程中各期染色体的形态特征。

【实验原理】

在动物有性生殖过程中，不同性别的亲代，首先形成精子或卵子，其过程中要经历一种特殊的有丝分裂即减数分裂。减数分裂过程中，染色体只复制一次，而细胞连续分裂两次，使染色体数目减半，形成单倍体（n）的精子和卵子。精卵结合又形成二倍体（$2n$）的受精卵，继而发育为子代个体。所以减数分裂保证了亲代和子代之间染色体数目和遗传性状的相对稳定。同时，减数分裂过程中，非同源染色体的自由组合以及非姐妹染色单体之间的交换，又导致了生殖细胞中染色体组成的多样性，使亲代和子代之间以及子代个体之间的遗传性状既相似而又有差别。所以，减数分裂是生物遗传与变异的细胞学基础。

雄性动物的精子发生于曲细精管中，由其中的精原细胞依次经过增殖期、生长期、成熟期和变形期，最终发育为精子。因此，通过分离曲细精管，进行一定的技术处理，就可获得减数分裂的各期标本。

【实验准备】

1. 试剂

2%柠檬酸钠溶液、pH 6.8 的磷酸缓冲液、秋水仙素溶液、0.075mol/L KCl 溶液、甲醇、冰醋酸、Giemsa 染液等。

2. 器材

普通离心机、恒温水浴箱、眼科剪子、眼科镊子、小解剖盘、小培养皿、注射器、量筒、滴管、小烧杯、刻度离心管、试管架、载玻片、盖玻片、显微镜等。

【实验材料】

体重为 25～30g 的雄性小鼠。

【实验步骤及方法】

1. 标本制作

（1）注射秋水仙素，增加中期分裂相　实验前 2～3h 腹腔注射秋水仙素（约 2μg/g 体重）。

(2) 取睾丸并清洗　断颈法处死小鼠，剖开腹部，取出睾丸，放入盛有4～5ml 2%柠檬酸钠溶液的小培养皿中清洗并去掉外面脂肪等物，倒掉柠檬酸钠清洗液。

(3) 挑出曲细精管并剪碎　另加柠檬酸钠溶液5～6ml，用镊尖或解剖针将曲细精管拉出，并用眼科剪子尽量将其剪碎。

(4) 游离并收集细胞　将剪碎的曲细精管及溶液移入离心管中，用吸管反复吸打1～2分钟，使尽量多的细胞从管腔中游离出来。静置5分钟，使大的膜管状杂质下沉，吸取上清液5ml移入另一离心管中，1000转/分离心10分钟，沉淀即为不同发育阶段的细胞。

(5) 低渗处理使细胞膨胀　弃上清液，加入5ml 0.075mol/L KCl溶液，滴管轻轻吸打均匀，置37℃恒温水浴箱低渗处理20分钟。

(6) 预固定　向离心管加入1ml新鲜配制的3∶1甲醇冰醋酸固定液，轻轻吸打均匀，静置2分钟，1000转/分离心10分钟。

(7) 固定　弃上清液，向离心管中加入5ml新鲜固定液，轻轻吸打均匀，室温静置20分钟，1000转/分离心10分钟。

(8) 再固定　弃上清液，重复固定1次。

(9) 制片　弃上清液，根据底物量，每管加入少量（0.3～0.5ml）新鲜固定液，将底物轻轻吹打均匀，制成细胞悬液。用吸管吸出细胞悬液，以20～30cm或更高的距离滴在预冷的载玻片上，每片滴2～3滴，立即用口吹散细胞。

(10) 染色　制片干燥后，Giemsa染液（pH 6.8的磷酸缓冲液1∶10稀释）染色10分钟，流水洗去多余染液。

2. 标本观察

先用低倍镜找到分裂相细胞较多的视野，可见不同时期的细胞。首先找出精原细胞有丝分裂中期的分裂相细胞观察、计数，明确小白鼠的染色体数目为40（$2n=40$），形态都为端着丝粒染色体，然后逐步找出减数分裂各期的分裂相细胞，用高倍镜（或油镜）仔细观察，重点观察第一次减数分裂的形态变化（图Ⅱ-1）。

(1) 第一次减数分裂（减数分裂Ⅰ）

①前期Ⅰ：该期历时较长，且形态变化复杂，按染色体形态变化又分为：

细线期（leptotene）：染色体呈细线状，互相缠绕成团，可看到核仁。

偶线期（zygotene）：同源染色体配对，即联会，每对染色体形成一个二价体，形态仍较细长。

粗线期（pachytene）：染色体螺旋化而缩短变粗，每条染色体都由两条染色单体构成，一个二价体由四条染色单体构成，形成四分体，共20个。此时，同源染色体开始分开，且有交叉现象发生。

双线期（diplotene）：染色体继续缩短变粗，同源染色体分离，只在交叉部位仍连在一起，核仁变小。

终变期（diakinesis）：染色体变得更粗短，相互排斥而分离，由于四分体内交叉点位置及数目不同而呈现出“O、8、X、V、Y、＋”等各种形状，核仁核膜消失。

②中期Ⅰ：染色体呈最高凝缩状态，几个二价体表面光滑，形态清晰，容易计数：19对常染色体呈“括号”状，一对性染色体呈“感叹号”状。

③后期Ⅰ：二价体中的两条同源染色体被纺锤丝牵引，彼此分开，分别向两极移动。

④末期Ⅰ：染色体移动到两极，分别形成两个细胞核。一个初级精母细胞分裂成两个次

级精母细胞，体积较小，染色体数目减少一半。

(2) 第二次分裂（减数分裂Ⅱ）

减数分裂Ⅰ结束后，经过很短的时间，不进行DNA复制，即进入减数分裂Ⅱ。

前期Ⅱ：核仁核膜消失，每个细胞只有 n 个染色体，每个染色体由两条染色单体组成。

中期Ⅱ：染色体比前期明显变粗、变短，排列在赤道面上。

后期Ⅱ：每条染色体的着丝粒分裂为二，姐妹染色单体分开，形成两个单分体，分别向两极移动。

末期Ⅱ：移动到两极的单分体，分别形成两个细胞核，每个核中含有 n 个单分体，这样的细胞经过变形，发育成为精子。

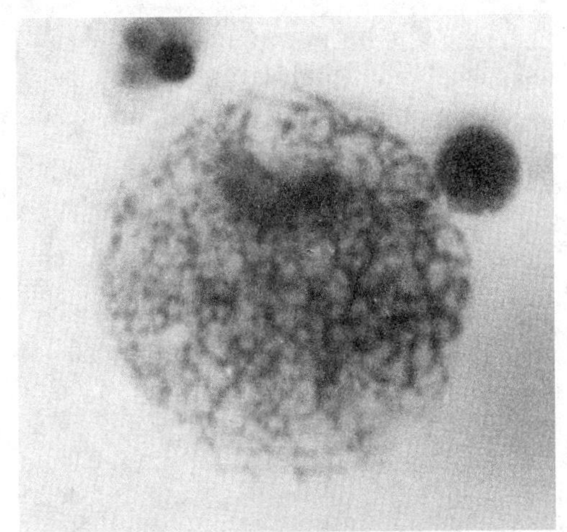
细线期

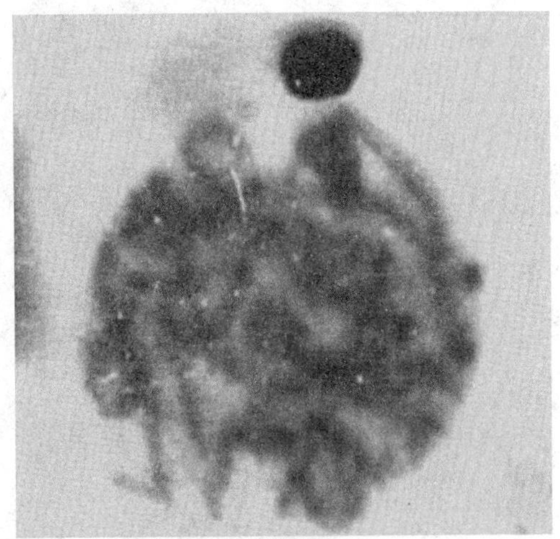
偶线期

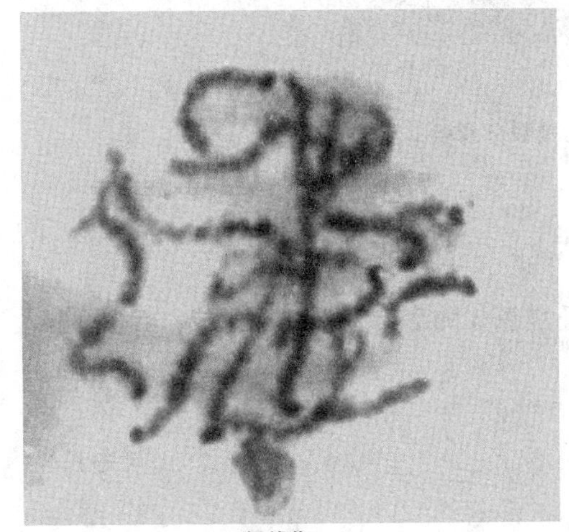
粗线期

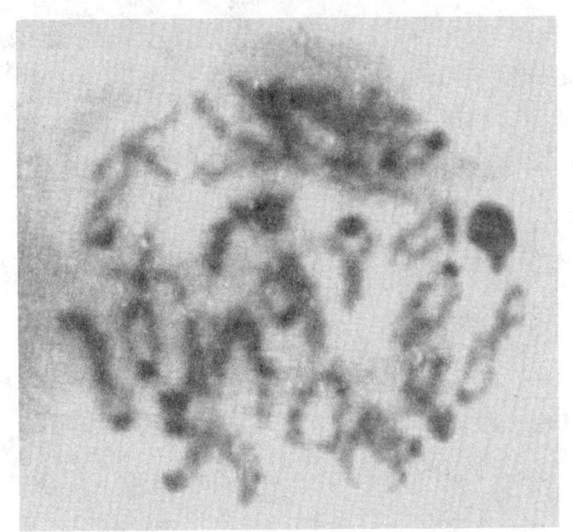
双线期

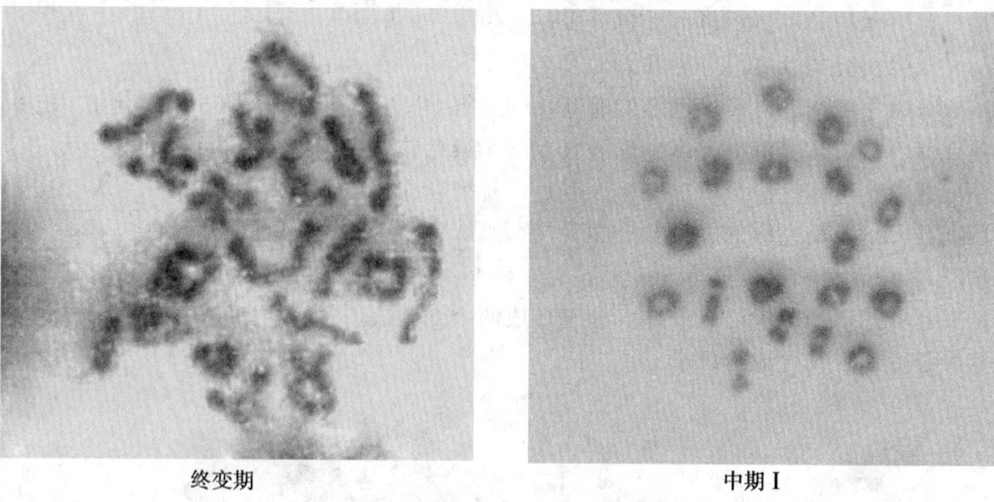

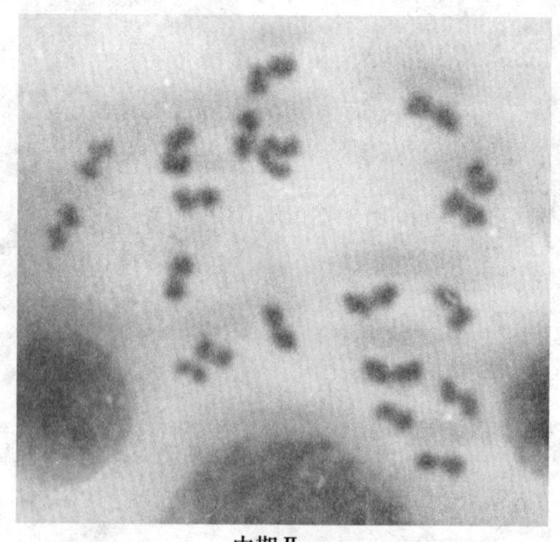

图Ⅱ-1　小鼠睾丸组织细胞减数分裂各期形态变化

【思考题与作业】

1. 绘出小鼠精细胞减数分裂中期Ⅰ、中期Ⅱ染色体的形态图形，并比较有哪些不同。
2. 有丝分裂和减数分裂有哪些异同？

（周好乐）

实验三

人体外周血淋巴细胞培养及染色体标本制备

【实验目的】

1. 初步掌握人体外周血淋巴细胞培养的基本方法。
2. 初步掌握人体外周血淋巴细胞染色体标本制备的方法。

【实验原理】

人体外周血淋巴细胞培养是制备染色体标本最常用的方法。此方法取材方便，用血量少，操作简单。

人体外周血中的淋巴细胞大多为小淋巴细胞，并常处于细胞周期的G_0期，几乎不具有分裂增殖能力，所以，在离体血细胞培养中很难找到正在分裂的淋巴细胞。因此，常需要采用刺激细胞增殖的措施，即在培养液中加入一种植物提取物——植物血凝素（PHA）。它可以刺激处在G_0期的小淋巴细胞转化为淋巴母细胞。由于淋巴母细胞具有分裂能力，可以重新进入细胞增殖周期进行有丝分裂。在PHA作用下，经过体外培养数小时，细胞分裂相增多。其中，中期分裂相染色体形态最典型、清晰，最易辨认，是研究染色体的最好阶段，为获取大量可供分析的中期分裂相染色体，需在终止细胞培养前2h加入适当浓度的有丝分裂阻断剂——秋水仙素（或其衍生物秋水仙胺），它可特异性地破坏纺锤丝的形成，从而使细胞分裂停滞于中期。以此获得大量的中期分裂相染色体。

在进行染色体标本制备的过程中，首先要进行低渗处理，使细胞体积胀大、染色体松散，以便于观察分析。最常用的低渗液为0.075mol/L的KCl，低渗后的细胞需用固定液固定。醋酸固定液具有膨胀、固定作用，它与醇类混合固定，有利于染色体松散，可获得分散好、易于分析的分裂中期染色体标本。

【实验准备】

1. 试剂

RPMI-1640营养液，小牛血清，双抗（青霉素、链霉素），2%碘酒，75%酒精，3.8%$NaHCO_3$，520U/ml肝素，40μg/ml秋水仙素，PHA，0.075mol/L KCl低渗液，甲醇，冰醋酸，Giemsa染液，二甲苯和香柏油。

2. 器材

超净工作台，光学显微镜（附照相设备），隔水式恒温培养箱，离心机，冰箱，高压蒸汽消毒锅，鼓风干燥箱，无菌正压滤器，分析天平（感量1/10mg），架盘天平，链霉素培养瓶及瓶塞，肝素小瓶及瓶塞（取血用），10ml 吸管，直头小吸管，5ml 刻度离心管，2ml 或 5ml 一次性注射器，量筒，烧杯，搪瓷盘，试管架，片盘，片盒，止血带，棉签，大吸球，小吸头，pH 试纸，废液缸，解剖剪子，镊子，记号笔，0～4℃预冷的载玻片，酒精灯，火柴，染色缸或染色玻璃板，擦镜纸等。

【实验材料】

人静脉血。

【实验步骤及方法】

（一）取血

取血前，常规消毒肘部皮肤及抗凝肝素小瓶，用 2ml 注射器抽取静脉血 1～1.5ml，直接接种于肝素小瓶中，轻轻摇匀，待接种培养用。

（二）接种培养

将事先配制冻存、装有 5ml 培养液的链霉素培养瓶从冰箱中取出，置室温融化，用碘酒、酒精消毒瓶盖，用 2ml 注射器将肝素小瓶中静脉血取出并接种到培养瓶中，每瓶 0.2～0.4ml，轻轻摇匀，置 37℃培养箱培养 72h（小时）。

（三）积累分裂中期细胞

当血培养至 70h（即收获细胞前 2h），每支培养瓶内加入浓度为 40μg/ml 秋水仙素 2 滴，即终浓度为 0.1～0.15μg/ml，摇匀，置 37℃温箱继续培养 2h 后收集细胞、准备制片。

（四）染色体标本制备

1. 收集细胞

从培养箱中取出培养瓶，用直头小吸管将培养物吹打均匀，移入 5ml 刻度离心管内，以 1500 转/分，离心 10min（分钟），弃上清液，保留底物。

2. 低渗

每管加入 37℃预温的 0.075mol/L KCl 溶液 5ml，用吸管轻轻吹打均匀，置 37℃恒温箱低渗 25min 左右，以达到红细胞破裂、淋巴细胞膨胀、染色体分散之目的。

3. 预固定

低渗处理后，每管加入 0.3ml 甲醇∶冰醋酸（3∶1）固定液（新鲜配制），将细胞轻轻吹打均匀，1500 转/分，离心 10min。

4. 第一次固定

弃上清液，加固定液 5ml，吹打均匀，1500 转/分，离心 10min。

5. 第二次固定

弃上清液，再加入 5ml 固定液，吹打均匀，1500 转/分，离心 10min。

6. 滴片

弃上清液，留底物，每管加入少许（0.3～0.5ml）固定液（加入量视底物量多少而定），将底物吹打均匀，制成细胞悬液，用吸管吸出少许混匀的细胞悬液，以 20～30cm 或更高的距离滴至预冷的载玻片上，每片滴 2～3 滴，随即将玻片在酒精灯火焰上微烤（一过性微烤数次），以助染色体分散并均匀平铺于玻片上。将染色体制片放入片盘内，空气干燥后，收集于片盒中以待染色用（图Ⅲ-1）。

(五) 染色和观察

将充分干燥后的制片，放入 1∶10 Giemsa 染液缸中染色 15min，或架在染色用玻璃板上扣染 15min（扣染是指染色时，将染色体制片的细胞面朝下，架在玻璃板上，将染液滴入玻璃板和细胞面之间），然后用自来水轻轻冲洗，晾干后光镜下观察。先用低倍镜观察，选择分散好的染色体换为高倍及油镜观察（图Ⅲ-1、图Ⅲ-2、图Ⅲ-3）。

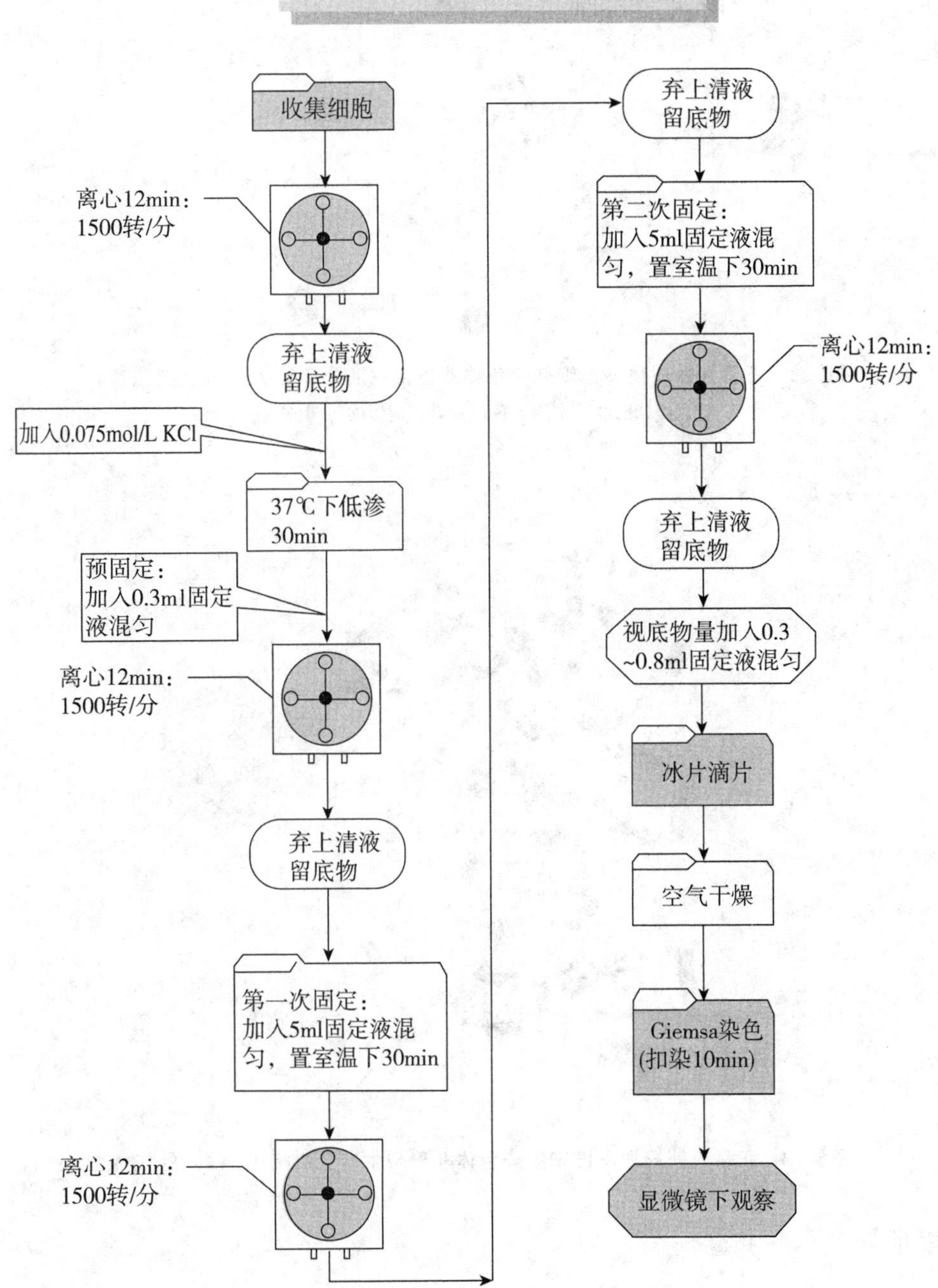

图Ⅲ-1　染色体制备流程简图

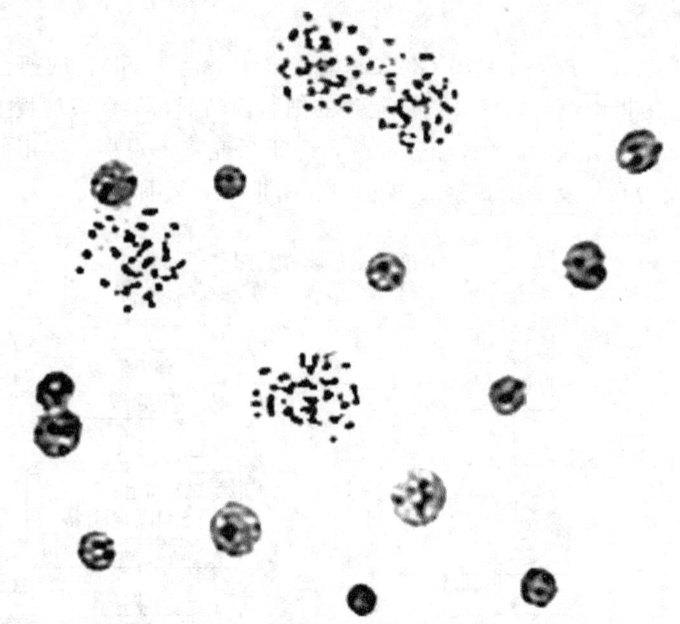

图Ⅲ-2　正常人外周血淋巴细胞染色体非显带中期分裂相 $2n=46$（低倍镜）

图中可见成堆的中期染色体和黑色圆形的间期细胞核

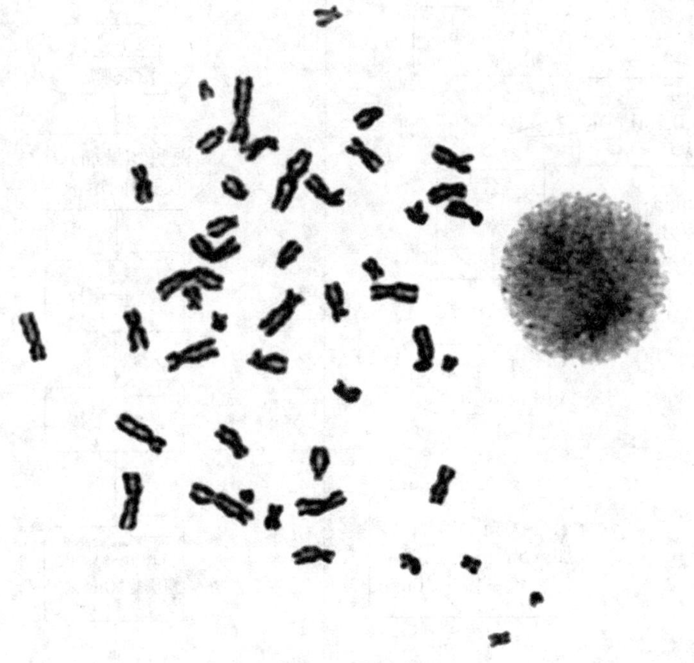

图Ⅲ-3　正常人外周血淋巴细胞染色体非显带中期分裂相 $2n=46$（油镜）

【注意事项】

1. 外周血淋巴细胞培养的全过程需注意无菌操作。

2. PHA 质量是人体外周血淋巴细胞培养成败的关键。不同来源或同一厂家不同批号的产品，PHA 的效价都会有较大的差异，它可直接影响细胞分裂数量乃至制片质量，故每批 PHA 正式使用前须进行预实验，对它的效价及用量作出正确评估。

3. 接种的血样标本愈新鲜愈好，抗凝剂用量不宜过多。

4. 秋水仙素用量和作用时间要适当。该药有强烈的毒性作用，用量过大、作用时间过长，可使染色体缩短和发生异常分裂现象，甚至染色体断裂。

5. 低渗是制片的重要环节，低渗时间的长短直接影响染色体制片的质量。如染色体分散差、有胞浆背景、染色体丢失等，都与低渗时间有着密切的关系。（要注意低渗液使用前需 37℃温箱预温）

6. 固定液需在使用时配制，现配现用。

7. 最后的滴片也是染色体制片关键的一步。载玻片上如有油污或预冷不够、或滴片时底物悬液过浓或重叠都直接影响染色体的分散。底物悬液过稀可造成供分析的染色体很少，甚至找不到染色体。

【思考题与作业】

1. 血培养中无菌操作不严格将会造成什么后果？
2. 血培养中 PHA 的作用是什么？秋水仙素的作用是什么？
3. 简述血培养和外周血淋巴细胞染色体标本制备的全过程。
4. 制备良好的染色体标本应注意哪些问题？
5. 每位同学上交两张人类外周血淋巴细胞非显带染色体标本制片。

（邹俊华）

实验四

人类染色体非显带核型分析

【实验目的】

1. 观察人类中期染色体的结构与数目。

2. 掌握常规染色体的分类、分组标准。

3. 掌握非显带染色体的核型分析方法。

【实验原理】

核型是指一个体细胞中的全套染色体按照大小、形态特征和着丝粒位置进行配对、分组、编号和排列所构成的图像。参照《人类细胞遗传学命名的国际体制》(ISCN)，对待检个体的细胞核型的染色体数目、结构、形态特征进行分析，称为核型分析。

人类中期染色体经固定后直接用姬姆萨(Giemsa)染色，可制得非显带染色体标本。人类染色体非显带核型分析是染色体研究中的基本方法。它可在显微镜下直接做出判断，或通过染色体图像分析仪分析，也可进行显微照相，经放大、冲洗后，根据照片进行分析。

照片分析首先将人体中期染色体分裂相照片上的染色体按其轮廓剪下，并根据它们的大小、结构形态和着丝点的位置，进行配对、分组、排列，粘贴在报告单上，构成染色体核型图。按国际标准对每条染色体进行分析，判断是否正常，并进行核型描述。

【实验准备】

1. 试剂

二甲苯、香柏油。

2. 器材

光学显微镜(带油镜)、擦镜纸、染色体分析报告单、剪刀、镊子、胶水、尺子和橡皮。

【实验材料】

人类非显带染色体标本、人类非显带染色体分裂相照片。

【实验方法和步骤】

1. 人类染色体形态观察

表Ⅳ-1 分裂中期染色体分组编号和主要形态

组号	染色体号	形态大小	着丝粒位置	鉴别要求
A	1～3	最大	中央着丝粒	要求明确区分各号
B	4～5	次大	亚中着丝粒	要求不与其他组相混
C	6～12＋X	中等	亚中着丝粒	要求6、7、8、11不与9、10、12相混
D	13～15	中等	近端着丝粒	要求不与其他组相混
E	16～18	较小	中央着丝粒	要求明确区分各号
F	19～20	次小	中央着丝粒	要求不与其他组相混
G	21～22＋Y	最小	近端着丝粒	要求21、22与Y区别

表Ⅳ-2 人类染色体的形态特征和分组

<table>
<tr><th colspan="2">染色体分组特征</th><th colspan="2">各对染色体特征</th></tr>
<tr><th>组别</th><th>特征</th><th>染色体序号</th><th>特征</th></tr>
<tr><td rowspan="3">A组（1～3对）</td><td rowspan="3">形态最大，中着丝点，染色体长度依次递减，可明确区分各对染色体</td><td>1</td><td>最大的中着丝粒染色体，长臂近着丝粒处常见次缢痕</td></tr>
<tr><td>2</td><td>亚中着丝粒染色体，着丝粒接近于中部</td></tr>
<tr><td>3</td><td>中着丝粒染色体</td></tr>
<tr><td>B组（4～5对）</td><td colspan="3">次大，均为亚中着丝粒染色体，两对不易区分</td></tr>
<tr><td>C组（6～12对＋X）</td><td colspan="3">中等大小、中着丝粒染色体，相互间在形态上差别较少，故各对不易鉴别，各对染色体长度逐渐变短，第6、7、8号和11号为接近中着丝粒染色体，而9、10、12号为亚中着丝粒染色体，第9号长臂近着丝粒部位常见次缢痕，X染色体大小与第7、8号染色体相似，常规法不易鉴定</td></tr>
<tr><td>D组（13～15对）</td><td colspan="3">中等大小，近端着丝粒染色体，短臂甚短，部分标本中可见染色体的短臂有随体，各染色体不易相互鉴别，染色体长度三对依次变短</td></tr>
<tr><td rowspan="3">E组（16～18对）</td><td rowspan="3">较小，中及亚中着丝粒染色体，三对区别明显，其短臂长度依次递减</td><td>16</td><td>为本组最大的染色体，中着丝粒，其长臂常见次缢痕</td></tr>
<tr><td>17</td><td>亚中着丝粒染色体</td></tr>
<tr><td>18</td><td>亚中着丝粒染色体，为本组最小的染色体，短臂长度比第17对短</td></tr>
<tr><td>F组（19～20对）</td><td colspan="3">最小的中着丝粒染色体，本组染色体很容易与其他组区别，但组内两对染色体相互不易鉴别</td></tr>
<tr><td>G组（21～22对＋Y）</td><td colspan="3">最小、近端着丝点、染色体短臂均有随体，第21号染色体比22号小，但两者不易区分。Y染色体为近端着丝粒染色体，无随体，常比21号和22号略大，Y染色体的大小在正常人中变化较大，大者可近于第18号染色体，也可小于21号和22号染色体，但染色体两长臂常靠拢平行，可与21号和22号染色体区别</td></tr>
</table>

2. 显微照片非显带核型分析

（1）每人准备一张人类染色体非显带中期分裂相照片。

（2）熟悉记忆每条染色体特征和识别要点（表Ⅳ-1，表Ⅳ-2）。

（3）将各条染色体逐一剪下，根据其大小、着丝粒位置等特点，依次分组配对和排列组合，待检查无误后，按图Ⅳ-1的模式贴在报告纸上。

（4）用简式写出核型。

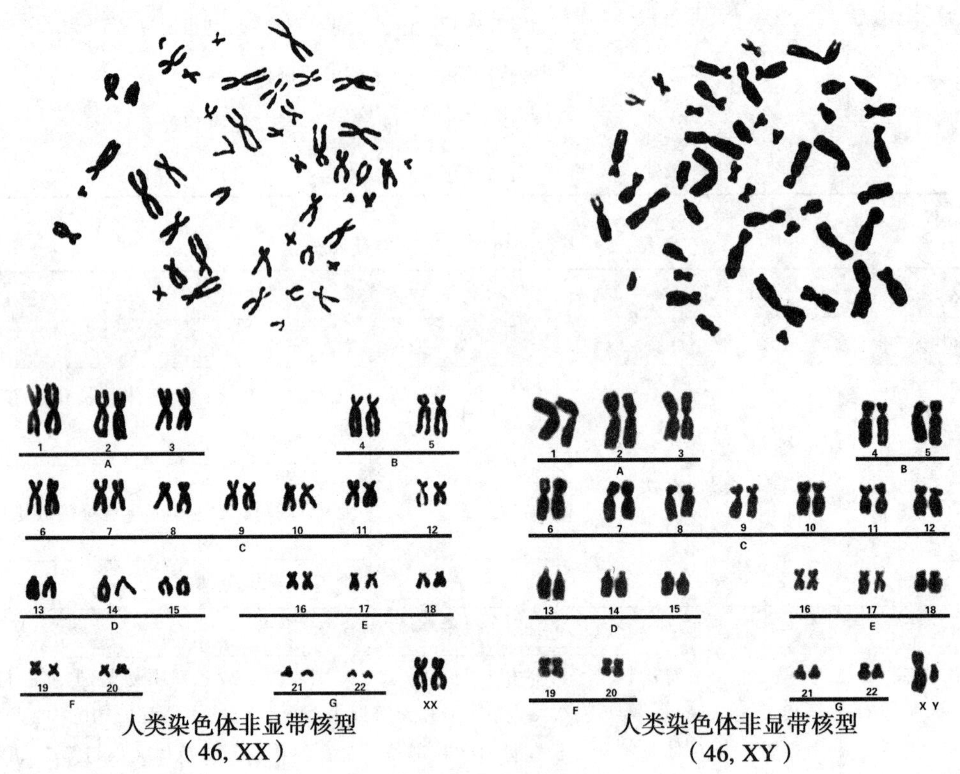

人类染色体非显带核型（46, XX）

人类染色体非显带核型（46, XY）

图Ⅳ-1 人类染色体非显带核型分析

【注意事项】

1. 按染色体轮廓剪成长方形，先从大到小排队，以便识别、配对、分组、排列和粘贴。

2. 实验操作时，不要大声说话、咳嗽和打喷嚏，以免将染色体吹走遗失。

3. 剪贴时应注意一对染色体要排列紧密，不要有间隔，但每对之间要有间隔。组间也要有间隔。着丝粒排列在同一水平横线上，短臂在上、长臂在下，上下线染色体要求对齐排列。

4. 将性染色体排列在G组旁。

【思考题与作业】

1. 剪贴一张人体细胞中期分裂相非显带染色体照片，分析并写出核型。

2. 简单描述正常人体细胞内各组染色体的非显带特点。

（张　涛）

实验四 人类染色体非显带核型分析作业（剪贴用）

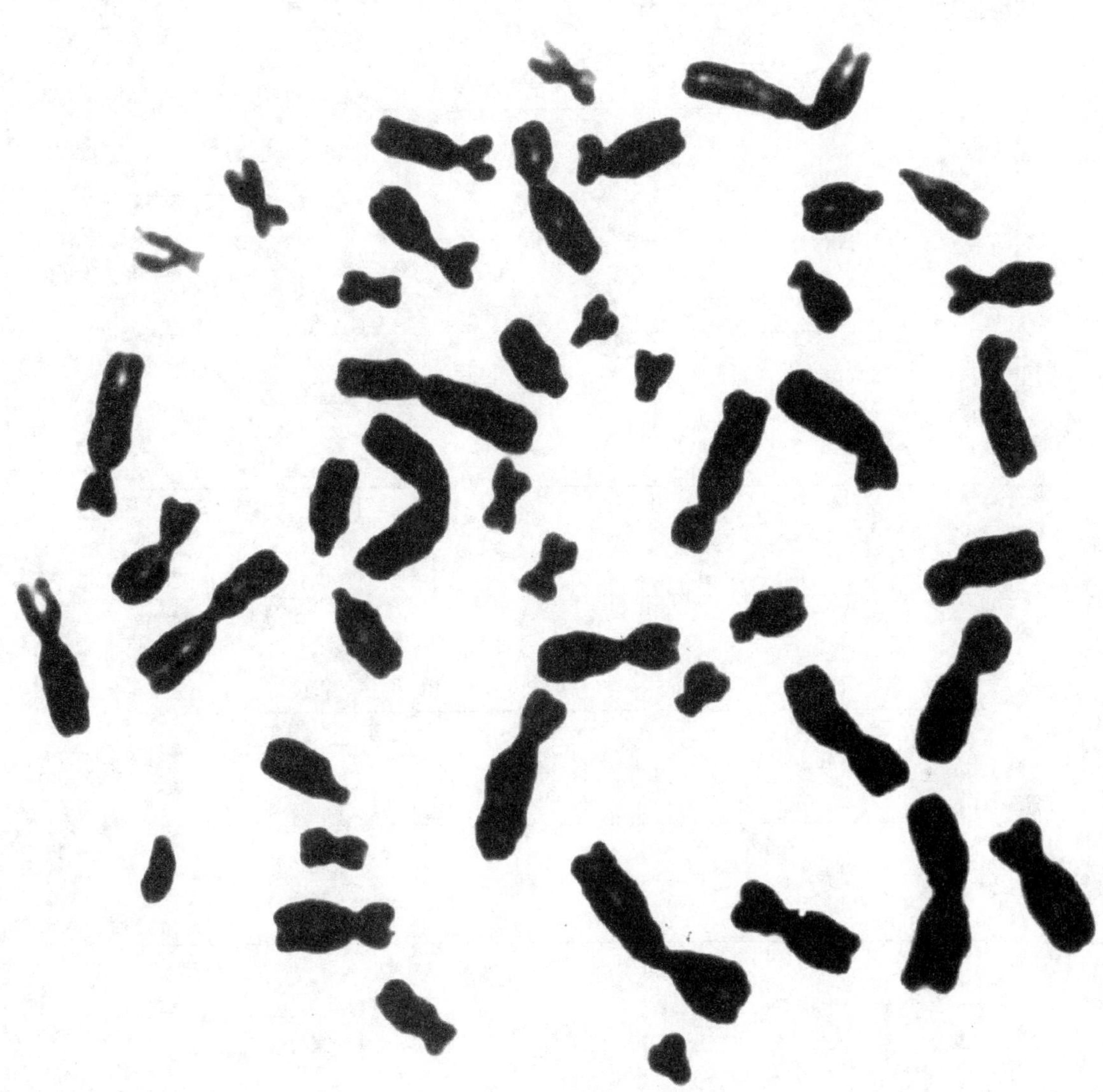

人类染色体核型分析报告

核型描述：

____

姓名______________

班级______________

学号______________

1 2 3
A 组

4 5
B 组

6 7 8 9 10 11 12
C 组

13 14 15
D 组

16 17 18
E 组

19 20
F 组

21 22
G 组 XX(XY)

实验五

人类染色体 G 显带核型分析

【实验目的】

1. 通过人类染色体 G 显带核型分析，初步掌握各号染色体 G 带的带型特征。

2. 掌握染色体 G 带核型分析的基本方法。

【实验原理】

核型是指一个体细胞中的全套染色体按照大小、形态特征和着丝粒位置进行配对、分组、编号和排列所构成的图像。参照《人类细胞遗传学命名的国际体制》（ISCN），对待检个体的细胞核型的染色体数目、结构形态特征进行分析，称为核型分析。

人类中期染色体标本老化后经胰酶处理，再用姬姆萨（Giemsa）染色，可制得人类染色体 G 显带标本。G 显带带型特征明显，重复性好，可长期保存。G 显带技术是目前应用最广泛的显带技术，它提高了染色体核型分析的精确性，为某些染色体病的诊断和病因学研究提供了有效的手段。G 显带核型分析可在显微镜下直接做出判断，或通过染色体图像分析仪分析，也可进行显微照相，经放大、冲洗后，根据照片进行分析。

照片分析首先将人体染色体 G 显带中期分裂相照片上的染色体按其轮廓剪下，并根据它们的大小、结构形态和着丝点的位置及各自所特有的带型特征，进行配对、分组、排列、粘贴在报告单上，构成染色体核型图。按国际标准对每条染色体进行分析，判断是否正常，并进行核型描述。

【实验准备】

器材

剪刀、镊子、剪贴纸、直尺、胶水、铅笔和橡皮。

【实验材料】

人外周血淋巴细胞染色体 G 显带中期分裂相照片。

【实验步骤及方法】

1. 每人准备一张人类染色体 G 显带中期分裂相照片。

2. 熟悉记忆每条染色体 G 带的带型特征和识别要点（表Ⅴ-1）。

3. 根据其大小、着丝粒位置和带型特点，将各条染色体逐一剪下，依次分组配对和排列组合，待检查无误后，按图Ⅴ-1 的模式贴在报告纸上。

4. 用简式和详式写出核型。

表Ⅴ-1　人染色体G带带型特征及识别要点

“·”代表染色体特征性深带，“△”显示染色体最突出特点

组	染色体号	着丝粒	G带	短臂（p）	长臂（q）
A	1	中央	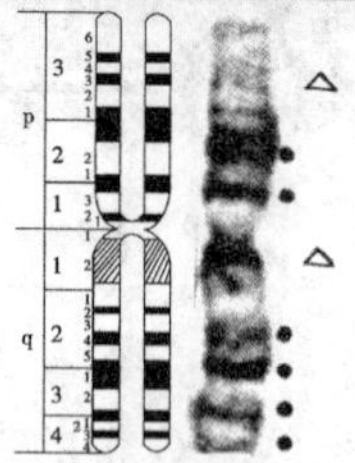	短臂近侧1/2有两条宽的深染带，远侧有3～4条着色较淡的浅染带，即宽的浅染区	有5条深染带，中央的一条最宽和最深，长臂次缢痕深染，形似“黑三角”
	2	亚中	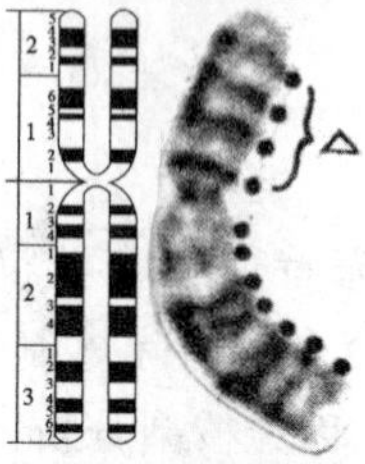	短臂有间隔均匀的4条深带，中间两条稍靠近，着丝粒浅染	长臂可见6～8条深带
	3	中央	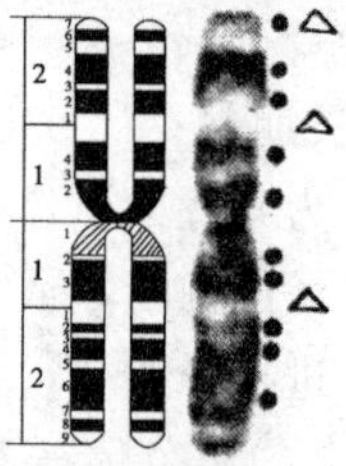	近侧可见2条深带，远侧有3条深带、其近端部的1条较窄，中部有一宽的浅染带	近侧可见2条深带，中部是宽的浅染带，远侧有3～5条深带
B	4	亚中	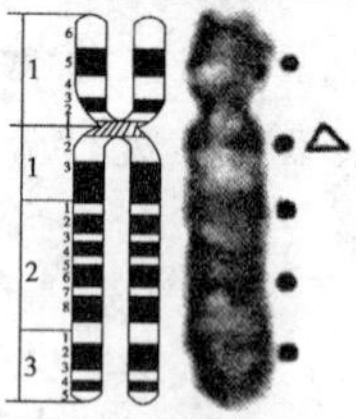	有1～2条深带	均匀分布4条深带，近着丝粒的那条相对更明显深染
	5	亚中	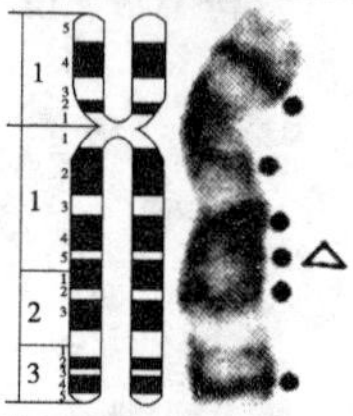	中央可见1～2条深带	中段有3条深带，形似“黑腰”，远端有1～2条深带
C	6	亚中	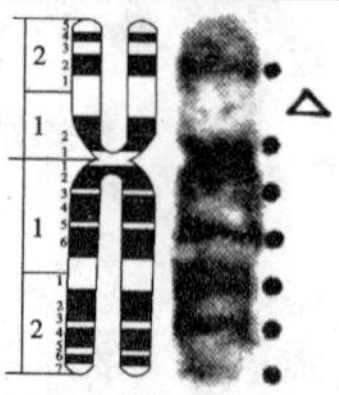	中段为明显宽阔的浅带，形似“白脸”，近侧和远侧段各有一条深带，前者紧贴着丝粒	长臂有6条深带，近侧一条紧贴着丝粒，远侧末端的一条窄而着色浅

续表

组	染色体号	着丝粒	G带	短臂（p）	长臂（q）
C	7	亚中	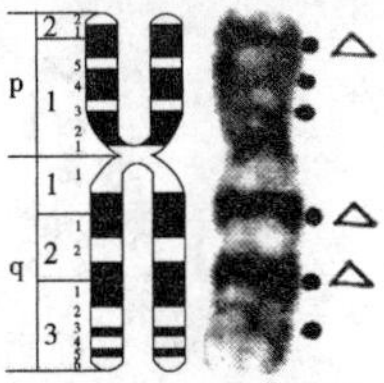	有3条深带，末端一条较宽而且色深，形如“瓶盖”	有3条明显的深带，远侧一条较浅且可分为2条
	8	亚中	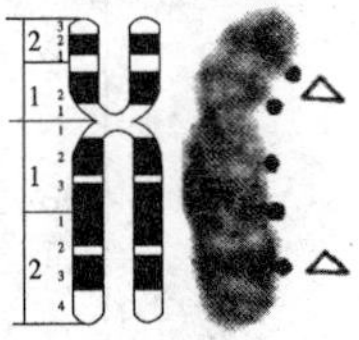	有2条深带，被一条浅带隔开，这是8号的特征	有3～5条带，远侧段有一条明显而且恒定的深带
	9	亚中	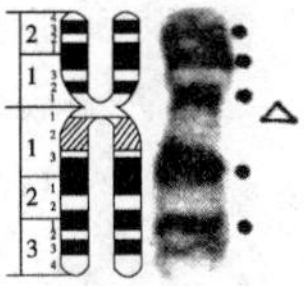	有3条深带，远侧的两条有时融合为一条	可见明显的两条深带，次缢痕一般不着色，在有些标本上呈现出特有的狭长的颈部
	10	亚中	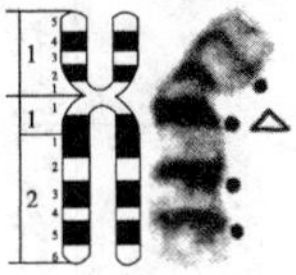	中段有1～2条深带	有间隔均匀的3条深带，近侧的一条着色最深，这是其特点
	11	亚中	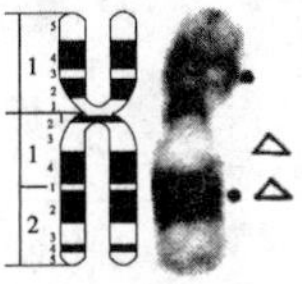	近中段可见一条宽的深带，在处理较好的标本上，其可分为二条较窄的深带	近侧有一条深带，紧贴着丝粒，中段有一较宽的深带，在这条带与近侧深带间有一宽的浅带
	12	亚中	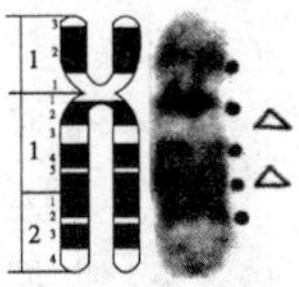	中段可见一条深带	近侧有一条紧贴着丝粒的深带，中段有一条宽的深带，两条深带之间的浅带比11号的浅带稍窄
	X	亚中	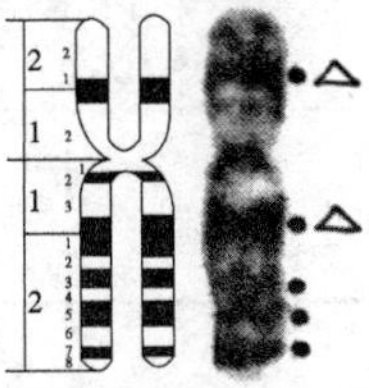	中段有一明显的深带，宛如“竹节状”，在较好标本上，其远侧还可见一条窄的着色淡的深带	可见4条深带，近侧一条最明显，与短臂的深带相对称呈“竹节样”

续表

组	染色体号	着丝粒	G带	短臂（p）	长臂（q）
D	13	近端	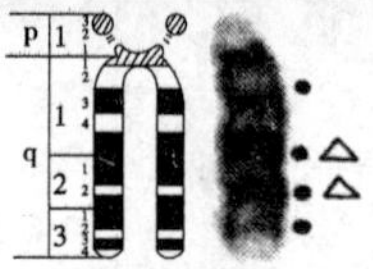		可见4条深带
	14	近端	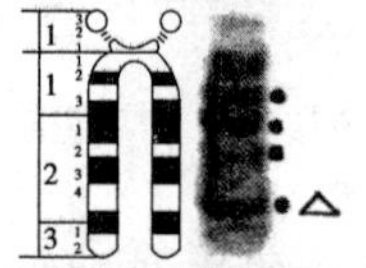		近侧有2条深带，其中段有一条着色较淡且窄的深带，远端有一明显的深带
	15	近端	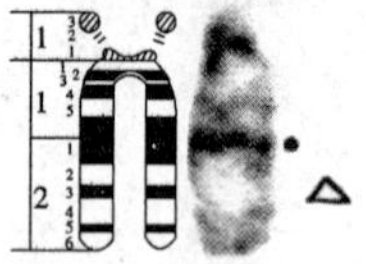		中段有一明显而宽的深带。远侧端浅染，有时可见2条窄而浅染深带
E	16	中央	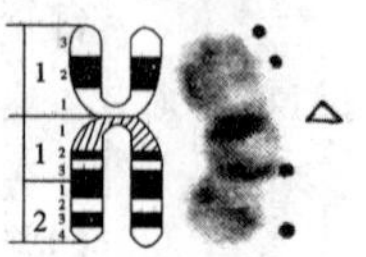	通常浅染，有时可见1～2条浅染深带	次缢痕深染，长度变异大，此外还有2条深带，远侧的一条带有时较浅或不明显
	17	亚中	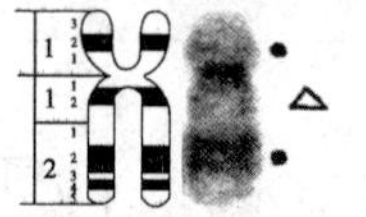	中段有一条深带	长臂近着丝粒处有一窄的深带，远侧有2条深带
	18	亚中	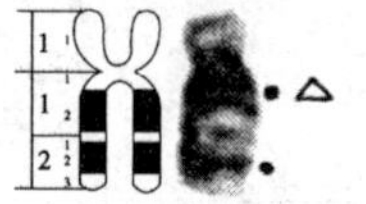	有一条窄的深带	近侧和远侧各有一条明显的深带，近侧的宽而浓
F	19	中央	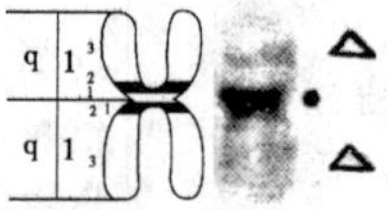	着色最浅	着丝粒及其周围为深染，其余均为浅染
	20	中央	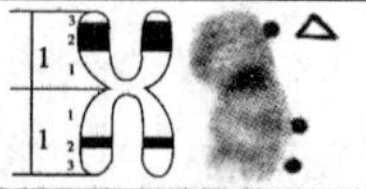	有一明显的深带	在远侧端可见1～2条淡染深带
G	21	近端	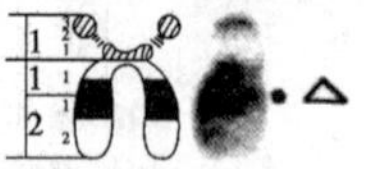		长臂近着丝粒处有一明显而宽的深带
	22	近端	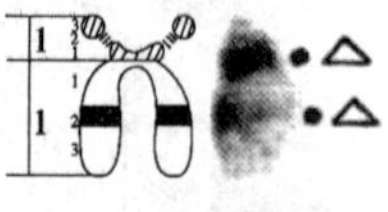		在长臂上可见两条深带，近侧一条着色深，且紧贴着丝粒，呈点状，近中段的一条着色淡
	Y	近端	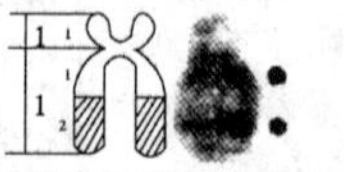	短臂末端有一窄的深带。	长臂远侧深染，有时可见2条深带

G带带型识别口诀

一秃二蛇三蝶飘　　四像鞭炮五黑腰　　六号1、4小白脸

七上八下九苗条　　十号长臂近带好　　十一低来十二高

十三、十四、十五号（3.2.1） 十六长臂缢痕大 十七长臂带脚镣
十八人小大肚泡 十九中间一点腰 二十头重脚轻飘
二十一像个葫芦瓢 二十二头小身子大 X扁担两头挑
Y染色体长臂穿黑靴

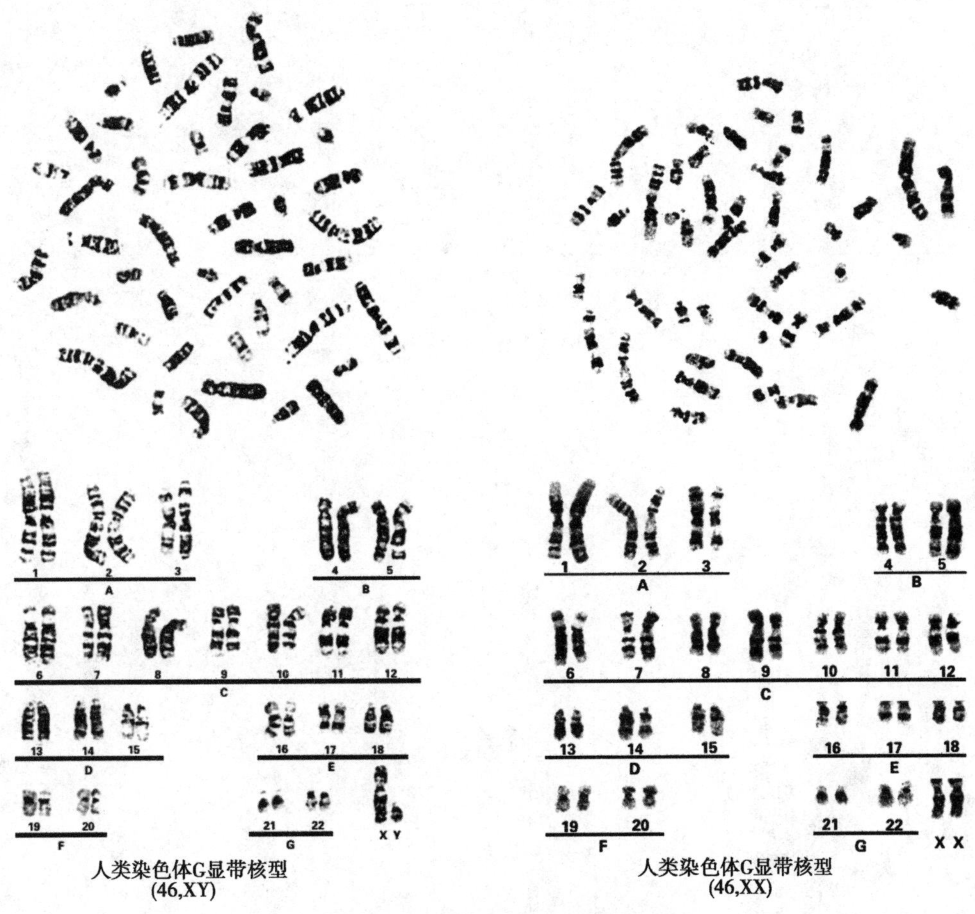

图Ⅴ-1 人类染色体G显带核型分析

【注意事项】

1. 实验操作时，注意避免所剪下的染色体丢失或不小心蹭掉。

2. 将染色体轮廓剪成长方形，先从大到小排队，以便识别、配对、分组、排列和粘贴。

3. 剪贴时要将两条同源染色体紧密排列，而每对之间要有间隔。着丝粒要排列在同一水平的横线上，短臂在上，长臂在下，上下线染色体要求对齐排列。

4. 将性染色体排列在G组旁。

【思考题与作业】

1. 每人完成一张人类染色体G显带核型分析报告。

2. 简单描述G显带各号染色体带型的特点。

（张 涛）

实验五　人类染色体G显带核型分析作业（剪贴用）

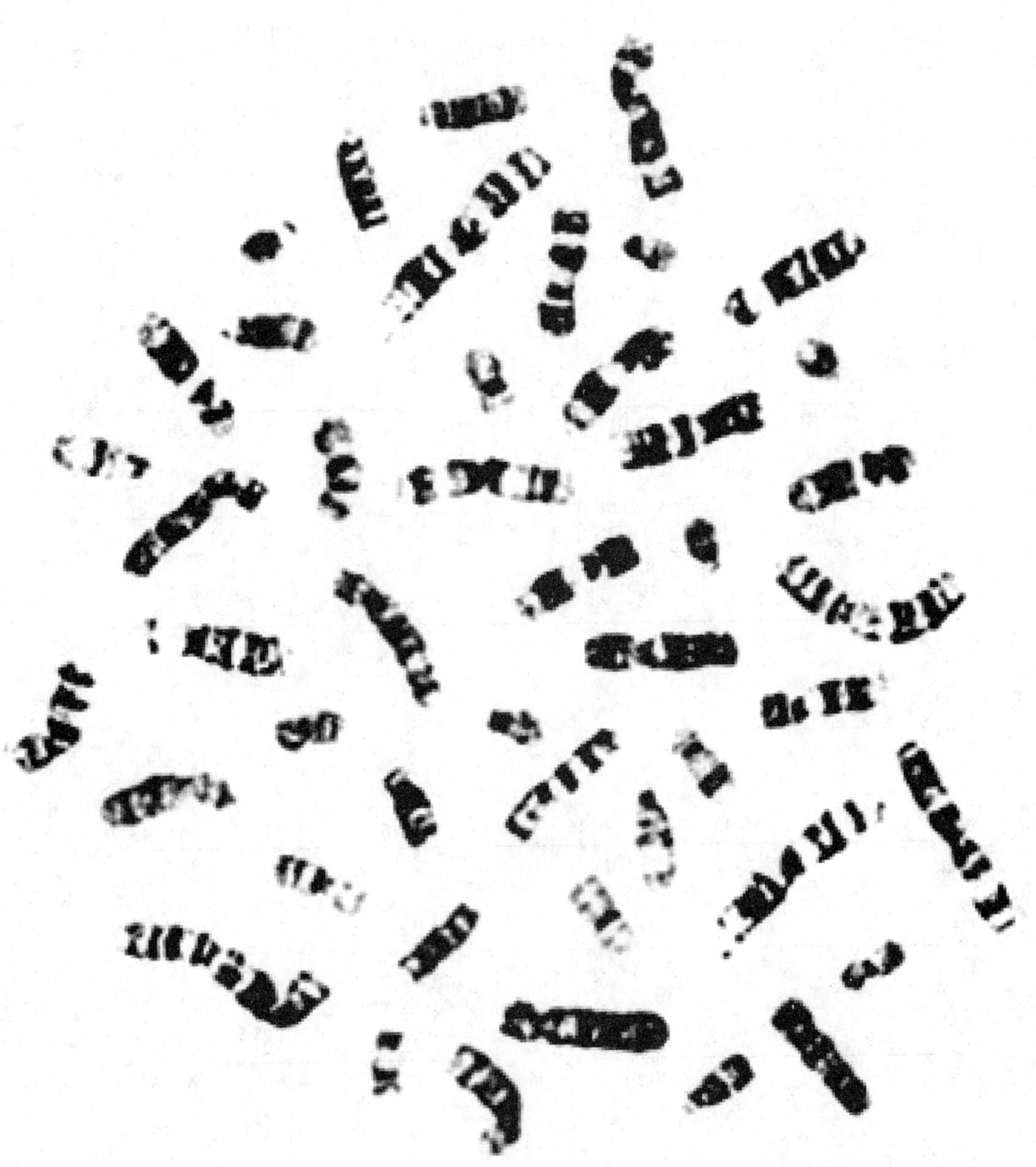

人类染色体核型分析报告

核型描述：

姓名____________

班级____________

学号____________

1 2 3
A 组

4 5
B 组

6 7 8 9 10 11 12
C 组

13 14 15
D 组

16 17 18
E 组

19 20
F 组

21 22
G 组 XX(XY)

实验六

人类遗传病分析

【实验目的】

1. 通过观看遗传病光盘，熟悉人类遗传病的基本概念、基本特征和分类，了解某些遗传病的发病机制。

2. 通过对遗传病知识的学习，掌握某些人类遗传病的临床特征、遗传方式和系谱特点，了解遗传病的诊断和防治方法。

【实验准备】

器材

1. 彩色电视机、DVD 播放机。
2. 人类遗传病光盘。

【实验内容】

人类遗传病光盘收集了不少较罕见的遗传病资料，并根据遗传病的特点分为单基因病、多基因病和染色体病三大类型。通过多媒体技术，具体形象地介绍了各类遗传病的临床特征、遗传规律和发病机制，并介绍了某些遗传病的诊断方法和预防措施。本光盘遗传病资料较丰富，编排合理，形象生动，是医学遗传学教学的重要组成部分。

【实验步骤及方法】

1. 教师简介光盘内容，提示观看注意事项。
2. 学生观看“人类遗传病”教学光盘，并作简要记录。
3. 教师组织学生对人类遗传病进行讨论、总结。

【注意事项】

注意观看光盘内容，并作简要的记录。

【思考题与作业】

1. 何谓遗传病？简述遗传病的基本特征和分类。
2. 单基因病有几种遗传方式？各有什么特点？列举观察到的一些病例。
3. 多基因病有什么特点？列举观察到的一些病例。
4. 染色体病有什么特点？列举观察到的一些病例。
5. 记录光盘中介绍的遗传病的病名及其核型或遗传方式。

（梁红业）

实验七

遗传咨询

【实验目的】

1. 熟悉遗传咨询的一般过程。

2. 通过对单基因病（或性状）的系谱分析，掌握单基因遗传病的常见遗传方式及其特点，熟练掌握系谱分析的一般方法。

3. 熟练掌握遗传病再发风险的估计方法，掌握 Bayes 法在遗传咨询中的应用。

【实验原理】

遗传咨询是医师或从事医学遗传学的工作人员用遗传学和临床医学的基本原理，分析某病是否为遗传病、遗传方式、再发风险、如何防治等一系列问题，然后回答患者及家属提出的有关疾病的各种遗传学问题，并提出建议和指导。所以，从事遗传咨询的工作人员除具备临床医学的知识外，还必须具备医学遗传学的基本知识，掌握遗传病与其他临床疾病的鉴别诊断指标，掌握系谱分析的原理和方法，熟悉遗传病再发风险估计等。遗传咨询一般包括下列几个步骤：①询问、查体、实验室检查、收集家族史，绘出系谱图。②依据第一步获得的资料以及实验室的检查结果，判断某病是否为遗传病。③根据系谱分析判断遗传病的传递方式。④回答患者及有关人员所提出的各种遗传学问题，例如该遗传病的产生原因、诊断、预防、治疗及再发风险的估计等问题。⑤与患者及家属商谈，并帮助他们做出恰当的选择和确定最佳措施。遗传咨询是减少遗传病患儿出生的有效方法，对降低遗传病的群体发病率，优化人类的遗传素质具有重要意义。

【实验内容】

1. 判断下列各系谱中单基因遗传病的遗传方式，并写出患者及其父母的基因型（图Ⅶ-1～图Ⅶ-4）。

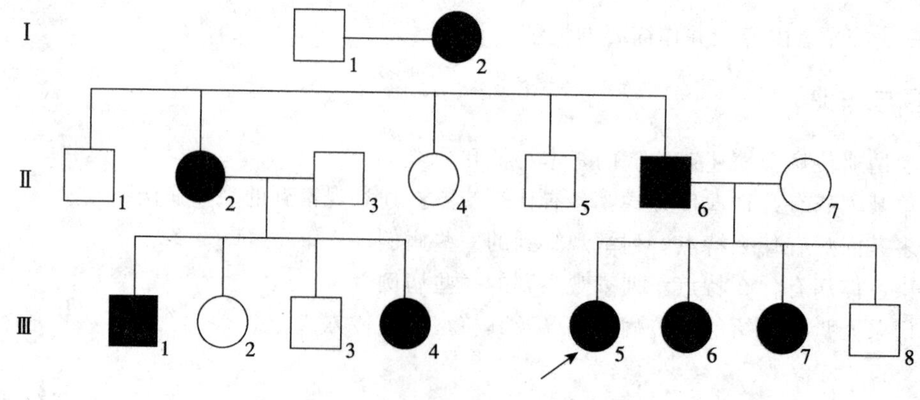

图Ⅶ-1

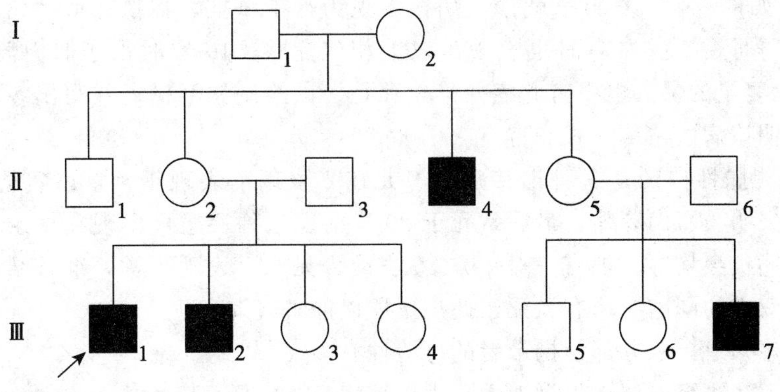
Ⅰ
1
2
Ⅱ
1
2
3
4
5
6
Ⅲ
1
2
3
4
5
6
7

图Ⅶ-2

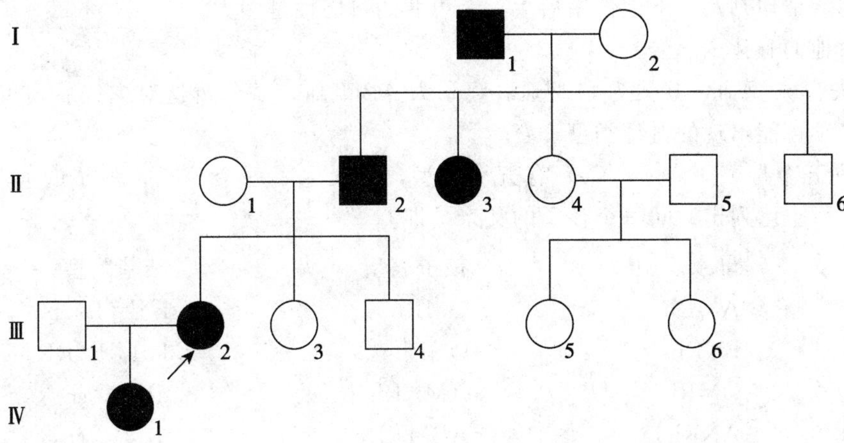
Ⅰ
1
2
Ⅱ
1
2
3
4
5
6
Ⅲ
1
2
3
4
5
6
Ⅳ
1

图Ⅶ-3

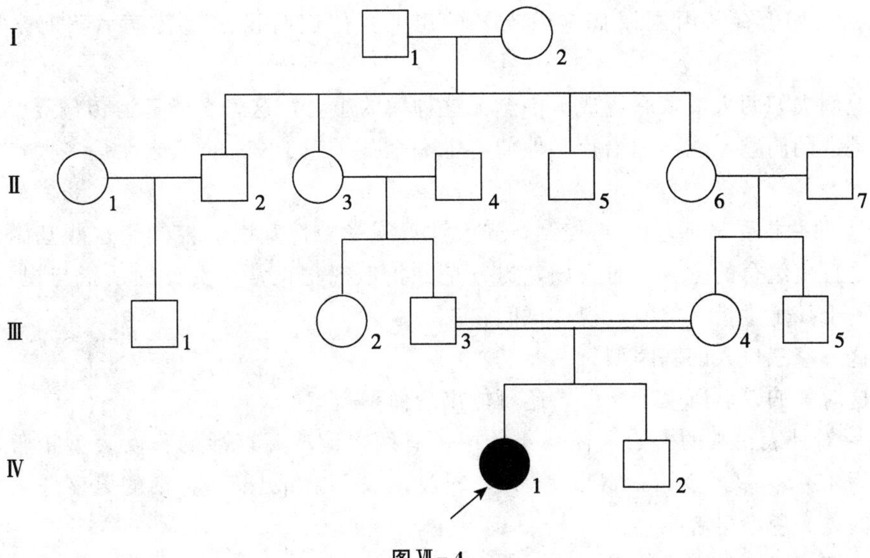
Ⅰ
1
2
Ⅱ
1
2
3
4
5
6
7
Ⅲ
1
2
3
4
5
Ⅳ
1
2

图Ⅶ-4

2. 一对夫妇带一个5岁男孩就诊，病孩表现为行走笨拙，摇摆，似“鸭步”状。询问得知，妻子的哥哥在5岁左右时也表现出以上相似症状，10岁时由于肌肉萎缩瘫痪在床，至20岁死亡。妻子的舅舅也患有此症并早年死亡。试绘制该系谱，并写出各成员可能具有的基因型，说明该病的遗传方式和特点。

3. 幼年性黑朦性白痴是一种遗传病，患儿在6岁以前表现正常，以后智力发育减退、视力受损导致失明、肌肉萎缩，最后常死于20岁前。这种疾患可出现在双亲均正常的家庭中，且男女发病机会均等。现有一对年方25岁的表兄妹，表现正常，准备结婚，虽然双方父母正常，但双方的同胞中均有人死于此病。所以前来咨询。

(1) 他们想知道，双方都是携带者的可能性有多大？

(2) 基于上述答案，请你告诉他们，生出该病患儿的概率多大？

(3) 通过淋巴细胞空泡形成增多试验可以检测出携带者，如果此试验结果表明他们均为携带者，那么请你判断一下他们婚后生一个患儿的可能性是多大？

(4) 对他们有什么忠告？

4. 丈夫为A型血，其父为O型血；妻子为AB型血，试分析这对夫妇后代可能出现的血型类型、不可能出现的血型类型。

5. 下列五个母亲 (a) ～ (e) 有五个表型，每人生了一个孩子，孩子的表型已列出。父亲的基因型也已列出，问每个孩子的父亲是谁？

	母亲表型	孩子表型	父亲基因型
(a)	$AMRh^+$	$OMRh^+$	1. $I^AiL^ML^Nrr$
(b)	$BNRh^-$	$ONRh^-$	2. $I^BiL^ML^NRR$
(c)	$OMRh^-$	$AMNRh^+$	3. iiL^ML^Nrr
(d)	$ANRh^+$	$ABMNRh^+$	4. iiL^ML^Mrr
(e)	$ABMNRh^-$	$ABMRh^-$	5. $I^AI^AL^ML^NRR$

6. 一对夫妇生有苯丙酮尿症（PKU）的患儿，他们听说是遗传病后，前来咨询，问题是：

(1) 他们夫妇两人及家庭各成员中全无这种病的患者，这怎么能算遗传病呢？

(2) 是谁的问题？能不能治疗？他们再生一个孩子患PKU的可能性是多大？如何预防患儿的出生？

7. 人类的并指受显性基因A控制，先天性近视受隐性基因d控制。这些基因位于常染色体上，是自由组合的。有一对夫妇，男方是并指但视觉正常，女方的手指与视觉均正常，他们的第一个孩子手指正常但近视。试问：

(1) 这一家三口人的基因型。

(2) 这对夫妇以后所生子女中，还可能出现何种表型？

8. 有一对外表正常的夫妇，怀孕4胎中，有两次流产，存活的长女表型正常，但其染色体数目为45条，核型为45，XX，－14，－21，＋t (14q21q)，存活的男孩是一个具有46条染色体的先天愚型患者。

(1) 请解释男孩的发病原因。

(2) 长女婚后会出现什么症状？会生出先天愚型患儿吗？如果会，是否能防止患儿的出生？

9. 一位青年准备与他的姑表妹结婚，他们家系没有遗传病患者，所以，他们认为他们结婚对后代不会有影响。请你从我国人群的遗传负荷是每人平均携带5～6个有害基因的角度说明他俩不宜结婚的原因。

10. 如果白化病的群体发病率为1/10 000，表兄妹结婚后代患白化病的概率有多大？是随机婚配的多少倍？

11. 尿黑酸尿症又称黑尿病，为常染色体隐性遗传病，该病的群体发病率为百万分之一，请问下列情况产生有病后代的概率是多大？

（1）两个正常的无亲缘关系的人结婚。

（2）一个黑尿病患者与一个正常的无亲缘关系的人结婚。

（3）一个正常的人，他（她）的父母也正常，但有一个患黑尿病的弟弟，与一个正常的无亲缘关系的人结婚。

12. 一位女性表型正常，三个哥哥表型也正常，但因她的两个舅舅患有假肥大型肌营养不良症（XR），前来咨询。

（1）她是携带者的可能性有多大？

（2）如果她与正常男性结婚，婚后生男孩的复发风险是多大？生女孩的复发风险是多大？

（3）如果她婚后生了一个患者，如再生育，则生一个正常孩子的可能性是多少？

13. Huntington舞蹈病为常染色体显性遗传病，25岁以前发病的占10%，40岁以后发病的占60%。一位25岁的男性，表型正常，其外祖父患有该病，他的母亲现已45岁，表型也正常，请问他是携带者的可能性是多少？他将来的子女获得致病基因的风险是多少？

（梁红业　张　涛）

实验八

人类基因组DNA提取及鉴定

【实验目的】

1. 掌握人类基因组 DNA 的提取方法。
2. 了解 DNA 提取的原理。

【实验原理】

真核细胞基因组 DNA 主要在细胞核内，通常与核蛋白相结合。制备高质量 DNA 的原则是破碎细胞，将细胞中的蛋白质、脂类、糖类、无机分子等其他物质分离出去，同时尽可能地保持 DNA 分子的完整。

进行基因组 DNA 提取的第一步是破碎细胞。为了获得大量完整的 DNA，一般采用裂解液等温和的方法破碎细胞。裂解液通常都含有去污剂（如 SDS）和盐（如 Tris、EDTA、NaCl），还可加入蛋白酶 K。在提取 DNA 的反应体系中，蛋白酶 K 为广谱蛋白酶，其主要作用是可将蛋白质降解成小的多肽和氨基酸，促进核酸与蛋白质的分离。蛋白质变性剂 SDS 是离子型表面活性剂，其主要作用是通过溶解膜蛋白，破坏细胞膜及核膜，解聚细胞中的核蛋白（将组蛋白等从 DNA 分子上分离），并与蛋白质结合，使蛋白质变性沉淀除去，从而使核酸游离在裂解体系中。反应体系中的 EDTA 可抑制 DNA 酶活性，使 DNA 分子尽量完整地分离出来。Tris 可提供一个合适的裂解环境。饱和 NaCl 可析出并沉淀蛋白质。

在去除蛋白质之后，进入分离 DNA 步骤。因 DNA 为水溶性，在有机溶剂（如无水乙醇、异丙醇）中不溶解，因而使 DNA 析出沉淀。一般使用 2 倍体积的无水乙醇沉淀 DNA。如果吸取上清液（含 DNA）量大时，则可用等体积的异丙醇沉淀。

最后一步是去除 DNA 中残留的杂质。可用 75％乙醇溶液洗涤 DNA 沉淀，去除残留的盐离子。

提取的 DNA 溶于 TE 缓冲液（pH 8.0），于 4℃保存。待完全溶解后，进行鉴定。

DNA 为两性解离分子，在碱性条件下较稳定。故 DNA 可在 TE 缓冲液中，－20℃长期保存。TE 缓冲液中的 Tris 为三羟甲基氨基甲烷，与盐酸形成强的缓冲对，保持 pH8.0，可减少 DNA 的脱氨反应，稳定 DNA。EDTA（乙二胺四乙酸）能螯合金属二价离子，抑制 DNA 酶的活性，防止 DNA 降解。

一般 3～5ml 全血可得 30～80μg 细胞核基因组 DNA。

【实验准备】

1. 试剂

（1）抗凝剂　2％EDTA（*W/V*）生理盐水抗凝剂，或医用 ACD 抗凝剂（枸橼酸钠溶液）。

(2) 生理盐水(0.9%, *W/V*)。

(3) 口腔黏膜细胞裂解液。

(4) 红细胞裂解液。

(5) 细胞裂解液。

(6) 6.0 mol/L NaCl(饱和 NaCl 溶液)。

(7) 异丙醇。

(8) 75%乙醇(*V/V*, -20℃储存)。

(9) TE 缓冲液(pH 8.0)。

(10) 琼脂糖。

(11) λDNA/Hind Ⅲ分子量标记。

(12) TAE 缓冲液。

(13) 溴酚蓝指示剂溶液(6×上样缓冲液)。

(14) 10mg/ml 溴化乙啶(EB)溶液。

2. 器材

5ml 一次性注射器,一次性手套,15ml 有盖离心管,1.5ml 离心管(Eppendorf 管,Ep 管),吸管,尖吸头(20μl,200μl,1000μl),移液器(10μl,20μl,200μl,1000μl),试管架,烧杯,三角烧瓶,容量瓶,量筒,大型冷冻离心机,高速台式离心机(离心 Ep 管),水浴箱,电磁炉、锅,振荡器,电子天平,pH 计,紫外分光光度计,电泳仪,电泳槽,凝胶成像系统或紫外分析仪,微波炉,磁力搅拌器,超净工作台。

【实验材料】

人口腔黏膜脱落细胞或人外周静脉血。

【实验步骤与方法】

(一) DNA 的提取

1. 微量 DNA 提取法 适用于微量血液细胞和口腔黏膜细胞等。

(1) 认真刷牙、漱口,用灭菌刮板在口腔上皮的不同部位,多次刮取口腔黏膜,尽量多地收集口腔黏膜。将刮取的口腔黏膜置于加有 1ml 生理盐水的 1.5ml Eppendorf 离心管中搅动洗脱,以 2000 转/分的转速室温离心 5min(分钟),弃上清液,用 1ml 生理盐水洗一次,重复离心、弃上清液,收集沉淀细胞。

(2) 在沉淀的口腔黏膜细胞中加入 50μl 口腔黏膜细胞裂解液(含蛋白酶 K,该蛋白酶 K 终浓度 100μg/ml),于 52℃水浴 3h,再于 100℃煮沸 20min。

(3) 以 10000 转/分室温离心 10min。

(4) 取上清液,加入等体积的预冷异丙醇,盖紧盖子,轻轻颠倒混匀,至出现白色絮状物,即为基因组 DNA。

(5) 用移液器吸取或挑出絮状 DNA 或以 10000 转/分室温离心 10min 后,留 DNA 沉淀,移至另一个 1.5ml Eppendorf 离心管中。

(6) 加入 1ml 75%预冷乙醇(-20℃),盖紧盖子,轻轻颠倒混匀,洗涤 DNA,去除残留的盐离子。

(7) 3000 转/分室温离心 5min,弃上清液。

(8) 室温下，在超净工作台内空气干燥 DNA 10min（不超过 15min）。

(9) 干燥后的 DNA 中加入 50μl 的 TE 缓冲液，使之溶解。

(10) 轻轻拍打离心管壁，使 DNA 团块悬浮在 TE 中。

(11) 65℃水浴 1h 溶解 DNA，或 4℃过夜溶解 DNA。

(12) 0.8%琼脂糖凝胶电泳鉴定及在紫外分光光度计上定量。

(13) 用 TE 缓冲液调整 DNA 终浓度至 1mg/ml，置于－20℃冰箱保存。

2. 外周血 DNA 提取法

(1) 取新鲜抗凝的外周血 4～5ml，置于 15ml 离心管中。

(2) 加入红细胞裂解液 10ml，盖紧盖子，在振荡器振荡 15s，以 1500 转/分室温离心 10min。留沉淀弃溶液，重复 2～3 次至液体发白，红细胞完全裂解。

(3) 弃上清液，在沉淀中加入 600μl 细胞裂解液（含蛋白酶 K，该蛋白酶 K 终浓度 100μg/ml)，盖紧盖子，置 37℃水浴过夜。

(4) 加入 1/4 体积的饱和 NaCl 溶液，盖紧盖子，颠倒混匀 1min，应当有白色沉淀析出。若无白色沉淀析出，可将离心管置于 4℃冰箱或再加入 1/4 体积的饱和 NaCl 溶液，颠倒混匀 1min。

(5) 10000 转/分室温离心 10min。

(6) 取上清液，加入等体积的预冷异丙醇（－20℃），盖紧盖子，轻轻颠倒混匀，至出现白色絮状物，即为基因组 DNA。

(7) 用移液器吸取或挑出絮状 DNA 或 10000 转/分室温离心 10min，移至另一个 1.5ml Eppendorf 离心管中。

(8) 加入 1ml 75%预冷乙醇（－20℃），盖紧盖子，轻轻混匀，洗涤 DNA。

(9) 3000 转/分室温离心 5min，弃上清液。

(10) 室温下，在超净工作台内空气干燥 DNA 10min（不超过 15min）。

(11) 干燥后的 DNA 中加入 300～500μl 的 TE 缓冲液，使之溶解。

(12) 轻轻拍打离心管壁，使 DNA 团块悬浮在 TE 中。

(13) 65℃水浴 1h 溶解 DNA，或 4℃冰箱过夜，溶解 DNA。

(14) 0.8%琼脂糖凝胶电泳鉴定及在紫外分光光度计上定量。

(15) 用 TE 缓冲液调整 DNA 终浓度至 1mg/ml，置于－20℃冰箱保存。

(二) DNA 的鉴定及定量

1. 电泳鉴定

(1) 0.8%琼脂糖凝胶的灌制

0.8g　　琼脂糖

100ml　　1×TAE 缓冲液

微波加热至完全溶解（期间注意摇动几次），待温度降至约 55℃时，加入 5μl 10mg/ml 溴化乙啶（EB）溶液，混匀后水平灌胶。

(2) 电泳　每管基因组 DNA 取 5μl 样品于蜡膜上，再加入 1μl 6×上样缓冲液，混匀，加入到 0.8%琼脂糖凝胶上样孔内；在一端上样孔内加入 5μl λDNA/Hind Ⅲ分子量标记来鉴定基因组 DNA。在 1×TAE 缓冲液中，恒压 150V，电泳 30min，然后在紫外分析仪或凝胶成像系统下观察电泳结果。如果观察到一条清晰的电泳带，无明显的拖尾，说明 DNA 完整性好。

2. 荧光光度法　适用于浓度很低的DNA样品。

(1) 原理　当溴化乙啶嵌入碱基平面时，在紫外光激发下，DNA发出红色荧光，荧光强度与DNA含量呈正比。

(2) 方法　电泳鉴定时，使用一系列已知不同浓度的标准DNA溶液作为对照，比较后估算出待测DNA的浓度。应考虑样品与标准对照中核酸分子的长度，最好选用与待测样品同长度的DNA作为标准。

3. 比色法定量　此法适于浓度大于0.25μg/ml的DNA样品。

(1) 取10μl基因组DNA溶液，加入790μl TE缓冲液，充分混匀。

(2) 以TE缓冲液调零点，在波长260nm和280nm处测溶液的光密度(OD)。

(3) 根据得到的数据计算基因组DNA的浓度和纯度，计算公式如下：

浓度：$OD_{260}\times 50^{*}\times$稀释倍数＝DNA浓度(μg/ml)

("*"：$1OD_{260}$双链DNA≈50μg/ml)

纯度：OD_{260}/OD_{280}比值应在1.8～2.0之间

(比值＞2.0，说明样品中有RNA存在，比值＜1.8，说明样品中残存的蛋白质较多)

【注意事项】

1. 外周静脉血一般用EDTA抗凝，也可用医用ACD抗凝剂，因肝素能抑制限制性内切酶的活性，故通常不用肝素抗凝。

2. 血样应新鲜，通常取血后1周之内尽早提取，否则DNA会降解。

3. 在提取DNA过程中，要穿实验服，戴一次性口罩、手套，在超净台内操作，以防止DNA污染。

4. 试剂质量要好(蛋白酶K等)。

5. 水浴可在45～55℃范围内进行。

6. 加入细胞裂解液后，操作时动作要轻，摇动速度不要过快，更要避免剧烈振荡，以保证提取的基因组DNA的完整性。

7. 挑出或吸取DNA时要轻轻操作，以防DNA纤维网断裂成小丝。

8. 尽量去除杂质(SDS等)。

9. 溶液转移次数要尽量减少，而且转移时一定要用粗口滴管或吸管。

10. DNA分子质量大，不必使DNA完全干燥，否则极难溶解，一般在空气中自然干燥，时间不要超过15min。

11. 加TE缓冲液溶解DNA时，初时先加入少量TE缓冲液，若浓度太高，可再加入适量TE缓冲液进行稀释，以保证DNA样本浓度不至于过低而无法使用。一般而言，DNA浓度在0.4～0.6mg/ml为佳。

12. OD_{260}/OD_{280}比值应在1.8～2.0之间。

13. DNA为两性解离分子，在碱性条件下较稳定，所以一般用TE缓冲液(pH 8.0)，于－20℃保存。溶于TE缓冲液中的DNA样品，可在4℃存放1年而不会降解，在－70℃可保存5年以上。

【思考题与作业】

1. 提取DNA的基本原理是什么？

2. 在细胞裂解液中加入蛋白酶 K、SDS 的作用是什么?
3. 在本实验中，EDTA、NaCl、异丙醇、70%乙醇的作用分别是什么?
4. 本实验中需要注意哪些问题?
5. 若电泳鉴定结果 DNA 条带出现拖尾，说明什么?

（梁红业）

附录

实验七遗传咨询参考答案

1. 图Ⅶ-1 为 X 连锁显性遗传病（XD）。主要判断依据为：①系谱中连续几代都出现患者，患者的双亲之一为患者；②女患者多于男患者；③男患者的女儿全部患病，儿子正常；而女患者的女儿和儿子均有 1/2 的患病可能性；④交叉遗传。男患者的基因型为 X^AY，女患者的基因型为 X^AX^a。正常男性 $Ⅰ_1$、$Ⅱ_3$ 的基因型为 X^aY，正常女性 $Ⅱ_7$ 的基因型为 X^aX^a。

图Ⅶ-2 为 X 连锁隐性遗传病（XR）。主要判断依据为：①系谱中的患者都是男性；②父母无病时，儿子可能患病，女儿全部正常，但可能为携带者；③交叉遗传。患者的基因型为 X^aY，患者父亲基因型为 X^AY，患者母亲基因型为 X^AX^a。

图Ⅶ-3 为常染色体显性遗传病（AD）。主要判断依据为：①系谱中连续几代都出现患者；②患者（无论男性患者还是女性患者）双亲都有患者；③男女发病机会均等。正常人基因型为 aa，患者基因型为 Aa，患者正常父（母）亲的基因型为 aa，患病父（母）亲的基因型为 Aa。

图Ⅶ-4 为常染色体隐性遗传病（AR）。主要判断依据为：系谱中偶尔出现一个患者，且为近亲婚配的后代。患者的基因型为 aa，患者父母的基因型为表型正常的 Aa。

2.

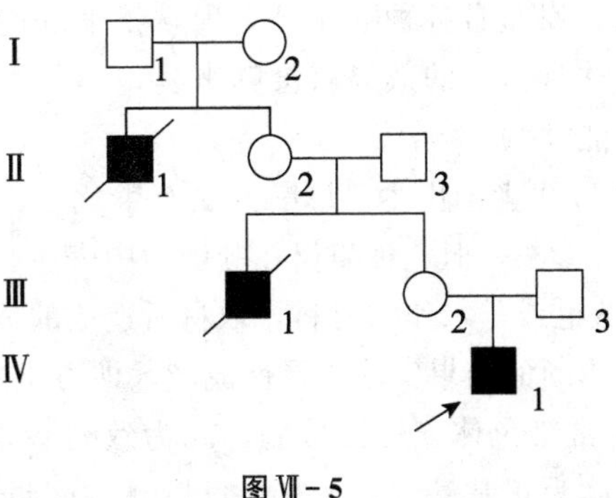

图Ⅶ-5

(1) 由题意可绘出系谱图（图Ⅶ-5），此病为 X 连锁隐性遗传。主要判断依据为：①系谱中的患者多为男性；②父母无病时，儿子可能患病，女儿全部正常，但可能为携带者；③交叉遗传：患病儿子的致病基因由携带者母亲传来；③系谱呈不连续传递。

(2) 以 A 代表正常基因，a 代表致病基因

$Ⅰ_1$基因型：X^AY，$Ⅰ_2$基因型：X^AX^a

$Ⅱ_1$基因型：X^aY，$Ⅱ_2$基因型：X^AX^a，$Ⅱ_3$基因型：X^AY

$Ⅲ_1$基因型：X^aY，$Ⅲ_2$ 基因型：X^AX^a，$Ⅲ_3$ 基因型：X^AY

$Ⅳ_1$ 基因型：X^aY

3. 因为患者可出现在父母均正常的家庭中，且男女发病机会均等，故该病为 AR 遗传病。又因为这对表型正常的表兄妹的同胞中均有人死于此病，所以他（她）们的父母均为携带者。该病患者常死于 20 岁前，而这对表兄妹都是 25 岁且表型正常，故他们是携带者的可能性均为 2/3。

（1）根据概率的乘法定理，双方都是携带者的可能性为 2/3×2/3=4/9。

（2）在上述条件下，他（她）们婚后生下患儿的可能性为 4/9×1/4= 1/9。

（3）如实验结果表明双方均为携带者，婚后生下患儿的可能性为 1/4。

（4）解释“婚姻法”禁止近亲结婚及近婚的危害，阻止他（她）们结婚。

4. 因为丈夫为 A 型血，其基因型可能为 I^AI^A 或 I^Ai；又因为丈夫的父亲为 O 型血，其基因型为 ii，故可最终确定丈夫的基因型为 I^Ai。妻子为 AB 型血，其基因型为 I^AI^B。根据分离定律和共显性原理，这对夫妇后代的血型可能为 A 型（I^AI^A 或 I^Ai）、B 型（I^Bi）、AB 型（I^AI^B），不可能为 O 型（ii）。

5.

	母亲表型	孩子表型	父亲基因型
(a)	$AMRh^+$	$OMRh^+$	1. $I^AiL^ML^Nrr$
(b)	$BNRh^-$	$ONRh^-$	2. $I^BiL^ML^NRR$
(c)	$OMRh^-$	$AMNRh^+$	3. iiL^ML^Nrr
(d)	$ANRh^+$	$ABMNRh^+$	4. iiL^ML^Mrr
(e)	$ABMNRh^-$	$ABMRh^-$	5. $I^AI^AL^ML^NRR$

6.（1）PKU 是一种常染色体隐性遗传病，在一个家庭中，通常偶尔出现一个患者，患者的父母一般表型正常，但都是致病基因的携带者。

（2）这对夫妇已生下一个 PKU 患者，说明双方均为致病基因携带者。

该遗传病可进行饮食治疗。患儿确诊后立即改吃低（无）苯丙氨酸饮食，就不易出现智力障碍等症状。否则，患儿 5 岁左右各种症状已出现，就难以逆转，所以一定要早诊断早治疗。随着患儿年龄的增大，饮食治疗的效果就会越来越差。

他们再生一个患儿的可能性为 1/4。

通过产前诊断可预防 PKU 患者的出生。诊断方法有生化诊断和基因诊断两种。前者是根据检测苯丙氨酸羟化酶而进行诊断，但这种酶仅在肝细胞中表达，产前诊断时，需进行肝穿刺术，危险性较大；后者可用绒毛或羊水作为材料，取材所造成的危险性小，故基因诊断是诊断 PKU 的最佳方法。依照产前诊断的结果实施选择性流产，即可预防患儿的出生。

7. 由题意可知：并指为常染色体显性遗传病，A 为致病基因，a 为正常基因。先天性近视为常染色体隐性遗传病，D 为正常基因，d 为致病基因。这两种单基因病的致病基因位于不同对的染色体上，它们按自由组合定律独立传递。

（1）因这对夫妇的第一个孩子手指正常但近视，故可推断这个孩子的基因型为 aadd。进而可推断这对夫妇中男方的基因型为 AaDd，女方基因型为 aaDd。

（2）

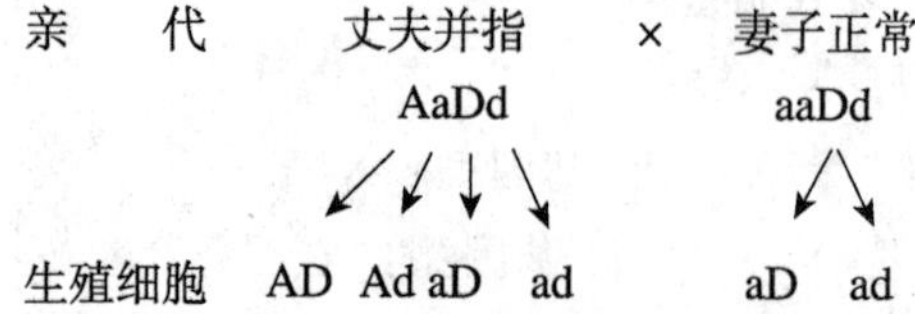

子　代

卵子＼精子	AD	Ad	aD	ad
aD	AaDD	AaDd	aaDD	aaDd
ad	AaDd	Aadd	aaDd	aadd

这对夫妇以后所生的孩子可能出现的表型为并指但视觉正常、手指与视觉均正常、并指且先天近视和手指正常但先天近视。

8. 男孩的发病原因：这个男孩的父亲或母亲为 14/21 平衡易位携带者，其核型为 45，XX（XY），−14，−21，+t（14q21q），与其长女的核型一样。这种平衡易位携带者可形成 6 种不同类型的配子。其中一种配子具有 23 条染色体，其中一条为 14/21 易位染色体，但少了一条正常的 14 号染色体，还有一条正常的 21 号染色体。这种配子受精后，将发育成一个易位型 21 三体患者。该男孩的核型是 46，XY，−14，+t（14q21q）。

这对夫妇的长女婚后，将出现与母亲一样的症状：习惯性流产、14/21 易位携带者的出生、易位型 21 三体患儿的出生。但通过产前诊断，采用绒毛或羊水进行核型分析，根据检查结果进行选择性流产，即可防止患儿的出生。

9. 表兄妹之间的亲缘系数为 1/8。这表示如果他们中有一个人带有隐性致病基因，那么另一个人有 1/8 的可能性也带有同一致病基因，后代的患病可能性为 1/8×1/4＝1/32。虽然这对姑表兄妹家系中从来没有过遗传病的患者，但我国人群中平均每个人都带 5～6 个有害基因，所以表兄妹婚配生出隐性致病基因纯合患者的总风险为 1/32×（5～6）＝16%～19%。如此高的发病风险，所以他们不宜结婚。

10. $q^2=1/10\,000=0.0001$，$q=0.01$

因为表兄妹之间的近婚系数 $F=1/16$，所以婚后后代患白化病的可能性为：

$Fq+(1-F)q^2=1/16q+15/16q^2$。

随机婚配后代患白化病的风险即群体发病率即 $q^2=1/10\,000$

表兄妹婚配后代患白化病的风险是随机婚配的倍数为：

$(1/16q+15/16q^2)\div q^2=(1/16+15/16q)\div q=(1/16+15/16\times 0.01)/0.01\approx 7.2$ 倍

11.（1）两个正常无血缘关系的人婚配后代的发病风险，即群体发病率即 $q^2=1/1\,000\,000$。

（2）因为 $q^2=1/1\,000\,000$，所以 $q=1/1000$，$2pq\approx 1/500$，又由于隐性纯合子与杂合子结婚后代隐性纯合的可能性是 1/2，所以一个黑尿病患者与一个正常的无血缘关系的人结婚，后代患病的可能性为：1×1/500×1/2＝1/1000。

（3）由于此人和父母均正常，但有一弟弟患黑尿病，所以他的父母均是携带者，他是杂合子的可能性为 2/3，此人与正常人婚配，后代复发风险为：2/3×1/500×1/4＝1/3000。

12.（1）由题意可绘出系谱图（图Ⅶ-6）。

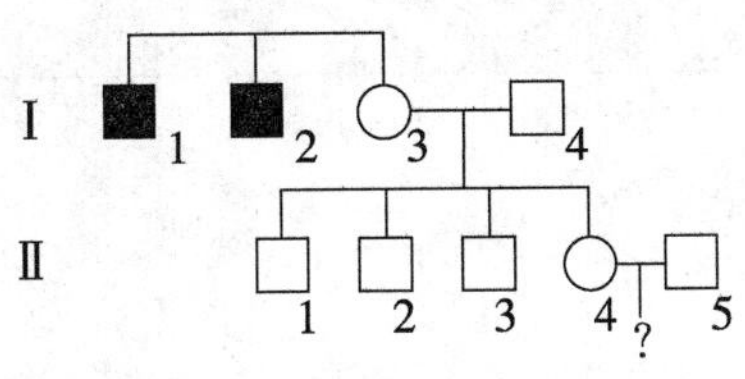

图Ⅶ-6

$Ⅰ_3$ 可能是 X^AX^A，也可能是 X^AX^a，它们的前概率均为 1/2，根据 Bayes 逆概率定理列表：

基因型	X^AX^A	X^AX^a
前概率	1/2	1/2
条件概率	1^3	$(1/2)^3$
联合概率	1/2	1/16
后概率	8/9	1/9

所以 $Ⅰ_3$ 为携带者的可能性是 1/9。$Ⅰ_3$ 的致病基因有 1/2 的可能性传给 $Ⅱ_4$，故 $Ⅱ_4$ 为携带者的可能性是：1/9×1/2=1/18

（2）该女子（$Ⅱ_4$）婚后的后代中，儿子的患病风险为 1/18×1/2=1/36；女儿的患病风险为 0。

（3）如果她（$Ⅱ_4$）婚后生下一个患者，再生一个正常孩子的概率为 3/4，其中儿子的患病风险是 1/2，女儿不会患病。

13. 根据题意绘图（图Ⅶ-7）。

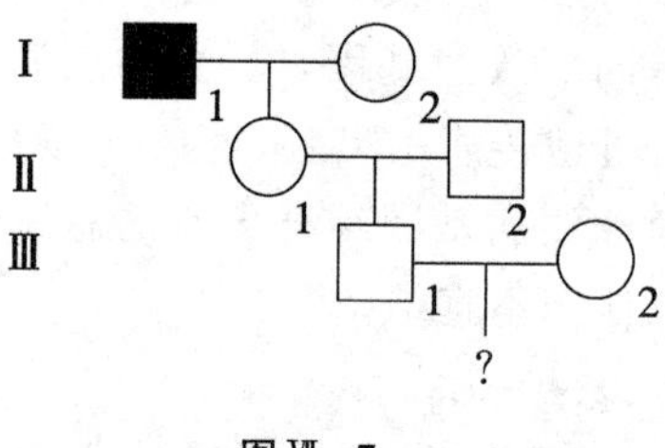

图Ⅶ-7

关于这位表型正常的男性（$Ⅲ_1$）的母亲（图中的 $Ⅱ_1$）的基因型及概率，由 Bayes 逆概率定理列表：

基因型	Aa	aa
前概率	1/2	1/2
条件概率	(1－0.6) =0.4	1
联合概率	0.2	1/2
后概率	2/7	5/7

所以 $Ⅱ_1$ 为 Aa 的概率为 2/7，关于图中的 $Ⅲ_1$ 的基因型及概率，再由 Bayes 逆概率定理列表：

基因型	Aa	aa
前概率	1/2×2/7 = 1/7	6/7
条件概率	(1－0.1) =0.9	1
联合概率	9/70	6/7
后概率	$\frac{3}{23}$	$\frac{20}{23}$

计算：

（1）题中表型正常的男性（$Ⅲ_1$）为携带者的概率为：$3/23 \approx 0.13$。

（2）他将来的子女中获得致病基因的风险为：$3/23 \times 1/2 = 9/138 \approx 0.065$。

（梁红业　张　涛）

中英文专业词汇索引

E

F

G

H

J

L

Y

Z

主要参考文献

1. 张涛，马爱民．医学遗传学．2版．北京：北京大学医学出版社，2008.
2. 钟守琳，蔡斌．医学遗传学．2版．北京：高等教育出版社，2010.
3. 王培林，傅松滨．医学遗传学．3版．北京：科学出版社，2011.
4. 蔡禄．表观遗传学前沿．北京：清华大学出版社，2012.
5. 祝继英，王树，马永贵．医学遗传学．武汉：华中科技大学出版社，2012.
6. 锐青林．医学遗传学．2版．北京：科学出版社，2012.
7. 左伋．医学遗传学．6版．北京：人民卫生出版社，2013.
8. 傅松滨．医学遗传学．3版．北京：北京大学医学出版社，2013.
9. 傅松滨．医学遗传学．3版．北京：人民卫生出版社，2013.
10. 陈竺．医学遗传学．2版．北京：人民卫生出版社，2013.

生物医学参考网址

1. NCBI在线人类孟德尔遗传网（OMIM）：http://www.ncbi.nlm.nih.gov/omim
2. 美国国家生物信息学中心：http://www.ncbi.nlm.nih.gov
3. 美国国家医学图书馆：http://www.hlm.nih.gov/PubMed
4. 中国生物信息网：http://www.biosino.org
5. 中华遗传网：http://www.chinagene.cn
6. 生物医学网：http://www.bmn.com
7. 生物秀：http://www.bbioo.com
8. 生物谷：http://www.bioon.com
9. 生物通：http://www.ebiotrade.com
10. 分子生物学实验方法大全：http://www.bioon.com/bioengineering/moletech.htm